DOSSIERS PASSERELLE ECN

VG Editions

Les dossiers références pour réussir l'ECN avant et après la réforme

Collection dirigée par L. LE

THERAPEUTIQUE
PRESCRIPTION MÉDICAMENTEUSE

Charlie ZAGROUN

Editions Vernazobres-Grego
99 bd de l'Hôpital
75013 Paris - Tél : 01 44 24 13 61
www.vg-editions.com

MAI 2014 - ISBN : 978-2-8183-1200-1

REMERCIEMENTS

- A mes sous-colleurs de l'extrême, Ben, Pix et Romain, on a traversé cette année à 4 tels des guerriers-prépuces et j'y serai pas arrivé sans vous. On s'est bien marrés. Je vous aime les mecs, oubliez pas qu'on doit encore faire le tour du monde ensemble...
- A Anne-sophie, mon plus grand soutien, la meilleure cuisinière post-conf qui soit (et surtout la plus canon)
- A Toinou (zozo), merci pour tous ces textos sans queue ni tête et ces milliers de blagues quotidiennes qui m'ont bien aidé à tenir
- A ma famille, moune papa estnou coco nono et yo, pour vos précieux conseils et votre amour
- A la team st jean : coupine, xav, valbijou, quentin et clem, on l'avait bien dit que c'était la meilleure BU ! #brunch #castorama #tucrichottes
- A toute ma promo de D4, aux vieilles soirées qu'on a pu vivre et aux futures à organiser (on attend le retour de la cuir-moustache)
- Aux actuels et futurs D4 niçois, Moudj, Marine, Micka et tous les autres accrochez vous pour vivre ensuite le plus bel été de votre vie
- Aux copains de toujours, Kek, tonton raf, Paul (zozo), Ben le flambeur du cazin, flo, benjouzz et tot's
- A mes nouveaux cointernes et mes nouveaux copains de ma nouvelle ville
- A toi lecteur aguerri par ces études difficiles : courage, en espérant que ce bouquin t'apporte les quelques réflexes concernant la thérapeutique à l'ECN...

Charlie

APERÇU DES DOSSIERS

CAHIER DE BORD *ECN avant 2015*
En partie et module

2015

DOSSIER	DIFFICULTE	ITEM PRINCIPAL ABORDE PROGRAMME ECN AVANT 2015				POUR MIEUX ASSIMILER		PAGE
		Partie	Module	N°	Intitulé de l'item	Fiche synthèse	Fiche consensus	
1	2 / 3	I	11	174	Prescriptions et surveillance des anti-inflammatoires non stéroïdiens	x	x	7
2	1 / 3	II	M&GS	275	Myasthénie	x	-	12
3	3 / 3	I	11	177	Prescription...des psychotropes	x	x	17
4	2 / 3	I	11	175	Prescription...des antithrombotiques	x	x	23
5	1 / 3	I	3	45	Addictions	x	-	30
6	2 / 3	I	11	174	Prescriptions des anti-inflammatoires stéroïdiens	x	x	35
7	3 / 3	II	M&GS	235	Epilepsie de l'adulte	-	x	44
8	2 / 3	I	11	181	Iatrogénie. Diagnostic et prévention	x	x	4□
9	2 / 3	I	11	182	Accident des anticoagulants	-	x	54
10	1 / 3	I	11	194	Diarrhée aiguë du nourrisson	x	x	□□
11	2 / 3	I	11	167	Cadre réglementaire de la prescription...	-	x	□□
12	3 / 3	I	7	102	Pathologies infectieuses chez les migrants	x	x	7□
13	1 / 3	II	M&GS	262	Migraine et algies de la face	x	x	□□
14	2 / 3	I	11	175	Prescription... Anti-thrombotiques	-	x	□□
15	2 / 3	I	9	130	Hypertension artérielle	x	x	□□
16	3 / 3	I	11	178	Transfusion sanguine...	-	x	□□
17	2 / 3	I	8	123	Psoriasis	x	x	□□4
18	2 / 3	II	M&GS	233	Diabète de type 1 et 2	x	x	11□
19	2 / 3	I	7	85	Infection à VIH	-	x	1□□
20	1 / 3	I	11	178	Transfusion sanguine...	x	-	125
21	2 / 3	I	10	141	Traitement des cancers	x	x	13□
22	2 / 3	I	11	214	Principales intoxications aiguës	x	-	1□□
23	3 / 3	I	11	171	Interactions médicamenteuses...	x	-	145
24	2 / 3	I	11	173	Prescription... des anti-infectieux	x	-	□5□
25	3 / 3	II	M&GS	228	Cirrhose et complications	-	x	□5□
26	3 / 3	II	M&GS	261	Maladie de Parkinson	x	-	□□□
27	2 / 3	II	M&GS	268	Pancréatite aigüe	-	-	□□□
28	3 / 3	I	10	166	Myélome multiple des os	x	x	□□5
29	2 / 3	I	10	156	Tumeurs de la prostate	x	x	□□□
30	2 / 3	I	5	63	Confusion, démence... chez sujet âgé	-	x	□□□

CAHIER DE BORD ECN après 2016
En unité d'enseignement

2016 →

DOSSIER	DIFFICULTE	ITEM PRINCIPAL ABORDE PROGRAMME ECN APRES 2016			POUR MIEUX ASSIMILER		PAGE
		UE	N°	Intitulé de l'item	Fiche synthèse	Fiche consensus	
1	2 / 3	10	326	Prescription et surveillance des AINS	x	x	7
2	3 / 3	4	96	Myasthénie	x	-	12
3	1 / 3	10	326	Prescription et surveillance des psychotropes	x	x	17
4	1 / 3	10	326	Prescription et surveillance des antithrombotiques	x	x	23
5	2 / 3	9	291	Traitement des cancers	x	-	30
6	2 / 3	10	326	Prescription et surveillance des anti-inflammatoire stéroïdiens	x	x	35
7	3 / 3	8	238	Fibrillation auriculaire	-	x	43
8	3 / 3	4	103	Epilepsie de l'adulte	x	x	50
9	1 / 3	6	150	Surveillance des porteurs de valves	-	x	56
10	2 / 3	6	143	Vaccinations	x	x	62
11	2 / 3	10	323	Cadre règlementaire de la prescription...	-	x	68
12	3 / 3	6	155	Tuberculose	x	x	75
13	2 / 3	5	132	Thérapeutiques antalgiques	x	x	80
14	1 / 3	10	326	Prescription... des anti-thrombotiques	-	x	87
15	3 / 3	8	264	Prescription... des diurétiques	x	x	92
16	1 / 3	7	209	Anémie chez l'enfant	-	x	99
17	2 / 3	10	326	Prescription et surveillance anti-inflammatoires stéroïdiens	x	x	104
18	1 / 3	8	245	Diabète sucré de type 1 et 2	x	x	112
19	3 / 3	6	165	Infection à VIH	-	x	119
20	1 / 3	10	325	Transfusion sanguine...	x	-	125
21	2 / 3	9	291	Traitement des cancers	x	x	132
22	3 / 3	11	332	Principales intoxications aiguës	x	-	138
23	2 / 3	10	319	Décision thérapeutique personnalisée...	x	-	145
24	2 / 3	6	173	Prescription... des anti-infectieux	x	-	152
25	2 / 3	6	276	Cirrhose et complications	-	x	157
26	3 / 3	4	104	Maladie de Parkinson	x	-	163
27	3 / 3	11	353	Pancréatite aigüe	-	-	169
28	1 / 3	9	266	Myélome multiple	x	x	175
29	1 / 3	9	291	Traitement des cancers	x	x	183
30	2 / 3	4	106	Confusion, Démences	-	x	190

Je choisis mon type d'évaluation en fonction de la date de mon concours

	ECN avant 2015	ECN après 2016
QRF QRNF	+++	+ /- Pour comprendre ! Pour certains partiels !
QCM	-	+++

Mme Belle CHUTE, 82 ans, est amenée aux urgences par les pompiers pour syndrome confusionnel.

Elle présente comme antécédents une insuffisance cardiaque de stade NYHA II, une cataracte non opérée, une coxarthrose bilatérale, un syndrome dépressif. Sa fille l'a retrouvée au sol au retour d'un week-end, elle est très paniquée et vous explique que c'est la 2ème fois qu'elle chute ce mois-ci et qu'elle ne sait plus quoi faire. Elle est habituellement très autonome et prend de l'ibuprofène depuis une semaine en raison de douleurs du genou droit étiquetées « gonarthrose ».

Son traitement comporte : Ramipril / Bisoprolol / Furosémide / Zolpidem + Oxazépam le soir / Fluoxétine

Ses constantes sont : TA 79/54mmHg, T°C 36,6, Sp02 93%, Fc 82/min, FR 24/min

A l'examen, il n'y a pas de douleur à la palpation des reliefs osseux. Les muqueuses sont sèches et il existe un pli cutané persistant. L'auscultation pulmonaire est claire, les jugulaires sont plates. L'examen cutané est normal hormis une plaie du sclap suturable. L'abdomen est souple, il n'y a aucune douleur à la percussion lombaire. Elle marmonne des propos inintelligibles, ouvre les yeux à la demande et serre votre main lorsque vous lui tendez.

Les premiers examens biologiques réalisés aux urgences indiquent : Hb=15,6g/dL , Hte=56%, Glc= 4,9mmol/L Na+=121mmol/L, K+=5,7mmol/L, Cl-=105mmol/L, urée= 36mmol/l créat= 195 umol/L, iono urinaire= NaU 42mmol, KU 23mmol

BU : GB+++ Nit+++

Dossier QCM
(Questions à choix multiples)

QCM 1 Quelles sont les contre-indications absolues aux AINS ?

A - Infection virale
B - Insuffisance rénale
C - Insuffisance hépatique décompensée
D - Antécédent d'ulcère gastrique
E - Grossesse

QCM 2 Quels sont les examens paracliniques qui vous paraissent indispensables dans ce contexte d'urgence ?

A - Un ECG
B - Une échographie cardiaque
C - Une calcémie
D - Un dosage du BNP
E - Une CRP

QCM 3 Quelles sont les étiologies possibles du syndrome confusionnel ?

A - Trauma crânien
B - Douleur
C - Hyponatrémie
D - Iatrogène
E - Fécalome

QCM 4 Quelles sont les associations médicamenteuses déconseillées chez cette patiente ?

A - Ibuprofène et Ramipril
B - Zolpidiem et Oxazépam
C - IEC et spironolactone
D - IRS et Ibuprofène
E - Ibuprofène et Kétoprofène

Dossier QRF & QRNF
(Questions à réponses fermées et non fermées)

Question à réponse fermée (et non) 1 :
Commentez l'ordonnance.

Question à réponse fermée (et non) 2 :
Quelles sont vos 2 hypothèses étiologiques concernant l'hyponatrémie ?

Question à réponse fermée (et non) 3 :
Quels sont les étiologies possibles de l'insuffisance rénale et leurs mécanismes physiopathologiques ?

Question à réponse fermée (et non) 4 :
Comment expliquez-vous la fréquence cardiaque de cette patiente ?

Question à réponse fermée (et non) 5 :
Que prescrivez-vous pour corriger les troubles hydro-électrolytiques ?

Question à réponse fermée (et non) 6 :
Quels sont les 4 classes médicamenteuses à arrêter d'urgence et pourquoi ?

Question à réponse fermée (et non) 7 :
La plaie du scalp semble propre. Vous n'oubliez pas le vaccin anti-tétanique et vous empressez de prescrire une antibioprophylaxie à votre patiente. Laquelle et avec quelle précaution ?

QCM 5	Quel est le score de Glasgow de cette patiente ?

A - 15
B - 14
C - 13
D - 12
E - 11

QCM 6	Quels seraient les signes radiologiques d'une gonarthrose ?

A - Pincement fémoro-tibial ou fémoro-patellaire
B - Destruction articulaire du versant interne
C - Géodes
D - Ostéocondensation sous-chondrale
E - Ostéophytose

QCM 7	Si elle avait pris les médicaments suivants, une imagerie cérébrale aurait été nécessaire:

A - Aspirine
B - Pamidronate
C - Coumadine
D - Rivaroxaban
E - Amlodipine

QCM 8	Quels sont les germes possibles devant une cystite avec nitrites négatifs ?

A - P. Mirabilis
B - Staphylococcus Saprophyticus
C - Klebsiella
D - Candida Albicans
E - E. Coli

QCM 9	Quels sont les facteurs prédisposants à la chute chez cette patiente ?

A - Polymédication >4 spécialités
B - Prise de cardiotropes
C - Prise d'AINS
D - Coxarthrose
E - Age> 80ans

QCM 10	Quels sont les facteurs précipitants à la chute chez cette patiente ?

A - Hypotension
B - Isolement social
C - Hyponatrémie/Confusion
D - Déclin Cognitif
E - Gonarthrose

Question à réponse fermée (et non) 8 :
Quel antibiotique prescrivez-vous devant les résultats de la BU ?

☑		QCM	Grille de correction QCM (Questions à choix multiples)
QCM 1	A - B - C - D - E -	F V V F V	• A bien connaître. Attention, l'antécédent d'ulcère n'est pas une CI absolue mais relative, et une indication à associer des IPP pour toute prescription d'AINS. • *Moyen Mnémo*: **RUGIRA →** **R**ein, insuffisance rénale (et cardiaque/hépatique décompensés), **U**lcère gastroduodénal évolutif, **G**rossesse, **I**nfection bactérienne évolutive, **R**CH et Crohn en poussée, **A**llergie.
QCM 2	A - B - C - D - E -	V F F F V	• Il n'y a pas de signes d'insuffisance cardiaque, donc a priori l'écho Coeur n'est pas indiquée en urgence. De même le dosage du BNP ne permet aucun apport diagnostique. Attention à ne pas prescrire "trop" à la vue seule des antécédents de vos patients ! • La CRP est justifiée car suspicion d'infection urinaire, attention aux pyélo apyrétiques chez le sujet âgé (même si ici la clinique n'est pas en faveur de l'infection)
QCM 3	A - B - C - D - E -	V V V V V	• La liste est longue ! Toujours raisonner en classant chaque étiologie (Neuro, Infectieux, Traumatique…).
QCM 4	A - B - C - D - E -	V V F V V	• Il s'agit des interactions classiquement déconseillées. Ne pas oublier d'y ajouter les AVK
QCM 5	A - B - C - D - E -	F F F F V	• Entrainez vous à calculer plein de Glasgow en stage et sur vos brouillons, sans sur-estimer vos connaissances car on peut se tromper jusqu'au bout, croyez-moi… • Ici: M=6 ; V= 2 ; Y= 3
QCM 6	A - B - C - D - E -	V F V V V	• L'arthrose ne détruit pas toute l'articulation. Il faut connaître ces signes radiologiques et leur ordre d'apparition car ils reflètent la physiopathologie de cette maladie
QCM 7	A - B - C - D - E -	V F V V F	• TC + anti-coagulant ou anti-aggrégant = scanner
QCM 8	A - B - C - D - E -	F V F V F	• Question difficile mais tout est là. Retenir entérobactéries (dont E.Coli) = Nitrites + = cas de figure le plus fréquent
QCM 9	A - B - C - D - E -	V V F V V	• Une liste pénible à apprendre : Recos HAS 2010
QCM 10	A - B - C - D - E -	V F V F F	• De même.

Chaque réponse est cotée 2 points
Total du dossier QCM sur 100

Grille de correction QRF & QRNF
(Questions à réponses fermées et non fermées)

1	*Grille par question du dossier QRF & QRNF* — Le sous-total de cette question est de ➧	**20**
• Traitement de l'insuffisance cardiaque adaptée		3
o Car stade II		NC
o Donc doit contenir au moins un IEC et un beta-bloquant		2
o Furosémide seulement si syndrome oedémateux		1
• Association de benzodiazépines et apparentés inadaptée (cf RMO)		4
• Prise d'Ibuprofène inadaptée		3
o Car sujet âgé		1
o Diagnostic non documenté		1
o Association avec IEC et IRS déconseillée		1
o Pas d'IPP malgré âge>65ans		NC
• Traitement du syndrome dépressif adapté		3
o Car IRS en 1ère intention chez la personne âgée, à réévaluer régulièrement		1
2	*Grille par question du dossier QRF & QRNF* — Le sous-total de cette question est de ➧	**12**
• Hyponatrémie de déplétion		5
o Car hyponatrémie hypo-osmolaire, dans un contexte de déshydratation et **prise de diurétiques**		2
• SIADH lié à la prise d'IRS		5
o Moins probable dans ce contexte aigu avec déshydratation extra-cellulaire		NC
3	*Grille par question du dossier QRF & QRNF* — Le sous-total de cette question est de➧	**15**
• Nécrose tubulaire aigüe sur choc hypovolémique		4
o Ischémie glomérulaire		1
• Part Fonctionnelle		4
o Hypovolémie vraie		1
o Vasoconstriction de l'artère efférente liée aux AINS (inhibition des prostaglandines)		1
o Vasoldilatation de l'artère afférente due aux IEC (inhibition de l'angiotensine II)		1
• Néphrite tubulo-interstitielle immuno-allergique car prise d'AINS		3
o Mais absence d'autres signes clinico-biologiques d'allergie		NC
4	*Grille par question du dossier QRF & QRNF* — Le sous-total de cette question est de ➧	**5**
• Absence de Tachycardie compensatrice malgré le choc		1
o Car prise de beta-bloquants		4
5	*Grille par question du dossier QRF & QRNF* — Le sous-total de cette question est de ➧	**12**
• Traitement de l'hyponatrémie:		NC
o REMPLISSAGE VASCULAIRE URGENT pour expansion volémique		4
o NaCl hypertonique 3% pour corriger les premiers mmol de Na+		2
o Puis correction LENTE par NaCl isotonique IVL, +/- ajout de sel selon ionogramme		2
• Traitement de l'hyperkaliémie		NC
o Gluconate de Calcium pour protection cardiaque		2
o Perfusion prudente de bicarbonate de Na+ / kayexalate en lavement		1+1
Commentaires : *Attention quand on remplit un insuffisant cardiaque, on le surveille de très près*		
6	*Grille par question du dossier QRF & QRNF* — Le sous-total de cette question est de ➧	**18**
• **BETA-BLOQUANTS (PMZ)**		4
o Car hypotension artérielle		1
• **DIURÉTIQUE DE L'ANSE (PMZ)**		4
o Car hypovolémie vraie		1
• IEC		3
o Car hyperkaliémie et insuffisance rénale		1
• AINS		3
o Car insuffisance rénale		1
Commentaires : *L'arrêt des benzodiazépines ne doit pas être brutal, même devant le syndrome confusionnel; il en va de même pour les anti-dépresseurs*		

7	*Grille par question du dossier QRF & QRNF* Le sous-total de cette question est de ➡	8
	• Amoxicilline-acide clavulanique (AUGMENTIN®) • On surveille la fonction cardiaque dans ce contexte • Car les antibiotiques apportent du sel *Commentaires* : *Per os et à posologie prophylactique, peu de chance de décompenser la fonction cardiaque…*	4 2 2
8	*Grille par question du dossier QRF & QRNF* Le sous-total de cette question est de ➡	10
	• **AUCUN (PMZ)** ○ Car diagnostic non documenté (aucun signe fonctionnel urinaire décrit) ○ La bactériurie asymptomatique est fréquente chez la femme âgée et ne se traite pas *Commentaires* : *Cystite = signes fontionnels urinaires + BU positive*	8 1 1

Total du dossier QRF & QRNF sur 100

Fiche SYNTHESE
Causes d'insuffisance rénale aigüe IATROGÈNES

- **Hypovolémie vraie (=déshydratation extra-cellulaire) ou relative**
  - IEC, ARA II, AINS
  - Produit de contraste iodé
- **Néphropathie tubulo-interstitielle immuno-allergique**
  - Antibiotiques = Amoxicilline, sulfamides, Fluoroquinolones
  - AINS
- **Nécrose tubulaire aigüe**
  - Aminosides, cisplatine, pdc iodé

Fiche CONSENSUS
RMO psychotropes

x Il n'y a pas lieu, dans le traitement de l'anxiété, d'associer deux anxiolytiques (benzodiazépine ou autre)

x Il n'y a pas lieu d'associer deux hypnotiques

x Il n'y a pas lieu de prescrire des anxiolytiques et/ou des hypnotiques sans tenir compte des durées de prescription maximales réglementaires (incluant la période de sevrage) et de les reconduire sans réévaluation régulière. Les durées de prescription doivent être courtes et ne pas excéder :
- 4 à 12 semaines pour les anxiolytiques
- 2 à 4 semaines pour les hypnotiques (2 semaines pour le triazolam)

x Il n'y a pas lieu de prescrire un anxiolytique ou un hypnotique sans débuter par la posologie la plus faible, sans rechercher la posologie minimale efficace pour chaque patient, ni de dépasser les posologies maximales recommandées

ITEMS TOMBES

Dossier QRF et QRNF			Intitulé de l'item (Programme avant l'ECN 2015)
Partie	Module	N°	
I	11	174	**Prescription et surveillance des AINS**
I	11	219	**Troubles hydro-électriques et troubles acido-basiques**
II	M&GS	250	**Insuffisance cardiaque de l'adulte**

Dossier QCM		Intitulé de l'item (Programme après l'ECN 2016)
UE	N°	
10	326	**Prescription et surveillance des AINS**
6	157	**Infections urinaires de l'adulte**
5	128	**Troubles de la marche et de l'équilibre**

N° 2 Après 2016 Avant 2015

MON DOSSIER PASSERELLE

Je choisis mon type d'évaluation — en fonction de la date de mon concours

	ECN avant 2015	ECN après 2016
QRF QRNF	+++	+ /- Pour comprendre ! Pour certains partiels !
QCM	-	+++

Mme G.PLUDEFORCE, 43 ans, vous consulte car elle ne voit plus bien ces derniers temps.

Cette grande lectrice n'a pas d'antécédent particulier, hormis une hypothyroïdie substituée par L-Thyroxine (LEVOTHYROX®) et jusqu'alors bien équilibrée, ainsi qu'une myopie modérée. Depuis plusieurs mois, elle se plaint de voir double en lisant « fifty shades of grey », son livre de chevet, si bien qu'elle s'épuise au bout de 4 ou 5 pages (contre ses 100 pages quotidiennes habituelles). Ce qu'elle n'explique pas c'est qu'elle voit parfaitement bien dans la journée. Elle est persuadée d'être devenue presbyte « C'est de mon âge, docteur. Le soir mon œil gauche est capricieux et refuse de s'ouvrir, c'est là que je ne vois plus double, j'ai même du mal à manger tellement je suis fatiguée. Quand mes 2 yeux sont ouverts je suis gênée pour conduire, surtout quand je regarde dans mon rétroviseur au moment de tourner à droite. J'ai vraiment besoin de dormir pour ne pas éprouver tout ça. J'espère que je ne fais pas de la dépression comme l'an passé, les premiers médicaments me rendaient bizarre alors je les ai arrêtés»

A l'examen, vous palpez un goître homogène, sans souffle. Le reste de l'examen clinique est strictement normal. L'acuité visuelle avec correction pour l'oeil gauche est 9/10, P2 et pour l'oeil droit 10/10, P2. L'examen du segment antérieur et le fond d'œil sont normaux.

Vous suspectez une myasthénie de stade II.

Dossier QCM
(Questions à choix multiples)

QCM 1	Parmi les médicaments suivants, quels sont ceux contre-indiqués dans la myasthénie ?

A - Hypnotiques
B - Diurétiques thiazidiques
C - Béta-bloquants
D - IRS
E - Anti-dépresseurs Tricycliques

QCM 2	Même question.

A - Aminosides
B - Anti-spastiques (Baclofène)
C - AVK
D - Anti-épileptiques
E - Morphiniques

QCM 3	Quels autres syndromes myasthéniques connaissez-vous ?

A - Myopathie de Duchenne
B - Syndrome de Lambert-Eaton
C - Polynévrite alcoolo-carentielle
D - Botulisme
E - Maladie de Parkinson

QCM 4	Quelles sont les étiologies auto-immunes d'hypothyroïdie ?

A - Maladie de Basedow
B - Thyroïdite subaigüe de DeQuervain
C - Thyroïdite d'Hashimoto
D - Surcharge iodée de type 1
E - Surcharge iodée de type 2

Dossier QRF & QRNF
(Questions à réponses fermées et non fermées)

Question à réponse fermée (et non) 1 :
Sur quels arguments suspectez-vous ce diagnostic ?

Question à réponse fermée (et non) 2 :
Quel test pharmacologique pourrait le confirmer ?

Question à réponse fermée (et non) 3 :
Avec quelles précautions ?

Question à réponse fermée (et non) 4 :
Comment caractérisez-vous sa « vision double » et quelle en est la physiopathologie ?

Question à réponse fermée (et non) 5 :
Le diagnostic de myasthénie est confirmé. Quel sera le reste de votre bilan paraclinique à visée diagnostique ? Justifiez.

Question à réponse fermée (et non) 6 :
Quels sont les 6 points d'éducation thérapeutique de votre patiente ?

Question à réponse fermée (et non) 7 :
L'imagerie réalisée retrouve une tumeur médiastinale antérieure évoquant un thymome. Une chirurgie d'exérèse est programmée. Quelle est la précaution indispensable de l'anesthésiste (1 seule réponse) ?

QCM 5	**Quels sont les tests utiles pour caractériser une diplopie ?**

A - Hans-Lancaster
B - Test au verre rouge
C - Cover-test
D - Fond d'œil
E - Réfractométrie

QCM 6	**Quelles sont les anomalies que vous pouvez retrouver sur la NFS de cette patiente ?**

A - Anémie normocytaire arégénérative
B - Anémie mégalocytaire arégénérative
C - Anémie microcytaire
D - Leuconeutropénie
E - Macrocytose isolée

QCM 7	**Quels sont les risques liés au LEVOTHYROX® ?**

A - Tératogénie
B - Surdosage
C - Insuffisance coronarienne
D - Agranulocytose
E - Détournement de l'usage

QCM 8	**Quelles sont les autres contre-indications aux benzodiazépines ?**

A - Insuffisance respiratoire sévère
B - Antécédents d'adénome prostatique
C - Antécédent d'infarctus du myocarde
D - Insuffisance hépatique sévère
E - Syndrome d'apnée du sommeil obstructif

QCM 9	**Quels sont les risques liés à l'injection d'un anticholinéstérasique (Néostigmine) ?**

A - Effets nicotiniques
B - Effets muscariniques
C - Effets anti-cholinergiques
D - Effets sérotoninergiques
E - Effets clochette

QCM 10	**Quels sont les arguments allant à l'encontre d'une presbytie chez cette patiente ?**

A - Age
B - Sexe
C - Myopie
D - Acuité visuelle normale avec correction
E - Signes neurologiques associés

☑			QCM — Grille de correction QCM (Questions à choix multiples)
QCM 1	A -	V	• Sûrement trop spécialisé pour un étudiant d'ingurgiter une telle liste (même le plus fin des neurologues ne prétenderait pas être exhaustif), mais bel et bien au nouveau programme ECN... • A mon avis, retenez les grandes classes qui pourraient faire des dossiers transversaux: **curares, beta bloquants, anxiolytiques** (dont benzo et anti-histaminiques) **antibiotiques** (aminosides et cyclines), **myorelaxants** et **anti-épileptiques**
	B -	F	
	C -	V	
	D -	F	
	E -	F	
QCM 2	A -	V	Un petit mémo ? → **MACABÉ** (voir aussi fiche synthèse) o **M**yorelaxant o **A**nxyolytiques o **C**urares o **A**ntibio o **B**eta-bloquants o **É**pilepsie
	B -	V	
	C -	F	
	D -	V	
	E -	F	
QCM 3	A -	F	• On différencie dans les déficits moteurs des membres (item 301): o Atteinte CENTRALE: syndromes pyramidal, extra-pyramidal et médullaire o Atteinte PÉRIPHÉRIQUE: neurogène, myasthénique et myogène • Myopathie = myogène = atteinte des fibres musculaires • Syndrome myasthénique = atteinte de la **jonction neuro-musculaire** • Syndrome "parkinsonien" = extra-pyramidal
	B -	V	
	C -	F	
	D -	V	
	E -	F	
QCM 4	A -	F	• Thyroïdite subaigüe = inflammation avec phase d'hyperthyroïdie puis destruction des cellules thyroïdiennes • La maladie de Basedow et le Hashimoto sont 2 prototypes de maladies auto-immunes avec anticorps spécifiques
	B -	V	
	C -	V	
	D -	F	
	E -	V	
QCM 5	A -	V	• Le cover-test consiste à couvrir un des deux yeux puis d'observer un mouvement de restitution lorsqu'on enlève le cache • Le Hess-lancaster permet de déterminer quel muscle est atteint = diagnostic topographique • Le fond d'oeil ne permet pas de caractériser le muscle atteint mais est indispensable pour orienter l'étiologie de la diplopie (exemple: oedeme papillaire de l'HTIC)
	B -	V	
	C -	V	
	D -	V	
	E -	F	
QCM 6	A -	V	• Question de raisonnement = envisager tous les scénarios possibles !!! • Patiente hypothyroïdienne = penser à l'anémie normocytaire centrale • Auto-immunité = évoquer maladie de Biermer = carence en B12 = Macrocytose ou carrément anémie mégalocytaire… • Pas de raison évidente pour une anémie ferriprive
	B -	V	
	C -	F	
	D -	F	
	E -	V	
QCM 7	A -	F	• Risque principal : décompensation d'une cardiopathie sous-jacente (notamment ischémique) = il faut imaginer les hormones thyroïdiennes comme un effort pour le myocarde • Pas de risque obstétrical = au contraire on substitue les hypothyroïdies frustres • Surdosage = thyrotoxicose • Détournement de l'usage chez les anorexiques par exemple à but amaigrissant
	B -	V	
	C -	V	
	D -	F	
	E -	V	
QCM 8	A -	V	• A bien connaître ! • Seul l'oxazépam est à métabolisme non hépatique = intérêt dans les dossiers de cirrhoses décompensées si un sevrage s'avère indispensable
	B -	F	
	C -	F	
	D -	V	
	E -	V	
QCM 9	A -	V	• Nicotinique = crampes et fasciculations • Muscarinique = Diarrhée, hypersécrétion salivaire, myosis, bradycardie, nausées/vom (on imagine un zombie: en myosis serré, qui tape à 40/min parce qu'il est mort, qui bave et qui vomit partout, qui se fait dessus…)
	B -	V	
	C -	F	
	D -	F	
	E -	F	
QCM 10	A -	F	• Elle est en âge d'être presbyte. Le sexe n'est pas un facteur déterminant la presbytie • La Myopie "protège" un temps de la presbytie et son acuité visuelle est normale avec correction (elle est donc toujours myope) • De façon générale, quand il y a des signes associés il faut rester uniciste : Ici le problème est neurologique et non ophtalmologique
	B -	F	
	C -	V	
	D -	V	
	E -	V	

QRF QRNF Grille de correction QRF & QRNF
(Questions à réponses fermées et non fermées)

1	*Grille par question du dossier QRF & QRNF* Le sous-total de cette question est de ➡	**21**

- Myasthénie car: — -
  - Terrain: — -
    - **Auto-immunité** probable — 2
    - **Femme jeune** — 1
  - Facteur déclenchant: introduction de benzodiazépine pour son épisode dépressif — 3
  - Anamnèse: Fluctuations des symptômes avec aggravation vespérale et amélioration après repos — 4
  - Clinique: — -
    - **Diplopie** binoculaire — 2
    - **Ptosis** uniatéral "providentiel" (masque la diplopie) — 2
    - **Troubles de la mastication** (atteinte bulbaire) — 2
  - Signes négatifs : **examen normal** — 3
- Stade II car troubles de la déglutition donc **atteinte bulbaire sans atteinte respiratoire** — 2

<u>Commentaires</u> : *Bien organiser ses réponses, les questions de justification diagnostique reviennent à la mode: il vous faut donc un plan de réponse tout prêt tout chaud. Le classique "TA FAC PD" (Terrain, Antécédents, Fréquence/Fact déclenchant, Anamnèse, Clinique, Paraclinique, Différentiel) reste très efficace, ne perdez pas de vue que votre méthodo personnelle vous fera gagner de nombreuses minutes... donc de nombreuses places (on vous l'a déjà dit 100x pas vrai ?)*

2	*Grille par question du dossier QRF & QRNF* Le sous-total de cette question est de ➡	**10**

- **TEST AUX ANTI-CHOLINESTÉRASIQUES (PMZ)** (néostigmine acceptée) — 8
  - en hospitalisation — 2

<u>Commentaires</u> : *On ne considère pas le test au glaçon comme un test pharmacologique à proprement parler. Il s'agit plutôt d'un test diagnostic: bien lire chaque mot de chaque question*

3	*Grille par question du dossier QRF & QRNF* Le sous-total de cette question est de ➡	**10**

- Après **injection d'atropine** — 6
- Avec un **chariot d'urgence** à proximité — 4

<u>Commentaires</u> : *Le risque est lié au surdosage qui peut entraîner une crise cholinergique avec détresse respiratoire*

4	*Grille par question du dossier QRF & QRNF* Le sous-total de cette question est de ➡	**16**

- **Diplopie** : — 4
  - **Binoculaire** car disparaît à l'occlusion de n'importe quel œil — 2
  - Maximale dans **le regard vers la droite** — 1
  - **Intermittente** / maximale le soir — 1
- Par **perte du parallélisme oculomoteur** — 3
- Par **atteinte du III** — 3
  - **Extrinsèque** (pas de troubles de l'accommodation ni mydriase décrits) — 1
  - **Gauche** — 1

<u>Commentaires</u> : *être le plus complet possible dans chaque description sémiologique : côté, évolutivité, physiopathologie, facteur déclenchant (un peu comme pour un diagnostic syndromique)*

5	*Grille par question du dossier QRF & QRNF* Le sous-total de cette question est de ➡	**20**

- Diagnostic positif — -
  - **ANTICORPS ANTI-RÉCEPTEURS DE L'ACETYL-CHOLINE (PMZ)** — 3
  - **EMG de stimulo-détection (PMZ):** bloc neuromusculaire post-synaptique — 3
- Retentissement respiratoire — 2 ou
  - **EFR** et **gaz du sang** — 1+1
- Equilibre de l'hypothyroïdie — -
  - TSHus, T4l, T3 — 2
- Pathologies associées — -
  - **TDM Thoracique injectée à la recherche d'un thymome** — 2+2
  - **NFS et anticorps anti-facteur intrinsèque** à la recherche d'une **maladie de Biermer** — 2+2

<u>Commentaires</u> : *Pas de point si "EMG" seul*

6	*Grille par question du dossier QRF & QRNF* Le sous-total de cette question est de➡	18
	• Eviction des **facteurs déclenchants**	3
	• Remettre la **liste des médicaments contre-indiqués**	3
	• Connaître les **signes de gravité et de décompensation** (crise aigüe myasthénique)	3
	• Connaître les **signes de surdosage en anti-cholinéstérasique**	3
	• Port d'une **carte** de myasthénique à garder sur soi	3
	• **Auto-adaptation du traitement** par anticholinéstérasique selon la clinique	3
	<u>Commentaires</u> : Les questions d'éducation thérapeutique sont difficiles, coûtent cher (cf ECN 2013), mais suivent toujours un même plan, à vous d'en créer un personnel	
7	*Grille par question du dossier QRF & QRNF* Le sous-total de cette question est de ➡	5
	• **SÉDATION SANS CURARISANT (PMZ)**	5
	• car strictement contré-indiqués dans la myasthénie: risque de décompensation respiratoire (crise aigüe myasthénique)	-

Total du dossier QRF & QRNF sur 100

Fiche SYNTHESE
Myasthénie et médicaments

- Contre-indiqués : **MACABÉ**
  - **M**yorelaxants (DECONTRACTYL®, ...)
  - **A**nxiolytiques (ATARAX®, STILNOX®, MYOLASTAN®...)
  - **C**urarisants
  - **A**ntibiotiques : surtout cyclines et aminosides
  - **B**éta-bloquants
  - **E**pilepsie : la plupart des anti-épileptiques
- A but diagnostique et thérapeutique : Anti-cholinéstérasiques
  - IV puis per os
  - Après injection d'atropine (et seringue prête à tout moment) : permet de contrer les effets muscariniques et nicotiniques
    - x Effets nicotiniques : crampes et fasciculations voire détresse respiratoire si sévères
    - x Effets muscarinique : Penser à *Musca le Zombie* = diarrhée, myosis, bradycardie, nausées et vomissements...

ITEMS TOMBES

Dossier QRF & QRNF			Intitulé de l'item
Partie	Module	N°	(Programme avant l'ECN 2015)
II	M&GS	243	Myasthénie
I	11	171	Rechercher un terrain à risque et adaptation thérapeutique. Interactions médicamenteuses
III	OD	304	Diplopie

Dossier QCM		Intitulé de l'item
UE	N°	(Programme après l'ECN 2016)
4	96	Myasthénie
4	100	Diplopie
8	241	Hypothyroïdie
3	72	Prescription et surveillance des psychotropes

N° 3 Après 2016 Avant 2015

MON DOSSIER PASSERELLE

Je choisis mon type d'évaluation en fonction de la date de mon concours

	ECN avant 2015	ECN après 2016
QRF QRNF	+++	+ /- Pour comprendre ! Pour certains partiels !
QCM	-	+++

Vous êtes l'interne de psychiatrie de garde cette nuit au SAU et Mr Lee TIOME, 56 ans, est adressé vers 4h du matin pour troubles du comportement.

C'est sa femme qui a alerté la Police parce qu'il faisait un jogging autour du quartier en pleine nuit, vêtu uniquement d'un chapeau et hurlant a tue-tête la chanson "eyes of the tiger". Elle vous explique que depuis quelques jours, son mari est très étrange: il refuse de se coucher malgré son manque de sommeil, il a acheté un bateau sur internet pour pouvoir faire le tour du monde (il habite en banlieue parisienne...), il multiplie les sorties et elle le soupçonne de consommer de la cocaïne. Il s'est mis à la poterie et a recouvert l'appartement de plusieurs de ses œuvres à la forme phallique, la plupart inachevées. Il dit vouloir entreprendre l'ascension du mont Fuji en tongues.

Il a pour antécédents une allergie aux béta-Lactamines, une rupture du ligament croisé antérieur dans l'attente d'une chirurgie et un épisode similaire d'agitation il y a 3 ans, pour lequel un psychiatre l'avait mis sous sels de Lithium (THERALITHE®). Il a spontanément arrêté ce dernier il y a 15 jours prétextant qu'il se sentait en pleine forme.

M. TIOME refuse de rester sur le brancard pour se faire examiner. Il insulte la plupart de l'équipe soignante, brise les flacons de médicaments dans le bureau infirmier et assène des coups de pieds à ses voisins les plus endormis. Puis il détourne son attention vers le décolleté de l'infirmière: "En voilà de belles montagnes à grimper. Sainte nitouche ne se laisse pas toucher les seins. Tu peux me prendre tout mon sang mais après on va se boire un verre ok ?"

Dossier QCM
(Questions à choix multiples)

QCM 1 — Quelles sont les modalités d'hospitalisation sous contrainte possibles chez ce patient ?

A - Soins psychiatriques à la demande d'un tiers
B - Soins psychiatriques à la demande d'un tiers urgents
C - Soins psychiatriques à la demande d'un représentant de l'Etat
D - Soins psychiatriques à la demande d'un représentant de l'état urgents
E - Soins psychiatriques en cas de péril imminent

QCM 2 — A quel moment faut-il doser la lithémie dans le suivi des patients sous Lithium?

A - 1 fois par semaine le premier mois
B - Une seule fois à 6 mois
C - A chaque modification de posologie
D - 4-5 jours après l'introduction du Lithium
E - Tant que la lithémie cible n'est pas atteinte

QCM 3 — Quel est l'organe le plus touché par le Lithium ?

A - Le foie
B - Le cœur
C - Le rein
D - L'estomac
E - Le bras

QCM 4 — Si le patient avait présenté majoritairement des symptômes dépressifs avec idées suicidaires non productives non délirantes, quelles classes

Dossier QRF & QRNF
(Questions à réponses fermées et non fermées)

Question à réponse fermée (et non) 1 :
Quel est votre diagnostic pour l'épisode actuel ? Justifiez.

Question à réponse fermée (et non) 2 :
Quel est le diagnostic différentiel à évoquer (énumérer sans commentaire) ?

Question à réponse fermée (et non) 3 :
Quel est votre traitement symptomatique pour son agitation ?

Question à réponse fermée (et non) 4 :
Quelles sont vos modalités d'hospitalisation ? Détaillez.

Question à réponse fermée (et non) 5 :
Vous décidez de reprendre le traitement par THÉRALITHE®. Quel est votre bilan pré-thérapeutique indispensable ?

Question à réponse fermée (et non) 6 :
Votre patient est finalement stabilisé pour sa maladie. Décidant de s'occuper de son genou, il vous rapporte un bilan préopératoire qui montre: Hb 14,1g/dL, GB 9500/mL, CRP 3mmol/L, Ca^{2+} 2,37mmol/L, glycémie 5,7mmol/L, albuminémie 39g/L, Na+ 124mmol/L, K+ 3,5mmol/L. Il se plaint d'une soif permanente et dit uriner de grandes quantités à cause de tout ce qu'il

	médicamenteuses auriez vous prescrits ?
A - Anti-dépresseur	
B - Anxiolytique	
C - Neuroleptique atypique	
D - Thymorégulateur	
E - Hypnotique	

QCM 5	**Si un patient sous Lithium vient vous consulter pour une récente prise de poids (+5kg) sans œdèmes déclives, à quoi pensez-vous ?**

A - Effet indésirable commun du lithium
B - Décompensation du trouble bipolaire
C - Insuffisance cardiaque droite
D - Hypothyroïdie
E - Anorexie-boulimie

QCM 6	**Quels sont les risques liés à la consommation de cocaïne ?**

A - Convulsions
B - Hépatite aigüe
C - Spasme coronarien
D - Dépression
E - Risque auto et hétéro-agressif

QCM 7	**Votre patient souhaite finalement se faire opérer de son genou. Au début de l'opération, la tension chute à 54/23 mmHg, les fonctions vitales se dégradent et des lésions cutanées apparaissent. Quel est votre diagnostic ?**

A - Choc hémorragique
B - Embolie pulmonaire
C - Choc anaphylactique
D - Syndrome de Stevens-Johnson
E - Choc apic

QCM 8	**Quel est votre traitement immédiat ?**

A - Adrénaline IM 0,5mg
B - Adrénaline IV 0,01mg
C - Noradrénaline IV 0,01mg
D - Atropine IV
E - Dobutamine IV

QCM 9	**La situation s'améliore et la chirurgie est reprogrammée. A J3 post-opératoire, le genou apparaît douloureux, chaud et gonflé. Il existe un choc rotulien. Quel est le diagnostic le plus probable ?**

A - Crise de goutte
B - Chondrocalcinose articulaire
C - Poussée d'arthrose
D - Arthrite septique
E - Lâchage de suture avec hémarthrose post-op

boit. Quel diagnostic vous apporte la biologie ? Comment le confirmez-vous ?

Question à réponse fermée (et non) 7 :
Quel est dans ce contexte le diagnostic différentiel principal à éliminer (énumérer sans commentaire) ?

Question à réponse fermée (et non) 8 :
Encore plus tard, il revient avec une créatinine sanguine à 273umol/L, clairance à 53mL/min. Il n'y a pas d'oedème des membres inférieurs, pas de notion de trouble mictionnel. La BU montre Prot+++ Sang 0 GB 0. Quel est votre diagnostic (sans justifier) ?

QCM 10	**Parmi les antibiotiques suivants, lesquels seront possibles chez ce patient ?**

A - Ceftriaxone
B - Ciprofloxacine
C - Oxacilline
D - Vancomycine
E - Gentamycine

☑		QCM	Grille de correction QCM (Questions à choix multiples)
QCM 1	A -	V	• Patient entouré donc SPDT possible avec un certificat où sa femme serait le tiers • SPDRE envisageable car notion de danger pour le patient et pour les autres (crise clastique) • SPPI seulement si pas de tiers et urgence psychiatrique
	B -	F	
	C -	V	
	D -	F	
	E -	F	
QCM 2	A -	V	• A connaître, les concentrations en lithium sanguines sont très labiles, il convient donc d'adapter parfaitement la lithémie pour minimiser les effets indésirables d'une part et optimiser l'efficacité du traitement d'autre part
	B -	F	
	C -	V	
	D -	V	
	E -	V	
QCM 3	A -	F	• Le risque le plus important est la néphrotoxicité du lithium (voir aussi dossier QRF&QRNF). Il faut surveiller la fonction rénale et le ionogramme très régulièrement • Le lithium peut entraîner un Diabète insipide néphrogénique mais également une insuffisance rénale chronique par néphrite tubulo-interstitielle • Rappel : NTIC = on pisse du sel donc pas d'oedèmes au début
	B -	F	
	C -	V	
	D -	F	
	E -	F	
QCM 4	A -	V	• Un virage sur le versant dépressif doit faire reconduire le traitement thymorégulateur s'il est arrêté, en plus bien sur d'un traitement par antidépresseur • Anxiolytique toujours indiqué avant une prescription d'antidépresseur en prévention du syndrome de levée d'inhibition (risque suicidaire)
	B -	V	
	C -	F	
	D -	V	
	E -	F	
QCM 5	A -	V	• Le lithium fait grossir • Le lithium est aussi responsable de disthyroïdie ! • Trucs & astcuces : PSYCHOTROPES LONG COURS = PRISE DE POIDS (ceci reste vrai pour les neuroleptiques, les tricycliques, les IRS, les thymorégulateurs....)
	B -	F	
	C -	F	
	D -	V	
	E -	F	
QCM 6	A -	V	• Le risque existe dès la première prise • Le craving est extremement puissant donc addiction immédiate • Il faut connaître les risques liés à la consommation d'amphétamines
	B -	F	
	C -	V	
	D -	V	
	E -	V	
QCM 7	A -	F	• Choc + signes d'allergie (cutanés, respi, digestifs) = choc anaphylactique • La réaction anaphylactique aux curares est malheureusement fréquente, il faut donc toujours injecter un curarisant très prudemment
	B -	F	
	C -	V	
	D -	F	
	E -	F	
QCM 8	A -	F	• Un peu de bon sens: la réponse A est juste (posologie incluse), mais la voie IM est réservée au cadre de l'urgence extrême quand le SAMU arrive sur place dans le choc anaphylactique (exemple du mec qui mange des crevettes au restaurant) • Ici votre patient est déjà perfusé = la voie IV est accessible et préférable • Voir la fiche consensus pour les traitements de l'anaphylaxie
	B -	V	
	C -	F	
	D -	F	
	E -	F	
QCM 9	A -	F	• A évoquer de principe en post-opératoire = l'infection
	B -	F	
	C -	F	
	D -	V	
	E -	F	
QCM 10	A -	F	• Attention allergie aux beta-lactamines donc pénicillines + C3G
	B -	V	
	C -	F	
	D -	V	
	E -	V	

Chaque réponse est cotée 2 points
Total du dossier QCM sur 100

Grille de correction QRF & QRNF

(Questions à réponses fermées et non fermées)

QRF QRNF

1	Grille par question du dossier QRF & QRNF — Le sous-total de cette question est de ➧	25
•	**Etat maniaque aigu**	5
	o Exaltation de l'humeur :	2
	• Euphorie	-
	• Ludisme / jeux de mots	1
	• Labilité émotionnelle	1
	o Accélération psychomotrice	2
	o Achats pathologiques	1
	o Modification des conduites instinctuelles	2
	o Conduites à risque : prise de psychostimulants (coke)	3
•	Compliqué d'**agitation** avec **crise clastique**	2
•	Décompensant un **trouble bipolaire** de type I	2
•	Dans un contexte de **rupture thérapeutique**	4

__Commentaires__ : *La rupture thérapeutique est côté 4 pts car c'est le plus important : elle conditionne le pronostic. Il faut comprendre qu'il ne s'agit pas d'un échec du thymorégulateur, bien au contraire !*

2	Grille par question du dossier QRF & QRNF — Le sous-total de cette question est de ➧	7
•	Intoxication aigüe à la cocaïne	7

__Commentaires__ : *Bien entendu, les deux diagnostics ne sont pas incompatibles. Le message : ne pas étiqueter toute agitation psychomotrice ou exaltation de l'humeur à un syndrome maniaque*

3	Grille par question du dossier QRF & QRNF — Le sous-total de cette question est de ➧	11
•	Rétablir la communication, mise au calme	1
•	Isoler le patient	2
•	Sédation par antipsychotique de 2ème génération (Loxapine)	4
	o Per os si possible sinon IM	2
•	Contention physique sur prescription médicale si échec	2

4	Grille par question du dossier QRF & QRNF — Le sous-total de cette question est de ➧	12
•	Soins psychiatriques à la demande d'un tiers	4
•	Selon l'article L3212.1 du code de santé publique et la loi du 5 juillet 2011	1
•	Car impossibilité de donner son consentement et nécessité de soins immédiats	2
•	2 certificats médicaux de moins 15 jours par des médecins thésés	2
•	Non reliés au patient	-
•	Dont un ne travaillant pas dans l'établissement d'accueil	1
•	1 demande manuscrite par le 1/3 (sa femme) avec photocopie des pièces d'identité	2

__Commentaires__ : *Nouvelle loi à connaître. Il exite une période d'observation de 72h au bout de laquelle on décide du projet thérapeutique après réévaluation clinique*

5	Grille par question du dossier QRF & QRNF — Le sous-total de cette question est de ➧	14
•	Clinique :	-
	o Antécédents rénaux	2
	o Antécédents cardiaques	2
	o **ECG (PMZ)**	0
•	Biologie :	-
	o NFS	1
	o Urée-créatinine	3
	o Ionogramme-calcémie	2
	o TSHus	2
	o Glycémie à jeûn	1
	o BU	1

__Commentaires__ : *Le bilan préthérapeutique indispensable, rajouter Beta-HCG chez les femmes +++*

6	Grille par question du dossier QRF & QRNF — Le sous-total de cette question est de ➧	12
•	Diabète insipide	5
	o Néphrogénique	3
•	Test à l'ADH / Vasopressine / MDPA	4

__Commentaires__ : *Le lithium est responsable de diabète insipide néphrogénique. Il faut d'abord éliminer les autres causes de syndrome polyuro-polydipsiques (vrai diabète, hypercalcémie…)*

7	*Grille par question du dossier QRF & QRNF*	Le sous-total de cette question est de ➧	**9**
• Potomanie *Commentaires : La calcémie est normale, la glycémie aussi, on élimine donc les 2 grandes causes les plus fréquentes de syndrome polyuro-polydypsique. Dans ce contexte psychiatrique, évoquer une potomanie (à l'ECN du moins!!!)*			9

8	*Grille par question du dossier QRF & QRNF*	Le sous-total de cette question est de ➧	**10**
• Insuffisance rénale			2
o Chronique			1
o Iatrogène (au lithium)			3
• Néphrite tubulo-interstitielle chronique			4
Commentaires : Le lithium est pourvoyeur de NTIC. L'arrêt du traitement est indispensable et il faut discuter d'un autre thymorégulateur. Un suivi néphrologique est indispensable			

Total du dossier QRF & QRNF sur 100

Fiche SYNTHESE
Carte d'identité du Lithium

- Indications
  - **Traitement curatif des états d'excitation maniaque**
  - **Prévention des rechutes du trouble bipolaire**
- Contre-indications
  - **Insuffisance rénale**
  - **Allaitement**
- Effets indésirables
  - Surdosage = nausées/vomissements, tremblements, soif
  - Augmentation du poids
  - NTIC
  - DIN
  - Hypothyroïdie

Fiche CONSENSUS
Grades de l'anaphylaxie et traitement (SFAR, 2002)

- **GRADE I** : signes cutanéomuqueux diffus isolés (urticaire, prurit, angioedème) → pas d'adrénaline
- **GRADE II** : Atteinte multiviscérale modérée (dyspnée, tachycardie, hypotension, vomissements) → Adrénaline 0,01 à 0,02 mg IVD/2min
- **GRADE III** : Atteinte multiviscérale sévère (collapsus, trouble du rythme, bronchospasme) → Adrénaline 0,1mg IVD/2min
- **GRADE IV** : Arrêt cardio-respi → 1mg/2cycles de RCP jusqu'à 5mg + choc electrique externe

ITEMS TOMBES

Dossier QRF & QRNF			Intitulé de l'item (Programme avant l'ECN 2015)
Partie	Module	N°	
I	11	177	Prescription et surveillance des psychotropes
II	M&GS	253	Insuffisance rénale chronique

Dossier QCM		Intitulé de l'item (Programme après l'ECN 2016)
UE	N°	
10	326	Prescription et surveillance des psychotropes
11	328	État de choc. Principales étiologies : hypovolémique, septique (voir item 154), cardiogénique, anaphylactique
6	153	Infections ostéo articulaires (IOA) de l'enfant et de l'adulte

N° 4 Après 2016 Avant 2015 ECN

MON DOSSIER PASSERELLE

Je choisis mon type d'évaluation en fonction de la date de mon concours

	ECN avant 2015	ECN après 2016
QRF QRNF	+++	+ /- Pour comprendre ! Pour certains partiels !
QCM	-	+++

De garde au SAMU, vous êtes envoyé le 3 septembre 2013 à toute vitesse chez M. Mario KARDE qui présente une douleur thoracique depuis 30min.

Sur la fiche de renseignement, vous apprenez qu'il s'agit d'un homme de 66 ans, fumeur, qui a pour antécédents une dyslipidémie, une hypertension artérielle de découverte récente non suivie, une hypertrophie bénigne de la prostate. Il ne prend que de l'atorvastatine (TAHOR®) et de l'alfuzosine au long cours.

A l'arrivée, M. KARDE est assis au bord de son lit en se serrant la poitrine d'une seule main et décrit une douleur angineuse typique. Il est dyspnéique et présente une turgescence jugulaire spontanée. L'auscultation pulmonaire ne retrouve pas de crépitants.

Ses constantes sont TA= 83/46mmHg, Sp02 92%, pouls 117/min régulier

L'ECG est réalisé 8min après l'arrivée du camion. Les dérivations droites montrent un sus-décalage de 2mm du ST en V3R et V4R.

Vous souhaitez le transférez en USIC (unité de soins intensifs de cardiologie) et vous êtes à 15min d'un plateau technique de reperfusion.

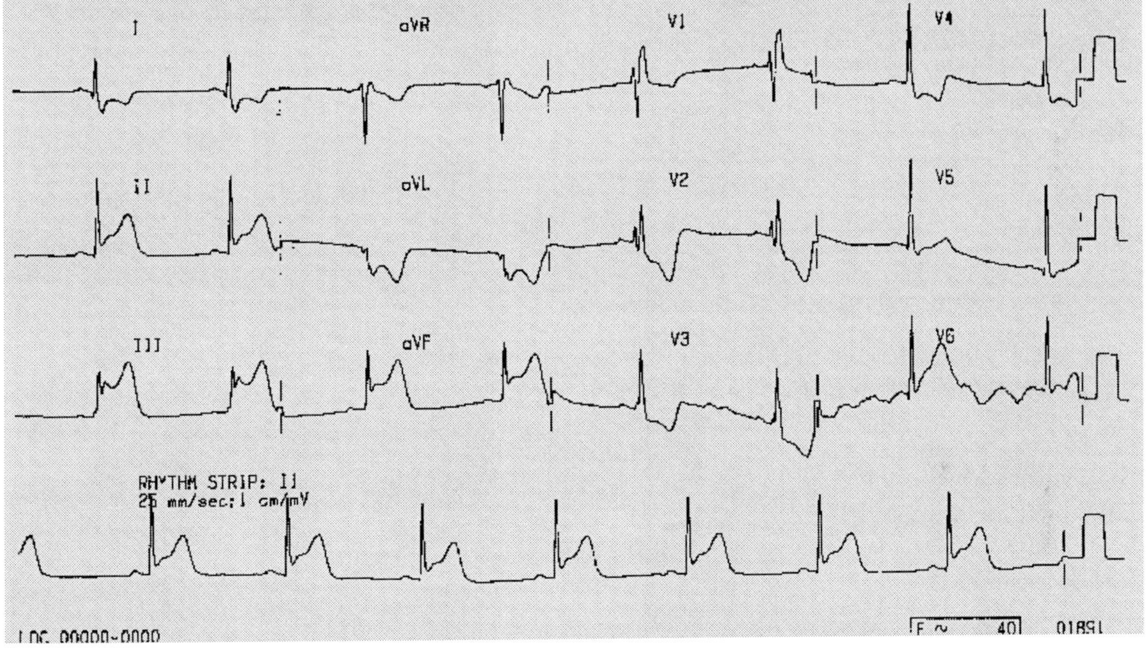

Dossier QCM
(Questions à choix multiples)

QCM 1	**Quels sont les facteurs de risque cardio-vasculaires non-modifiables manquants dans les antécédents de ce patient ?**

A - Age
B - Obésité
C - Diabète
D - Hérédité coronarienne
E - Alcoolisme

Dossier QRF & QRNF
(Questions à réponses fermées et non fermées)

Question à réponse fermée (et non) 1 :
Le délai recommandé entre le 1er contact médical et le 1er ECG est-il respecté ?

Question à réponse fermée (et non) 2 :
Quel est votre traitement médicamenteux sur place ?

Question à réponse fermée (et non) 3 :
Quels sont les 2 modes de revascularisation coronaire, leurs avantages et leurs inconvénients ?

QCM 2	**Quelles peuvent être les caractéristiques sémiologiques de la douleur de l'infarctus myocardique ?**

A - Rétrosternale
B - Brûlure
C - Poids
D - Irradiant dans le cou
E - Spontanée

QCM 3	**Quels sont les contre-indications à la thrombolyse ?**

A - Chirurgie récente
B - Hypertension artérielle sévère non contrôlée
C - Antécédents d'ulcère gastro-duodénal
D - Grossesse
E - Prise d'AVK

QCM 4	**Parmi les médicaments suivants, lesquels sont des antiagrégants plaquettaires ?**

A - Prasugrel
B - Fondaparinux
C - Aspirine
D - Coumadine
E - Ticagrelor

QCM 5	**Votre patient est finalement reperfusé. Après plusieurs mois, il se plaint d'une douleur thoracique à l'effort, cédant à la trinitrine, reproductible mais de plus en plus gênante et irradiant parfois dans le bras gauche. Quel est votre diagnostic ?**

A - Thrombose intra-stent
B - Syndrome main-épaule
C - Infarctus du myocarde
D - Syndrome de Dressler
E - Resténose

QCM 6	**Qu'aurait pu être initialement le traitement antihypertenseur de 1ère intention (hors diététique) prescrit à M. KARDE, avant son épisode ?**

A - Bêtabloquants
B - Diurétique thiazidique
C - IEC
D - Inhibiteur calcique
E - Spironolactone

QCM 7	**Quels sont les 2 effets secondaires principaux de l'alfuzosine ?**

A - Spasme coronaire
B - Toxidermie médicamenteuse
C - Hypotension orthostatique
D - Ejaculation rétrograde
E - Rétention aigüe d'urine

<u>Question à réponse fermée (et non) 4 :</u>
Lequel choisissez-vous et pour quelle(s) raison(s) ?

<u>Question à réponse fermée (et non) 5 :</u>
Vous optez finalement pour l'option médicamenteuse. Quelques heures plus tard, le patient se plaint d'une reprise de la douleur. L'ECG reste inchangé. Quelle est votre attitude thérapeutique ?

<u>Question à réponse fermée (et non) 6 :</u>
Vous avez posé un stent sur la coronaire droite. Quelle sera l'ordonnance de sortie de M. KARDE ? Justifiez chaque classe médicamenteuse que vous prescrirez.

<u>Question à réponse fermée (et non) 7 :</u>
1 mois plus tard, il revient vous voir car à chaque fois qu'il se lève, il se sent étourdi et manque de chuter. Quel est votre diagnostic (sans justifier) et quelle association peut en être la cause ?

<u>Question à réponse fermée (et non) 8 :</u>
En Janvier 2014, M. KARDE souhaite se faire opérer car il est désormais très gêné par sa prostate qui l'empêche d'uriner correctement. Que lui répondez-vous et comment gérez-vous ses antiagrégants plaquettaires ?

QCM 8	**Quels sont les anti-hypertenseurs utilisées en post-infarctus du myocarde ?**

A - Bétabloquants
B - IEC
C - Diurétiques thiazidiques
D - Inhibiteurs calciques
E - Spironolactone

QCM 9	**Quels sont les paramètres à surveiller lors de l'introduction d'un bloqueur du SRAA (IEC, ARA2) ?**

A - Kaliémie
B - TSHus
C - Créatininémie
D - TA
E - CPK

QCM 10	**Votre patient se plaint de myalgies très invalidantes. Vous pensez à incriminer le TAHOR®. Que faites-vous ?**

A - Dosage des CPK pour confirmer
B - Arrêt immédiat et contre-indication à vie des statines
C - Association à un fénofibrate
D - Changement de molécule
E - Prescription de diclofénac pour les douleurs

Grille de correction QCM
(Questions à choix multiples)

☑		QCM
QCM 1	A - F B - F C - F D - V E - F	• Petit piège, l'âge vous est donné • Seul l'hérédité coronarienne est un facteur de risque non modifiable, les autres le sont
QCM 2	A - V B - V C - V D - V E - V	• Tout est vrai, même si ça peut vous paraître énervant • Bien lire les questions: on vous demande "quelles peuvent être" et non pas l'angor typique • Une seule chose a retenir de ce QCM: IdM = polymorphe, donc toute douleur thoracique est un SCA jusqu'à prevue du contraire (et même toute douleur épigastrique)

QCM 3	A - V
	B - V
	C - F
	D - V
	E - V
		• Gros piège (pas sympa): l'ulcère est contre indiqué seulement s'il est évolutif
		• Mémo: **T CHAUDE**
		    o **T**b de l'hémostase / AVK
		    o **C**hir récente / trauma récent
		    o **H**TA sévère non contrôlée
		    o **A**VC <6mois ou massif
		    o **U**lcère gastro-duodénal évolutif
		    o **D**issection artérielle
		    o **E**nceinte

QCM 4	A - V B - F C - V D - F E - V	• Coumadine = AVK • Fondaparinux = héparinoïde de synthèse • Souvenez-vous que le ticagrelor tend à supplanter le clopidogrel et le prasugrel désormais
QCM 5	A - F B - F C - F D - F E - V	• Syndrome main-épaule = algoneurodystrophie post-infarctus, rien à voir donc • Il ne peut pas s'agir d'un infarctus car sensibilité à la trinitrine, douleur à l'effort etc • Comment différencier resténose et thrombose intra-stent ? La thrombose intra-stent est brutale et réalise un véritable SCA, il s'agit d'une urgence absolue. La resténose évolue sur un mode chronique, comme de l'angor stable (en fait c'en est un)
QCM 6	A - F B - F C - V D - V E - F	• Beta bloquant: à éviter car majore le risque hypotenseur avec l'alfuzosine • Thiazidique: rarement en première intention, à réserver aux bithérapies • Inhibiteur calcique: le plus classique • Spironolactone: réservé aux insuffisants cardiaques / en post-IdM
QCM 7	A - F B - F C - V D - V E - F	• Question fermée dans un QCM, ça pourrait exister pour faciliter certaines questions • Les alpha-bloquants sont hypotenseurs et sont classiquement responsables de chutes chez le sujet âgé... attention donc à vos co-prescriptions • On prévient systématiquement le patient du risque d'éjaculation rétrograde (l'information est médico-légale)
QCM 8	A - V B - V C - V D - F E - V	• Question de cours
QCM 9	A - V B - F C - V D - V E - F	• A J2, J7, J15 • La créatininémie augmentera toujours sous IEC: profitez de vos stages pour le voir sur vos propres patients • En cas d'augmentation >30%, on arrête et on recherche une sténose de l'artère rénale
QCM 10	A - V B - F C - F D - V E - F	• Les CPK confirment la rhabdomyolyse • Attention la statine est INDISPENSABLE chez le coronarien, dislipidémique de surcroît ! On change de molécule pour essayer d'améliorer la tolérance sans détriment de l'efficacité • Fénofibrate = indiqué pour les hypertriglycédémies isolées = à oublier pour l'ECN • Pas d'AINS encore une fois... n'oubliez pas que le patient est sous aspirine: l'effet est synergique donc le risque hémorragique augmente

Chaque réponse est cotée 2 points
Total du dossier QCM sur 100

QRF QRNF — Grille de correction QRF & QRNF
(Questions à réponses fermées et non fermées)

1	*Grille par question du dossier QRF & QRNF* — Le sous-total de cette question est de ➡	**7**
•	**OUI**	5
•	Car le délai entre le 1er contact médical et l'ECG doit être <10min (recommandations ESC 2012)	2
	Commentaires : *Ne jamais oublier de marquer oui ou non*	

2	*Grille par question du dossier QRF & QRNF* — Le sous-total de cette question est de ➡	**17**
•	Oxygénothérapie au masque	2
•	**ASPIRINE 300mg en bolus IV (PMZ)**	5
•	Anticoagulation curative **:** Enoxaparine 0,5mg/kg en bolus IV	3
•	Remplissage NaCl 0,9% IV prudent (pas de point si non précisé)	2
•	**DOBUTAMINE IV (PMZ)**	5
•	Discuter statine à forte dose	-
•	Si **beta bloquant = ZERO** (car choc cardiogénique)	ZAQ
•	Si **Trinitrine/dérivés nitrés = ZERO** (car infarctus étendu au VD)	ZAQ
	Commentaires : *"un cœur gauche ne se remplit pas, un cœur droit se remplit prudemment"* *On attend toujours d'être en USIC pour mettre les Bétabloquants, d'autant plus qu'ils sont contre-indiqués ici par l'hypotension*	

3	*Grille par question du dossier QRF & QRNF* — Le sous-total de cette question est de ➡	**18**
•	Angioplastie percutanée primaire	4
	o Avantages :	-
	• Efficacité de la reperfusion (90%)	1
	• Permet la pose de stent	1
	• Peu de complication hémorragique, pas de contre-indication	1
	o Inconvénient :	-
	• Augmente le délai de revascularisation (nécessite plateau technique/transport)	2
•	Thrombolyse IV	4
	o Avantages :	-
	• Injection simple et rapide	2
	o Inconvénients :	-
	• Complications hémorragiques	1
	• Nombreuses contre-indications	1
	• Angioplastie secondaire indispensable dans tous les cas	1
•	**Si plus de 2 modes de reperfusion = ZERO**	0

4	*Grille par question du dossier QRF & QRNF* — Le sous-total de cette question est de ➡	**6**
•	**Angioplastie percutanée**	2
•	Car infarctus vu dans les **2 premières heures de la douleur**	2
•	Et **1er contact-ballon < 60min** (délai optimal à obtenir)	2
	Commentaires : *Retenir qu'on envisage la thrombolyse en cas d'IDM étendu, se présentant précocément (douleur<2H) et avec un délai 1er contact-ballon >60min*	

5	*Grille par question du dossier QRF & QRNF* — Le sous-total de cette question est de ➡	**6**
•	Angioplastie de sauvetage	5
•	En urgence	1

6	*Grille par question du dossier QRF & QRNF* — Le sous-total de cette question est de ➡	**21**
•	**Aspirine** et	3
•	**Ticagrelor** (ou prasugrel) :	3
	o Double antiagrégation plaquettaire en prévention secondaire d'une thrombose	1
•	**Beta-bloquant** :	3
	o Anti-ischémique (diminue conso d'O2, fréquence cardiaque, contractilité) et	2
	o Prévention des troubles du rythme	1

• **IEC** :	2
o Amélioration du remodelage ventriculaire (prévient l'insuffisance ventriculaire gauche)	1
• **Atorvastatine** :	1
o Prévention secondaire de l'athérome	1
• **Dérivés nitrés** (TNT-spray) :	2
o Vasodilatateur pour lever un spasme en cas d'angor	-
• **Alfuzosine** :	1
o Amélioration du tonus vésical et diminution du volume prostatique	-
<u>Commentaires</u> : *Ne jamais oublier de represcrire les anciens médicaments !!*	
7 Grille par question du dossier QRF & QRNF — Le sous-total de cette question est de ➧	**10**
• **HYPOTENSION ORTHOSTATIQUE (PMZ)**	5
• Association Bétabloquant + alphabloquant	5
<u>Commentaires</u> : *On pourrait proposer de changer l'alphabloquant dans ce contexte, le bétabloquant étant indispensable*	
8 Grille par question du dossier QRF & QRNF — Le sous-total de cette question est de ➧	**15**
• **PAS D'ARRÊT DE L'ANTIAGRÉGATION PLAQUETTAIRE (PMZ)**	6
• Essayer de **différer la chirurgie**	3
• Car **maintien d'une bi-antiagrégation au minimum 6 à 12 mois** après un SCA avec pose de stent	3
• **Balance bénéfice/risque** en faveur de la prévention secondaire d'un accident ischémique	3
<u>Commentaires</u> : *Question difficile, car la reco nous dit que si la chirurgie est indispensable, on doit arrêter l'antiagrégant en cas de chirurgie urologique (risque hémorragique). Cependant, il ne s'agit pas d'une chirurgie urgente comme un glaucome ou une neurochirurgie. Par bon sens on essaie donc de différer son opération. Une telle question n'est pas sortable à l'ECN car tous les urologues ne seraient pas d'accord avec cette version*	

Total du dossier QRF & QRNF sur 100

Fiche SYNTHESE
Les alpha-bloquants et les associations à éviter

- Anti-hypertenseurs centraux
  - Urapidil (EUPRESSYL®), Prazosine (MINIPRESS®)
  - Associations contre-indiquées : autres alphabloquants, inhibiteurs calciques
- Anti-adénome prostatique
  - Alfuzosine (XATRAL®), Térazosine
  - Associations déconseillés : autres alphabloquants, betabloquants, IEC, neuroleptiques

Fiche CONSENSUS
Bon usage des antiagrégants plaquettaires (ASNM 2012)

- Ces recommandations concernent 4 antiagrégants plaquettaires : Aspirine, clopidogrel, prasugrel et ticagrelor
- **Durée de la bi-antiaggrégation plaquettaire**
  - Pour tout syndrome coronarien aigu : 6 à 12 mois minimum
  - Lors de la pose d'un stent en situation stable :
    - x 4 semaines minimum pour un stent nu
    - x 6 à 12 mois minimum pour un stent actif
- **Choix de la molécule**
  - Aspirine + 2ème antiagrégant après tout syndrome coronarien aigu
  - Ticagrelor, Prasugrel >> Clopidogrel
- **En cas de chirurgie ?**
  - Essayer de différer au maximum l'opération
  - Poursuite la double antiagrégation pour la plupart des opérations (cataracte, chirurgie dentaire, chir ortho, chir vasculaire, chirurgie dermatologique)
  - Arrêt si nécessaire dans les cas suivants : Neurochirurgie, glaucome, amydalectomie, chirurgie urologique

Fiche CONSENSUS
Recommandations ESC 2012 SCA ST+

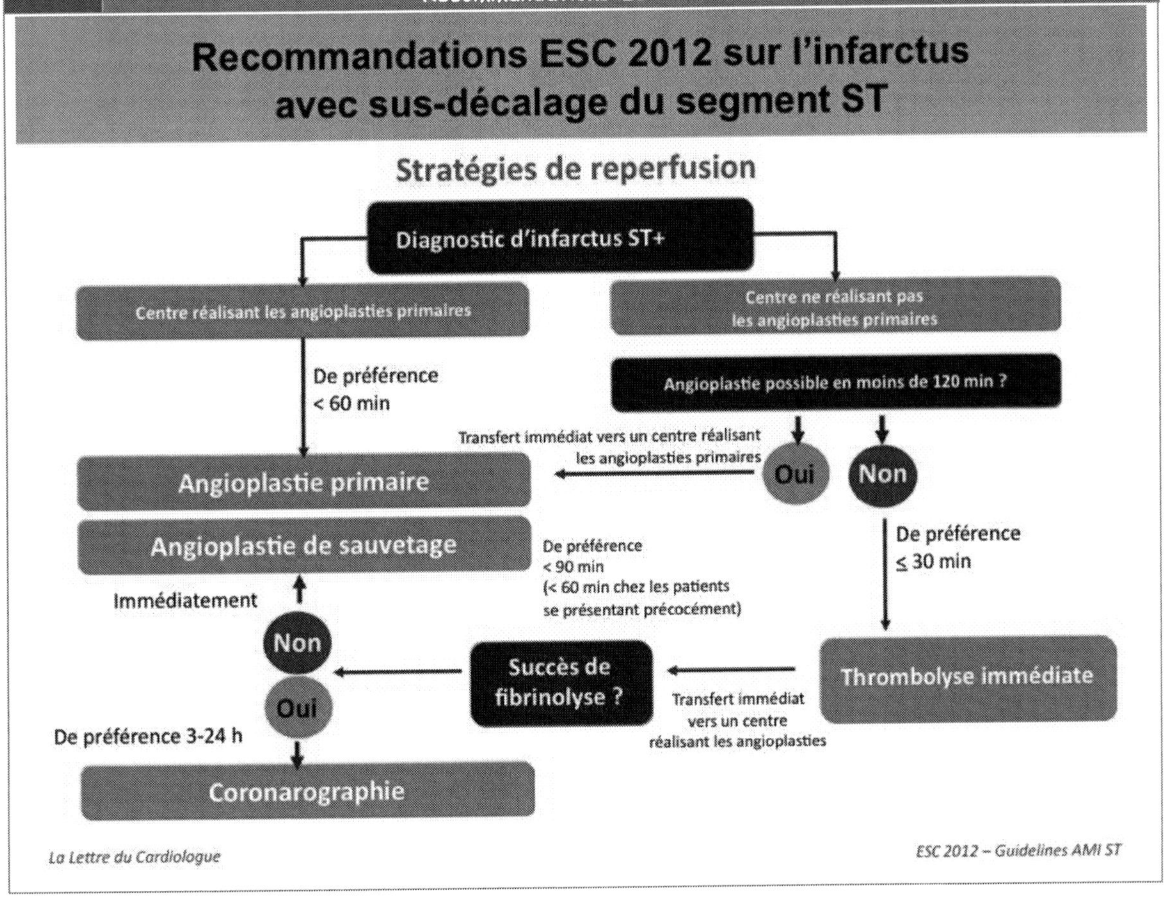

ITEMS TOMBES

Dossier QRF et QRNF			Intitulé de l'item (Programme avant l'ECN 2015)
Partie	Module	N°	
I	11	175	Prescription et surveillance d'un traitement anti-thrombotique
I	9	132	Angine de poitrine et infarctus myocardique
Dossier QCM			**Intitulé de l'item (Programme après l'ECN 2016)**
UE	N°		
10	326		Prescription et surveillance d'un traitement anti-thrombotique
11	334		Syndromes coronariens aigus

N° 5 Après 2016 Avant 2015 ECN

MON DOSSIER PASSERELLE

Je choisis mon type d'évaluation en fonction de la date de mon concours

	ECN avant 2015	ECN après 2016
QRF QRNF	+++	+ /- Pour comprendre ! Pour certains partiels !
QCM	-	+++

En plein hiver, Mme Véronique SANSOUFFLE, âgée de 71ans, vient consulter au service d'urgence accompagnée de son aide ménagère pour une dyspnée qui s'aggrave depuis quelques jours. Elle vous explique : « C'est à cause de la grippe docteur, ça m'a fatigué. A peine la fièvre retombée je me suis mise à tousser et à cracher vert, plus que d'habitude, et j'ai tellement de mal à respirer. Mon aide ménagère n'est pas venue pendant 3 jours et j'ai du envoyer mon mari faire les courses, c'est pour ça que je suis seule ici ».

Dans ses antécédents, on retrouve une BPCO post-tabagique, une hypertension artérielle traitée par thiazidiques seuls, une crise d'épilepsie non étiquetée, un tabagisme non sevré évalué à 30 cigarettes par jour depuis 50ans (des gitanes sans filtre) et une consommation d'alcool comportant une moitié de bouteille de vin, une bière de 25cl et environ 10cl de pastis à 45° le soir, le tout l'aidant à « combattre la dépression ». Elle insiste sur le fait qu'à part ça elle va très bien et vous demande juste de rentrer à la maison avec un petit peu d'oxygène. Elle est veuve, autonome à domicile et son aide ménagère vient de temps en temps.

A l'examen, vous notez des extrémités cyanosées, des râles bronchiques, une Sp02 à 85% et une TA à 135/87mmHg avec des sueurs et des tremblements. La palpation abdominale est non douloureuse avec un météorisme important. Elle vous rapporte sans gêne les détails d'une constipation ancienne.

Gaz du sang : pH 7,28, PaO2 60mmHg, PaCO2 57mmHg, HCO3- 30mmol/L

Dossier QCM
(Questions à choix multiples)

QCM 1 Quel(s) syndrome(s) identifiez-vous chez cette patiente ?

A - Syndrome de détresse respiratoire aigüe
B - Syndrome occlusif
C - Syndrome confusionnel
D - Syndrome de Korsakoff
E - Syndrome de Cotard

QCM 2 De quels vaccins devraient bénéficier Mme SANSOUFFLE ?

A - Pneumocoque 13-valent
B - Pneumocoque 23-valent
C - Hépatite B
D - Grippe saisonnière
E - Coqueluche acellulaire

QCM 3 Quel sont les risques d'une trop grande oxygénothérapie chez un BPCO décompensé ?

A - Augmentation de l'espace mort
B - Majoration de l'hypercapnie
C - Diminution de la PaO2
D - Diminution de la capacité vitale totale
E - Oxygéno-dépendance

QCM 4 A combien évaluez-vous son tabagisme en paquets-année ?

A - 50 PA
B - 100 PA
C - 65 PA
D - 75 PA
E - 85 PA

Dossier QRF & QRNF
(Questions à réponses fermées et non fermées)

<u>Question à réponse fermée (et non) 1 :</u>
Quels sont les arguments en faveur d'une hospitalisation chez cette dame ?

<u>Question à réponse fermée (et non) 2 :</u>
La radiographie thoracique n'objective aucun foyer de surinfection. Quel est votre traitement de l'épisode aigu (sans la surveillance) ?

<u>Question à réponse fermée (et non) 3 :</u>
Au cours de son hospitalisation, la patiente présente une torsade de pointe. Quels sont les 2 troubles ioniques responsables de cette arythmie ?

<u>Question à réponse fermée (et non) 4 :</u>
Quels facteurs ont pu les favoriser ?

<u>Question à réponse fermée (et non) 5 :</u>
L'épisode est passé. Votre patiente est bien décidée à entreprendre un sevrage tabagique. Détaillez votre prise en charge ?

<u>Question à réponse fermée (et non) 6 :</u>
Vous revoyez son dossier des années plus tard en RCP car elle est atteinte d'un cancer bronchique non à petites cellules classé stade IIIB. Quel sera votre traitement ?

<u>Question à réponse fermée (et non) 7 :</u>
Quels sont les effets indésirables spécifiques des sels de platine ?

QCM 5	**A combien évaluez-vous sa consommation d'alcool en g/24h ?**

A - 83,5
B - 10,4375
C - 8,35
D - 60
E - 90

QCM 6	**Quelles sont les effets indésirables de la varénicline (CHAMPIX®)?**

A - Augmentation de l'appétit
B - Insomnie
C - Epilepsie
D - Nausées
E - Idées suicidaires

QCM 7	**On diagnostique finalement un cancer broncho-pulmonaire à la patiente, traité par chimiothérapie. Quels sont les effets secondaires communs aux chimiothérapies ?**

A - Insuffisance médullaire
B - Insuffisance rénale
C - Troubles des phanères
D - Nausées et vomissements
E - Cardiomyopathie

QCM 8	**Quels sont les effets indésirables d'une radiothérapie pulmonaire ?**

A - Disthyroïdie
B - Oesophagite radique
C - Pneumothorax secondaire
D - Pleurésie radique
E - CIVD

QCM 9	**Quel est l'intérêt d'une recherche d'une mutation de l'EGFR ?**

A - Abstraction de la radiothérapie
B - Potentialisation des sels de platine
C - Thérapie ciblée par inhibiteur de tyrosine kinase
D - Thérapie ciblée par anti-angiogénique
E - Amélioration de la survie si positive

QCM 10	**Si cette patiente traitée revient vous voir 10 ans plus tard pour dyspnée et pâleur, à quoi pensez-vous ?**

A - Récidive de cancer
B - Leucémie aigüe
C - Anémie réfractaire
D - Insuffisance cardiaque
E - Fibrose pulmonaire

☑		QCM	Grille de correction QCM (Questions à choix multiples)
QCM 1	A -	F	• SDRA = définition bien précise = DRA + Opacités bilatérales à la radio + Pa02/Fi02 < 100 + pas de cause cardiaque à la dyspnée (pression dans l'OG normales) • Syndrome confusionnel car femme veuve désorientée dans le temps et l'espace, croyant que son mari est vivant • Cotard = délire d'immortalité et de négation d'organe dans les dépressions mélancoliques • Occlusif = Douleur ET météorsime ET arrêt des matières et des gaz ET vomissements
	B -	F	
	C -	V	
	D -	F	
	E -	F	
QCM 2	A -	F	• Chez BPCO = grippe 1x/an + PN-23 tous les 5ans, coqueluche non recommandée • L'alcool ne justifie pas une vaccination contre l'hépatite B • PN 13-valent = chez les nourrisons
	B -	V	
	C -	F	
	D -	V	
	E -	F	
QCM 3	A -	V	• Sous oxygène, la PaO2 augmente… parfois même >120mmHg • En augmentant l'espace mort, on augmente le volume résiduel et donc l'hypercapnie
	B -	V	
	C -	F	
	D -	F	
	E -	F	
QCM 4	A -	F	• PA = nb de paquet fumés par jour x nombre d'années
	B -	F	
	C -	F	
	D -	V	
	E -	F	
QCM 5	A -	V	• OH consommé (en g/j) = Volume (en L) x 8 x ° • 0,375x12,5x8 + 0,25x5x8 + 0,1x45x8 = 83,5 g par jour
	B -	F	
	C -	F	
	D -	F	
	E -	F	
QCM 6	A -	V	• Les 2 premiers sont les plus fréquents • Le risque suicidaire peut conduire à l'arrêt du traitement • Le CHAMPIX® est contre-indiqué chez les mineurs
	B -	V	
	C -	F	
	D -	V	
	E -	V	
QCM 7	A -	V	• Toutes les chimiothérapies ne donnent pas d'insuffisance rénale • Presque toutes les chimiothérapies sont myélotoxiques à degrés divers • Toutes les chimiothérapies sont émétisantes à degrés divers
	B -	F	
	C -	V	
	D -	V	
	E -	F	
QCM 8	A -	F	• Disthyroïdie = surtout irradiation des VADS • Oesophagite fréquente • Parfois fibrose pulmonaire et péricardite constrictive
	B -	V	
	C -	F	
	D -	V	
	E -	F	
QCM 9	A -	F	• Les thérapies ciblées sont encore différentes d'une chimio ou d'une radiothérapie • Il s'agit la plupart du temps d'anticorps monoclonaux (d'où le "ciblées") • Les anti-angiogéniques trouveront surement leur place rapidement dans le CBPNC pour les cancers à faible risque hémorragique • Le traitement par EGFR-TKI améliore la survie chez les patients mutés
	B -	F	
	C -	V	
	D -	F	
	E -	V	
QCM 10	A -	V	• Une myélodysplasie voire une leucémie est possible et d'autant plus fréquente avec les sels de platine • Fibrose pulmonaire due à la radiothérapie, bien que n'explique pas tellement la pâleur
	B -	V	
	C -	V	
	D -	F	
	E -	V	

Chaque réponse est cotée 2 points
Total du dossier QCM sur 100

Grille de correction QRF & QRNF
(Questions à réponses fermées et non fermées)

QRF QRNF

1	Grille par question du dossier QRF & QRNF — Le sous-total de cette question est de ➡	10
•	**Age** élevé	2
•	**Signes de gravité** : cyanose, hypoxémie, confusion	2
•	**Comorbidités** : alcoolisme, hypertension artérielle	2
•	**Isolement social**	2
•	**Doute diagnostic** (surinfection bactérienne de la grippe ?)	2
	Commentaires : *Mémo **"La Gravité Comme Seule Incertitude Au Manque de réponse"***	
	*→ **La** (l'age) **Gravité** (signes de gravité) **Comme** (comorbidités) **Seule** (isolement social) **Incertitude** (doute diagnostic) **Au** (O2 à domicile = stade IV) **Manque de réponse** (pas de réponse aux BD)*	

2	Grille par question du dossier QRF & QRNF — Le sous-total de cette question est de ➡	18
•	Hospitalisation aux **soins intensifs de pneumologie**	2
•	**Ventilation non invasive** au masque à haute concentration	2
o	**Oxygénothérapie**	1
o	Objectif **88-92%** de SpO2	1
•	**Bronchodilatateurs** en nébulisation : Beta2-mimétiques de courte durée d'action	3
o	Ex. Terbutamine	-
•	Antibiothérapie par **amoxicilline-acide clavulanique** (AUGMENTIN®)	3
•	**Corticothérapie orale**	2
o	Faible dose courte durée (0,5mg/kg/j pendant 3 à 5jours)	1
•	**Kinésithérapie** respiratoire	2
•	**Prévention du sevrage** alcoolique : hydratation et vitaminothérapie	1
•	**Si benzodiazépine en prévention du sevrage : ZÉRO**	0
	Commentaires : *Il s'agit d'une exacerbation aigüe de BPCO grave car pH<7,35 et donc une indication à la VNI. Benzo strictement contre-indiquées car dépresseurs respiratoires et patiente presque épuisée*	

3	Grille par question du dossier QRF & QRNF — Le sous-total de cette question est de ➡	8
•	Hypokaliémie	4
•	Hypomagnésémie	4
	Commentaires : *Les 2 sont parfois associés lorsqu'ils révèlent un trouble du rythme. On ne vous donne jamais un médicament pour rien dans un énoncé, donc on l'incriminera toujours*	

4	Grille par question du dossier QRF & QRNF — Le sous-total de cette question est de ➡	10
•	Hypokaliémie :	-
o	Beta-2-mimétiques	3
o	Diurétique thiazidique	3
•	Hypomagnésémie :	-
o	Alcoolisme chronique	1
o	Diurétique thiazidique	3
	Commentaires : *On s'attachera toujours à vérifier la calcémie en plus de ces 2 paramètres*	

5	Grille par question du dossier QRF & QRNF — Le sous-total de cette question est de ➡	20
•	Globale et pluridisciplinaire après **entretien motivationnel**	2
•	**Sevrage total et définitif**	2
•	**Evaluation pré-sevrage** : consommation, **dépendance**, motivation, complications liées au tabac et recherche de poly-addictions	1+2
•	Contrat thérapeutique :	-
o	**Conseil minimal** d'arrêt	1
o	**Fixer une date** en accord avec la patiente	2
•	Traitement :	-
o	Non médicamenteux :	-
•	**Psychothérapie motivationnel et de soutien**	1
•	**Contrôle du poids**, règles hygiéno-diététiques	1
•	Association de patients	-
o	Médicamenteux :	1
•	**Subsituts nicotiniques** : patchs et formes orales	3
•	**Varénicline** (CHAMPIX®) si besoin	2

• **Si bupropion : ZÉRO car antécédent de convulsion**	0
• Prévention des récidives : **thérapies cognitivo-comportementales**	2
<u>Commentaires</u> : *Faites-vous votre tiroir (le plus complet possible), apprenez le par coeur, et ressortez le à toutes les sauces. Attention au Champix® car antécédent dépressifs*	
6 *Grille par question du dossier QRF & QRNF* — Le sous-total de cette question est de ➧	**20**
• **Après RCP** et remise d'un **programme personnalisé de soins**	2+2
• Traitement systémique : **Chimiothérapie** de 1ère ligne	4
o Doublet de **sels de platine**	3
o Cytotoxique	-
• Traitement local : **Radiothérapie** pulmonaire	4
• Traitement symptomatique	-
o Antalgie	-
o Support nutrionnel	-
o **Kinésithérapie respiratoire**	2
• **Soutien psychologique**	1
• **Surveillance :** Biologie, TDM et fibroscopie /3mois	2
<u>Commentaires</u> : *IIIB = cancer avancé non chirurgical = CT + RT*	
7 *Grille par question du dossier QRF & QRNF* — Le sous-total de cette question est de ➧	**15**
• **Néphrotoxicité** :	4
o **Insuffisance rénale aigüe** (nécrose tubulaire aigue)	2
o **Insuffisance rénale chronique** (néphrite tubulo-interstitielle chronique)	1
• **Ototoxicité** : Surdité de perception	4
• **Neuropathie périphérique**	4

Total du dossier QRF & QRNF sur 100

Fiche SYNTHESE
Effets secondaires communs des Chimiothérapies

- Digestifs : nausées, vomissements, diarrhée, mucite
- Infertilité
- Aplasie médullaire
- Fragilité des phanères, alopécie
- Allergie ++
- Lyse tumorale
- Tardif : cancers chimio-induits (LAM +++ surtout si alkylants)

ITEMS TOMBES

Dossier QRF et QRNF			Intitulé de l'item
Partie	Module	N°	(Programme avant l'ECN 2015)
I	**3**	**45**	**Addictions et conduites dopantes**
II	**M&GS**	**227**	**BPCO**
I	**10**	**157**	**Tumeurs du poumon primitives et secondaires**

Dossier QCM		Intitulé de l'item
UE	N°	(Programme après l'ECN 2016)
7	**205**	**Bronchopneumopathie chronique obstructive chez l'adulte et l'enfant**
9	**291**	**Traitement des cancers : chirurgie, radiothérapie, traitements médicaux des cancers (chimiothérapie, thérapies ciblées, immunothérapie). La décision thérapeutique pluridisciplinaire et l'information du malade**

N° 6

Après 2016

Avant 2015

ECN

MON DOSSIER PASSERELLE

Je choisis mon type d'évaluation en fonction de la date de mon concours

	ECN avant 2015	ECN après 2016
QRF QRNF	+++	+ /- Pour comprendre ! Pour certains partiels !
QCM	-	+++

Mme Paloma LALATETE, 53ans, migraineuse connue, vient vous consulter à votre cabinet de neurologie pour une altération de l'état général et des céphalées rebelles à son traitement habituel.

Cette femme d'origine asiatique a pour antécédents une tuberculose dans l'enfance, une allergie aux beta-lactamines, un diabète de type 2 de découverte récente traité par metformine (GLUCOPHAGE®), un surpoids, une dyslipidémie traitée par atorvastatine (TAHOR®), une tendinite du long biceps à droite, et une migraine sans aura avec comme traitement de crise du zolmitriptan (ZOMIG®) et comme traitement de fond du propranolol (AVLOCARDYL®). Elle est également ménopausée, substituée par un oestro-progestatif.

Les maux de tête ont commencé il y a quelques jours, sont latéralisés à droite, peu pulsatiles. Elle vous rapporte aussi des douleurs musculaires et articulaires mal systématisées, la réveillant parfois la nuit et la clouant au lit le matin. Pendant ces épisodes, elle se plaint des 2 épaules cette fois si bien qu'elle a du mal à attraper des objets en hauteur. Elle est persuadée qu'elle a abîmée l'autre tendon à gauche. Elle est très fatiguée, a perdu 2kg et s'automédique par diclofénac qui soulage partiellement ses membres et ses céphalées.

Vous notez une hypertension à 156/84mmHg et un souffle cervical à droite. L'examen neurologique est normal.

Dossier QCM
(Questions à choix multiples)

QCM 1 — A quel classe médicamenteuse appartient le ZOMIG® ?

A - Alpha1-bloquant
B - Sartan
C - AINS
D - Triptan
E - Antalgique de palier 2

QCM 2 — Quels sont les étiologies des céphalées récentes progressives ?

A - Céphalées de tension
B - Céphalées par abus d'antalgiques
C - Hémorragie méningée
D - Maladie de Horton
E - HTIC

QCM 3 — Vous suspectez finalement une maladie de Takayasu. Sur quels arguments?

A - AEG fébrile
B - Souffle cervical
C - Arthromyalgies
D - Hypertension artérielle
E - Origine asiatique

QCM 4 — L'angio-IRM confirme une occlusion de la sous-clavière gauche et une sténose serrée à droite. Quelle sera la durée de votre corticothérapie ?

A - 3 jours
B - 15 jours
C - A vie
D - Au moins 1 mois avec sevrage progressif
E - Jusqu'à ce que la VS se négative

Dossier QRF & QRNF
(Questions à réponses fermées et non fermées)

Question à réponse fermée (et non) 1 :
Quelles sont les 3 urgences que vous devez éliminer devant ces céphalées résistantes ? Quel est votre premier dosage sanguin (1 seul) ?

Question à réponse fermée (et non) 2 :
Quel médicament rend l'hypothèse d'une algie vasculaire très peu probable ?

Question à réponse fermée (et non) 3 :
Vous suspectez finalement une maladie de Horton. Vous prévoyez la biopsie et décidez d'introduire une corticothérapie par prednisolone 1mg/kg/jour. Quel est votre bilan pré-thérapeutique ?

Question à réponse fermée (et non) 4 :
Quels paramètres faudra t-il surveiller au vu de ses antécédents ?

Question à réponse fermée (et non) 5 :
Quels médicaments de l'énoncé peuvent rentrer en interaction avec les corticoïdes ?

Question à réponse fermée (et non) 6 :
A quoi correspondent les arthromyalgies (sans justifier) ?

QCM 5	Quels sont les effets secondaires métaboliques associés à une corticothérapie long cours ?

A - Hyperglycémie
B - Hyperkaliémie
C - Hypokaliémie
D - Rétention hydrosodée
E - Amyotrophie

QCM 6	La patiente est très contrariée par les kilos que lui ont rajouté la prednisone. En voulant faire du sport, elle chute de sa hauteur et se casse le col du fémur. Quelle maladie sous-jacente suspectez vous ?

A - Ostéopathie fragilisante génétique
B - Ostéonécrose aseptique de la tête fémorale
C - Ostéomalacie
D - Ostéoporose cortico-induite
E - Maladie de paget osseuse

QCM 7	Vous faites réaliser une ostéodensitométrie. Le T-score est à -1,8 pour le fémur. De quel(s) traitement(s) la patiente va t-elle bénéficier ?

A - Vitamine D orale
B - Calcium oral
C - Tériparatide
D - Palmidronate
E - Aucun traitement n'est nécessaire

QCM 8	Quels sont les effets indésirables des bisphosphonates ?

A - Troubles digestifs
B - Ostéonécrose de la mâchoire
C - Hépatite médicamenteuse
D - Rétention aigüe d'urine
E - Hypocalcémie

QCM 9	Vous jugez bon d'alléger son ordonnance de certains médicaments. Lesquels ?

A - Zolmitriptan
B - Diclofénac
C - Metformine
D - Prednisolone
E - Oestro-progestatif

QCM 10	Quels sont les antituberculeux inducteurs enzymatiques ?

A - Rifampicine
B - Ethambutol
C - Izoniazide
D - Pyrazinamide
E - Pristinamycine

Question à réponse fermée (et non) 7 :

Elle revient 6 mois plus tard car elle présente de la fièvre. Elle dit aller uriner très fréquemment. Le contact lombaire est douloureux à gauche et la BU montre : Hb ++, GB+++, Nit+++, Glc+ Cet 0. La glycémie est à 11mmol/L. Les constantes sont correctes. Quel est votre diagnostic et votre traitement antibiotique ?

Question à réponse fermée (et non) 8 :

Quelle est votre attitude concernant ses autres traitements ?

☑		QCM	Grille de correction QCM (Questions à choix multiples)
QCM 1	A -	F	• Pas de piège, c'est bien un triptan • Cette classe thérapeutique assez récente a modifié le traitement de crise des migraineux, s'avère très efficace pour une tolérance correcte, mais doit s'utiliser en 2eme intention après les AINS
	B -	F	
	C -	F	
	D -	V	
	E -	F	
QCM 2	A -	F	• Bien différencier les différents types de céphalées (CEN) • Récentes aigües = hémorragie méningée, dissection carotidienne, méningite… • Récentes progressives = HTIC, TVC, Horton • Chroniques quotidiennes = de tension, post-traumatiques, abus d'antalgiques • Chroniques paroxystiques = Migraine, malformation artérioveineuse, arnoldalgie
	B -	F	
	C -	F	
	D -	V	
	E -	V	
QCM 3	A -	V	• Récemment introduite au nouveau programme de l'ECN… • Retenir les grandes lignes: voir la fiche synthèse • Signe clinique évocateur = abolition d'un pouls (avec souvent claudication intermittente des membres supérieurs)
	B -	V	
	C -	V	
	D -	V	
	E -	V	
QCM 4	A -	F	• Il s'agit un peu du même schéma que la maladie de Horton : 1 mois à 1mg/kg puis sevrage progressif sur 1 an voire plus • Les critères d'activité de la maladie sont plus nombreux que la VS mais ne sont pas à connaître
	B -	F	
	C -	F	
	D -	V	
	E -	V	
QCM 5	A -	V	• Il vous faut un moyen mnémotechnique pour retenir tous les effets indésirables des corticoïdes • De ce moyen vont découler le bilan pré-thérapeutique et les mesures associées • Il s'agit d'une question incontournable pour tout étudiant en médecine • Amyotrophie = car hypercatabolisme protéique
	B -	F	
	C -	V	
	D -	V	
	E -	V	
QCM 6	A -	F	• Une femme ménoposée avec corticothérapie au long cours va vite devenir ostéoporotique • La corticothérapie est un facteur de risque d'OATF, mais le tableau ne se présente pas par une fracture du col • L'ostéomalacie = hypovitaminose D responsable d'un défaut de minéralisation primaire
	B -	F	
	C -	F	
	D -	V	
	E -	F	
QCM 7	A -	V	• Supplémentation vitaminocalcique dans tous les cas • Traitement indiqué car Corticothérapie > 3mois et Tscore < -1,5 • Tériparatide = indiqué dans les fractures vertébrales multiples et sévères
	B -	V	
	C -	F	
	D -	V	
	E -	F	
QCM 8	A -	V	• Tous les troubles digestifs et notemment des reflux = toujours dire au patient de prendre son cp assis avec un grand verre d'eau ! • L'ostéonécrose est classique mairs rare ☺ vérifiez l'état bucco-dentaire de vos patients
	B -	V	
	C -	F	
	D -	F	
	E -	V	
QCM 9	A -	V	• Question très difficile. Les triptans sont des vasoconstricteurs comme la plupart des antimigraineux, ils deviennent donc contre-indiqué dans n'importe quelle artériopathie • THS = contre indication absolue en cas d'antécédent de thrombose artérielle ou veineuse • Diclofénac = non indiqué et interagit avec les corticoïdes
	B -	V	
	C -	F	
	D -	F	
	E -	V	
QCM 10	A -	V	• Pristina = inducteur enzymatique (comme tous les macrolides) mais pas vraiment antituberculeux…
	B -	F	
	C -	F	
	D -	F	
	E -	F	

Chaque réponse est cotée 2 points
Total du dossier QCM sur 100

Grille de correction QRF & QRNF
(Questions à réponses fermées et non fermées)

1	*Grille par question du dossier QRF & QRNF* — Le sous-total de cette question est de ➧	**12**
	• Anévrisme cérébral / Hémorragie méningée	3
	• Maladie de **Horton**	3
	• **Dissection** artérielle cervicale droite	2
	• Doser la vitesse de sédimentation (CRP acceptée)	2
	<u>*Commentaires*</u> : *La migraine est souvent associée aux dissections artérielles cervicales*	
2	*Grille par question du dossier QRF & QRNF* — Le sous-total de cette question est de ➧	**4**
	• Propranolol / Beta-bloquant	4
	o Car utilisé dans le traitement de fond des algies vasculaires de la face	-
3	*Grille par question du dossier QRF & QRNF* — Le sous-total de cette question est de ➧	**16**
	• Clinique	
	o Facteurs de risques cardio-vasculaires	-
	o **Antécédents d'ulcère gastro-duodénal**	1
	o **Poids**, Taille, IMC	2
	o TA	-
	o **Température**, signes d'infections	1
	o **Bandelette urinaire**	1
	o **ECG**	1
	• Biologie	
	o **Glycémie**	2
	o **Kaliémie** et **urée-créatinine-clairance**	1+2
	o **EAL** (anomalies du bilan lipidique)	1
	o NFS	-
	o **Bilan phospho-calcique** sang et urine et **ostéodensitométrie**	1+3
	• Car femme ménopausée	-
	o VS et **CRP**	2
	<u>*Commentaires*</u> :	
4	*Grille par question du dossier QRF & QRNF* — Le sous-total de cette question est de ➧	**10**
	• Glycémie à jeûn et HbA1c	2+2
	• EAL (anomalie du bilan lipidique)	1
	• Poids	2
	• TA (car hypertension artérielle à l'examen)	2
	• T°C	1
	• Ionogramme (kaliémie) et urée-créatinine sanguine	-
	<u>*Commentaires*</u> : *BIEN LIRE LES QUESTIONS = iono et bilan rénal non côtés car on demande "au vu des* ***antécédents*** *de la patiente", pas une surveillance toute faite. L'HbA1c ne fait pas partie de la surveillance d'une corticothérapie mais bien d'un diabète…*	- - -
5	*Grille par question du dossier QRF & QRNF* — Le sous-total de cette question est de ➧	**12**
	• Diclofénac (AINS)	5
	o Majore le risque ulcéreux	2
	• Metformine (biguanide)	5
	o Risque d'hyperglycémie	2
6	*Grille par question du dossier QRF & QRNF* — Le sous-total de cette question est de ➧	**8**
	• Pseudo-Polyarthrite rhizomélique	8
	<u>*Commentaires*</u> : *Douleurs inflammatoire de la ceinture scapulaire à l'ECN = 1 seul diagnostic. Peut être un peu vache car on ne mentionne aucune douleur pelvienne, mais on part quand même sur une maladie de Horton dans le dossier !*	
7	*Grille par question du dossier QRF & QRNF* — Le sous-total de cette question est de ➧	**16**
	• **Pyélonéphrite aigüe**	3
	o **Gauche**	2
	o **Communautaire**	1
	o **Compliquée** car diabète	2
	• Antibiothérapie **probabiliste** per os	1

o **APRÈS ECBU (PMZ)**	2
o A bonne diffusion urinaire	-
o Active contre **E. Coli**	1
o Adaptée secondairement à l'antibiogramme	-
o **Fluoroquinolone** type ofloxacine	3
o Pendant **2 à 3 semaines**	1
o +/- aminoside pendant 3 jours	-
<u>Commentaires</u> : *Ne pas oublier : la pollakiurie est un signe fonctionnel urinaire rencontré dans les infections urinaires, au même titre que les brûlures mictionnelles*	
8 *Grille par question du dossier QRF & QRNF* — Le sous-total de cette question est de ➧	**22**
• Pas d'arrêt de la corticothérapie	5
• Augmentation de la posologie habituelle car stress (infection)	3
o **Si arrêt brutal = ZERO**	0
• Arrêt du diclofénac si non fait	3
o Car contre indiqué du fait de l'infection	-
• Arrêt de la metformine et relais par insuline	3
o Risque de déséquilibre du diabète, glycémie = 2g/L	2
• Maintien du propanolol possible	2
• Maintien de la statine possible	2
• Triptan possible en cas de crise	2
<u>Commentaires</u> : *Reprenez toujours toutes les données de l'énoncé point par point, c'est beaucoup plus prudent à l'ECN. On se doute bien qu'après son diagnostic de PPR, personne ne lui a represcrit des AINS mais attention à l'automédication…*	

Total du dossier QRF & QRNF sur 100

Fiche SYNTHESE
La maladie de Takayasu

- Physiopath = Artérite inflammatoire des gros vaisseaux (aorte et branches), étiopathogénie mal connue
- Clinique =
  - Femme jeune **20-40ans**, antécédents de tuberculose parfois
  - Phase systémique (pré-occlusive) = **signes généraux**
    - **AEG fébrile**, arthromyalgies, parfois uvéites et érythème noueux
  - Phase occlusive = sténoses et anévrysmes artériels
    - **Abolition d'un pouls** voire claudication intermittente des membres supérieurs
    - **Souffles vasculaires** (carotidien, sous clavier) et carotidodynies
    - **HTA**, +/- insuffisance aortique voire insuffisance cardiaque
    - Céphalées, troubles visuels, malaises
- Diagnostic = Imagerie
  - **Echo-Doppler artériel + angioTDM + angioIRM** (ou artériographie mais invasif)
  - La biopsie pour confirmation anapath n'est plus utilisée
- Traitement =
  - **Corticothérapie long cours**
  - Méthotrexate si échec

Fiche CONSENSUS
Traitement médicamenteux de l'Ostéoporose post-ménopausique (GRIO et SFR, 2012)

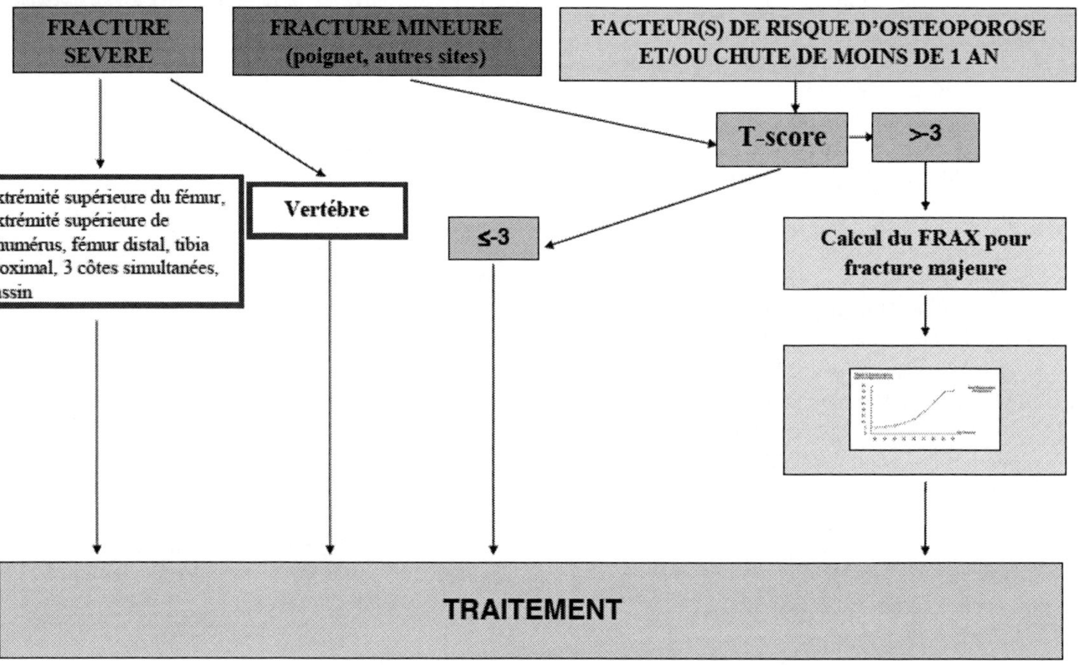

BIPHOSPHONATES EN 1ÈRE INTENTION (alendronate, acide zolédronique)
RANÉLATE DE STRONTIUM EN 2NDE INTENTION
TÉRIPARATIDE SI >2 FRACTURES VERTÉBRALES
Puis réévaluation clinique avec DMO au bout de 3 à 5 ans de traitement

ITEMS TOMBES

Dossier QRF et QRNF			Intitulé de l'item
Partie	Module	N°	(Programme avant l'ECN 2015)
I	11	176	Prescription des anti-inflammatoires stéroïdiens et non stéroïdiens
I	11	171	Interactions médicamenteuses
I	8	119	Maladie de Horton. Pseudo-polyarthrite rhizomélique
I	7	93	Infection urinaire de l'adulte

Dossier QRF et QRNF		Intitulé de l'item
UE	N°	(Programme après l'ECN 2016)
4	98	Céphalée aiguë et chronique chez l'adulte
10	326	Prescription des anti-inflammatoires stéroïdiens
7	189	Connaître les principaux types de vascularite systémique, les organes cibles, les outils diagnostiques et les moyens thérapeutiques

N° 7 Après 2016 Avant 2015 ECN

MON DOSSIER PASSERELLE

Je choisis mon type d'évaluation en fonction de la date de mon concours

	ECN avant 2015	ECN après 2016
QRF QRNF	+++	+ /- Pour comprendre ! Pour certains partiels !
QCM	-	+++

Vous êtes jeune médecin généraliste installé en ville. Vous suivez M. Harry TEMI, 59ans, depuis des années pour le traitement d'une hyperuricémie. Il vient vous voir aujourd'hui pour des palpitations, gênantes mais bien tolérées, sans dyspnée, allant et venant depuis plusieurs semaines désormais.

Vous constatez que M. TEMI n'a pas diminué son appétence pour l'alcool et ce malgré vos bons conseils. Vous ouvrez un courrier du CHU qui relate d'une hospitalisation récente, où une échographie cardiaque avait été réalisée retrouvant une cardiomyopathie dilatée débutante avec FEVG peu altérée.

Il prend simplement de l'allopurinol au long cours. Vous réalisez dans votre cabinet un ECG que voici :

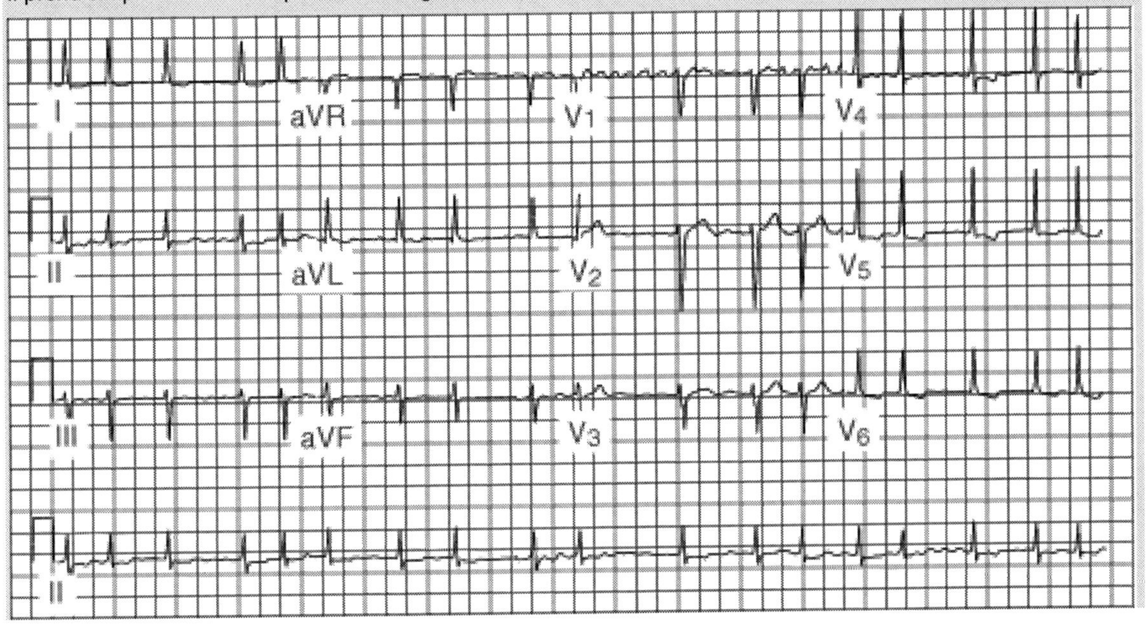

Dossier QRF et QRNF
(Questions à choix multiples)

QCM 1	**Quels sont les médicaments responsables d'hyperuricémie ?**

A - Diurétiques de l'anse et thiazidiques
B - Colchicine
C - Pyrazinamide
D - Aspirine
E - Cyclophosphamide

QCM 2	**Si le patient était venu vous voir car les palpitations était ressenties depuis la veille au soir, avec la même tolérance, quel aurait été votre traitement ?**

A - Anticoagulation 3 semaines puis réduction
B - ETO en urgence puis réduction
C - Aucun traitement
D - Réduction d'emblée sans anticoagulation préalable
E - Ralentissement et anticoagulation

Dossier QRF & QRNF
(Questions à réponses fermées et non fermées)

Question à réponse fermée (et non) 1 :
Interprêtez l'ECG. Quel est votre diagnostic électrocardiographique ?

Question à réponse fermée (et non) 2 :
Quel est le traitement de cet épisode ?

Question à réponse fermée (et non) 3 :
A tort ou à raison, vous avez décidé de ralentir sa fréquence cardiaque par propanolol et de le mettre sous fluindione (PREVISCAN®) et amiodarone (CORDARONE®). Quels sont les points de votre éducation ?

Question à réponse fermée (et non) 4 :
Au bout de 5 ans, il revient très en colère. Il continue à ressentir les palpitations depuis peu et ce malgré le fait qu'il ait arrêté de boire. Il se sent très nerveux, a maigri « à cause de mon transit ça, je me vide littéralement », se plaint de sueurs profuses

QCM 3	Quels sont les facteurs favorisants la fibrillation atriale ?
	A - Intoxication alcoolique aigüe
	B - Intoxication alcoolique chronique
	C - Hypokaliémie
	D - Allopurinol
	E - Hypothyroïdie

QCM 4	Quels sont les anti-arythmiques de classe III ?
	A - Propanolol
	B - Amiodarone
	C - Isoprénaline
	D - Noradrénaline
	E - Sotalol

QCM 5	Quels sont les anticoagulants ayant l'AMM dans la fibrillation atriale en prévention du risque cardio-embolique ?
	A - Warfarine (COUMADINE®)
	B - Calciparine
	C - Acide acétylsalycilique (KARDEGIC®)
	D - Rivaroxaban (XARELTO®)
	E - Dabigatran (PRADAXA®)

QCM 6	Quels sont les médicaments responsables de diarrhée motrice ?
	A - Amoxicilline-acide clavulanique (AUGMENTIN®)
	B - Sels de fer ferreux (TARDYFERON®)
	C - Amiodarone (CORDARONE®)
	D - Erythromycine
	E - Paracétamol

QCM 7	Quels sont les effets indésirables de l'allopurinol ?
	A - Crise de goutte
	B - Troubles du rythme
	C - Syndrome de Lyell
	D - Gastralgies
	E - Convulsions

QCM 8	Les palpitations continuent à gêner M. TEMI. Vous demandez un bilan qui retrouve une kaliémie à 2,1mmol/L. Il vous apprend que son cardiologue de ville lui a donné des médicaments pour "lui enlever de l'oedème", puis qu'entre temps il a pris des médicaments de sa femme "pour la constipation". Quelles sont les causes d'hypokaliémie iatrogènes ?
	A - Spironolactone
	B - Laxatifs
	C - Insuline
	D - Prednisolone
	E - Furosémide

et accuse vos « saloperies de médicaments ». L'ECG est inchangé. Quelle est votre suspicion diagnostique (sans justifier) et comment la confirmez-vous (1 seule réponse) ?

Question à réponse fermée (et non) 5 :
Vos craintes sont confirmées. Quel est votre traitement étiologique ?

Question à réponse fermée (et non) 6 :
Vous êtes contacté par les urgences un jour car M. TEMI présente de la fièvre à 40°C depuis 2 jours sans point d'appel. Sa dernière ordonnance comprend PROPANOLOL, PROPYLTHIOURACILE, ALLOPURINOL. Que suspectez vous (1 seule réponse) et quelle anomalie biologique allez vous retrouver (1 seule réponse) ?

Question à réponse fermée (et non) 7 :
Les constantes sont bonnes. Quelle est votre prise en charge urgente ? Justifiez.

Question à réponse fermée (et non) 8 :
Des années plus tard, il revient vous voir. Il est désormais essouflé tous les jours et ce pour un moindre effort. Quelles sont vos 2 hypothèses diagnostiques devant cette dyspnée (sans justifier) ?

Question à réponse fermée (et non) 9 :
Si vous incriminez une cause médicamenteuse, que pourriez-vous retrouver sur une TDM thoracique ?

QCM 9	**Il décide d'attaquer son cardiologue pour soins non-conformes. Quelle(s) responsabilité(s) votre confrère engage t-il ?**

A - Pénale
B - Déontologique
C - Administrative
D - Civile
E - Délictuelle

QCM 10	**Afin d'éviter les crises gouteuses, quelles caractéristiques doit comporter le régime de votre patient ?**

A - Equilibré
B - Riche en produits laitiers
C - Pauvre en purines (charcuterie, abats)
D - Pauvre en acide urique (ris de veau, anchoix)
E - Sans alcool

☑	QCM	Grille de correction QCM (Questions à choix multiples)
QCM 1	A - V B - F C - V D - V E - V	• Question difficile, mais finalement à connaître, car pouvant se prêter à la transversalité • Tous les diurétiques sont responsables d'hyperuricémie • Les chimiothérapies sont responsables d'une hyperuricémie aigüe, donc là on est dans un contexte de syndrome de lyse tumorale… • Attention: effet indésirable classique de l'aspirine !
QCM 2	A - F B - F C - F D - V E - F	• Seule la D est vraie. On "n'accepte" pas une ACFA chez un homme relativement jeune, surtout si elle est récente et bien tolérée = on la réduit • Attention !!! Après toute réduction, on anticoagule quand même pendant 3 à 4 semaines !!! • ATTENTION !!! (bis) pour toute ACFA, on ralentit d'emblée avec des béta-bloquants ou des inhibiteurs calciques cardioséléctifs, et ce même si on prévoit une stratégie de réduction (c'est juste un traitement symptomatique transitoire) • Une stratégie de réduction urgente, donc avec ETO préalable, est possible en cas de mauvaise tolérance cardiaque (insuffisance ventriculaire gauche, etc)
QCM 3	A - V B - V C - V D - F E - F	• Troubles ioniques à toujours éliminer, alcool dans tous les cas. Dans les causes non toxiques, on incrimine sa cardiomyopathie sans trop de doute ici • Allopurinol = rien à voir • ACFA et thyroïde: HYPER fréquent (HYPERthyroïdie… t'y as compris l'astuce… le mec il s'appelle Hon, et il a un phare…)
QCM 4	A - F B - V C - F D - F E - V	• Bêta-bloquants = AAR de classe II • Classe I = modulateurs des canaux sodiques (flécaïne, quinidine…) • Sotalol = AAR utilisé en prévention secondaire de la fibrillation atriale sur coeur sain
QCM 5	A - V B - F C - F D - F E - V	• Attention, l'aspirine seule n'est plus recommandée dans la prévention des accidents cardio-emboliques = on anticoagule systématiquement dès que le CHA_2DS_2 VASc est supérieur ou égal à 1 (donc 1 seul facteur de risque). Si contre-indication = Aspirine + clopidogrel • Seul le dabigatran a l'AMM parmi les nouveaux anticoagulants pour l'instant (2013). Le rivaroxaban est utilisé en prophylaxie des TVP en post-op de prothèse totale de hanche ou de genou, il ne possède pas l'AMM pour la FA <u>même s'il est utilisé dans cette indication</u> • Attention : **Nouveaux anti coagulants > AVK** (à préférer car bénéfice clinique!)
QCM 6	A - V B - F C - V D - V E - F	• Acide clavulanique: effet secondaire classique, à différencier de la colite pseudo-membraneuse à clostridium après antibiothérapie • Amiodarone = indirectement par hyperthyroïdie • Le fer colore les selles en noir mais n'est pas responsable de diarrhées • Erythromycine = vidange gastrique + diarrhée (effet prokinétique sur le grêle)
QCM 7	A - V B - F C - V D - V E - F	• Les allergies graves type syndrome de stevens-johnson ou Lyell sont rares mais existent • Les effets indésirables les plus fréquents sont les troubles digestifs, en général bien tolérés • En début de traitement, comme pour tous les autres médicaments indiqués dans la goutte = risque majoré de crise par libération d'acide urique, à couvrir par colchicine pendant 3 semaines (petit PMZ classique)
QCM 8	A - F B - V C - V D - V E - V	• Les diurétiques dits PROXIMAUX font pisser des K+ (thiazidiques et anse), les diurétiques DISTAUX sont dits épargneurs potassiques. Faites vous un petit schéma ! • Insuline = utilisé dans le traitement des hyperkaliémie • Corticoïdes au long cours = on supplémente toujours en potassium… • N'importe quelle diarrhée chronique peut donner une hypokaliémie avec alcalose
QCM 9	A - F B - V C - V D - F E - F	• Il n'y en a que 4: civile (pour les médecins hospitaliers), administrative (médecins libéraux), pénale (code pénale prévu pour tous: ils s'agit des crimes, rares) et déontologique (les sanctions émanent de l'ordre des médecins et dépendent d'un tout autre code, le code déontologique)
QCM 10	A - V B - V C - V D - V E - V	• Voilà votre régime hypouricémiant.

Chaque réponse est cotée 2 points
Total du dossier QCM sur 100

QRF QRNF — Grille de correction QRF & QRNF
(Questions à réponses fermées et non fermées)

1 — *Grille par question du dossier QRF & QRNF* — Le sous-total de cette question est de ➡	12
• Tachycardie irrégulière	2
o Rythme approximatif = 130/min	-
• Non sinusale (pas d'onde P)	2
• Trémulation de la ligne iso-électrique	1
• QRS fins (<120ms)	1
• Donc arythmie complète par fibrillation ventriculaire (ACFA)	5
o A réponse ventriculaire rapide	1

2 — *Grille par question du dossier QRF & QRNF* — Le sous-total de cette question est de ➡	16
• Anticoagulation	3
o HNF à dose curative (20UI/kg/h) IVSE	-
o Relais précoce par AVK dès J1	1
o Pendant 3 semaines	2
• Ralentissement de la fréquence cardiaque	2
o Par bêta-bloquant cardiosélectif (aténolol par ex.)	1
• Réduction / Cardioversion médicamenteuse	3
o Car 1er épisode, homme jeune	-
o Après 3 semaines d'anticoagulation efficace	-
o Amiodarone Per Os	2
o Ou flécaïnide ou ibutilide	ou2
• Prévention secondaire des récidives	1
o Amiodarone per os	-
• Car cardiomyopathie	-
o Maintien des AVK pendant 1 mois en prévention du risque thrombotique cardio-embolique	1

Commentaires : On préfère une cardioversion médicamenteuse tant qu'elle est possible, le choc electrique externe est réservé aux situations d'urgences ou aux échecs… On peut se poser la question d'un simple ralentissement sans réduction devant l'attribut "allant et venant" qui laisse suggérer une ACFA paroxystique récurrente, mais le diagnostic n'est pas formel (palpitations ressenties donc subjectives, ne veut pas dire que la FA n'est pas là) et il s'agit d'une première tentative thérapeutique

3 — *Grille par question du dossier QRF & QRNF* — Le sous-total de cette question est de ➡	12
• Education sous AVK :	
o **Sevrage en alcool** nécessaire	2
o Conduite à tenir en cas d'**oubli** : saut d'une prise, reprendre le lendemain	1
o Conduite à tenir en cas de **saignement** : INR puis consulter en urgence	1
o Importance de l'observance	-
o **Modalités de prise** : matin ou soir à jeûn à heure fixe	1
o Donner le **carnet de surveillance** : INR 1x/mois	2
o Connaître les **interdictions** : injection IM, alcool, sports violents	2
o Connaître les **interactions médicamenteuses** : AINS, aspirine, antibiotiques	2
o Avoir une alimentation adaptée : pas de choux, pas d'épinard	-
o Donner une **carte** d'AVK avec posologie et n° du médecin traitant	1

Commentaires : Faites-vous absolument un moyen mnémotechnique pour l'éducation sous AVK. On sait jamais s'il faut la caler en fin de dossier quand on demande le relais après héparine, donc il faut qu'elle ressorte rapidement pour pas se poser trop de questions

4 — *Grille par question du dossier QRF & QRNF* — Le sous-total de cette question est de ➡	8
• Hyperthyroïdie iatrogène à l'amiodarone	5
• Dosage de la TSHus	3

Commentaires : L'amiodarone est pourvoyeuse d'hyperthyroïdie car le médicament contient beaucoup d'iode, il s'agit donc en quelque sorte d'une hyperthyroïdie toxique par surcharge iodée

5	*Grille par question du dossier QRF & QRNF*	Le sous-total de cette question est de ➧	**11**
	• **ARRÊT DE L'AMIODARONE (PMZ)** o Contre-indication à vie, déclaration à la phramacovigilance • Maintien des bêta-bloquants • Repos, arrêt de travail • Anti-thyroïdiens de synthèse (ATS) o Ex. propylthiouracyl • Surveillance : NFS /10 jours, T4l à 1mois puis TSH et NFS /3mois • Education : o Consulter en urgence si fièvre o NFS en urgence si fièvre (remettre ordonnance) Commentaires : *Les thyrotoxicoses iatrogènes à l'amiodarone se traitent plutôt par PTU que par néo-mercazole, mais vous n'avez pas à le retenir*		2 - 1 1 3 - 2 - 2 1
6	*Grille par question du dossier QRF & QRNF*	Le sous-total de cette question est de ➧	**9**
	• Agranulocytose médicamenteuse aux ATS • PNN < 500/mm^3		6 3
7	*Grille par question du dossier QRF & QRNF*	Le sous-total de cette question est de ➧	**19**
	• **ARRÊT DES ANTITHYROÏDIENS DE SYNTHÈSE (PMZ)** o Contacter la pharmacovigilance, déclaration d'accident iatrogène • Traitement ambulatoire possible car neutropénie fébrile à bas risque • Isolement protecteur respiratoire et contact • Pose d'une VVP • Bilan infectieux o **RECHERCHER UNE PORTE D'ENTRÉE CLINIQUE (PMZ)** • Examen ORL / marge anale / plis cutanés *(2 pts si au moins 2 cités)* o **HÉMOCULTURES (PMZ)** 2 paires aérobies-anaérobies pour exemen direct, culture et antibiogramme o ECBU o Radioraphie thoracique • Antibiothérapie o Probabiliste, en urgence, après prélèvements, à large spectre active sur les gram + et les gram -, bactéricide, à forte doses, secondairement adaptée à l'examen direct et à l'antibiogramme o Association Acide-clavulanique (Augmentin®) et ciprofloxacine (CIFLOX®) PO • Surveillance clinico-biologique Commentaires : *L'absence de neutrophile lors d'une agranulocytose altère la réponse inflammatoire de l'organisme en atténuant les signes classiques (érythème, chaleur locale, pus…), donc la porte d'entrée est très difficile à retrouver tant cliniquement que radiologiquement. La règle d'or dans une agranulocytose est de rechercher en particulier 3 sites infectieux (par arguments de fréquence): la région oropharyngée (ANGINE ULCÉRONÉCROTIQUE !!!), le périnée et les points de cathéters*		2 - - 2 - - 3 2 3 1 1 2 - 3 -
8	*Grille par question du dossier QRF & QRNF*	Le sous-total de cette question est de ➧	**8**
	• Insuffisance cardiaque chronique o Evolution de sa cardiomyopathie dilatée • Pneumopathie interstitielle diffuse iatrogène o A l'amiodarone Commentaires : *On pourrait penser à l'ACFA avec la perte de la systole auriculaire (diminution du FEVG de 30%), d'autant plus qu'on ne vous relate rien concernant le traitement de son hyperthyroïdie. La question s'oriente plutôt vers une dyspnée chronique donc il faut savoir trancher. NB: les PID à l'amiodarone représenteraient 10% des effets indésirables…!*		4 - 3 1
9	*Grille par question du dossier QRF & QRNF*	Le sous-total de cette question est de ➧	**5**
	• Nodules • Lignes et réticulations • Epaississements péri-bronchovasculaires • Condensations et verre dépoli • Images en rayons de miel (fibrose) • Epanchement pleural Commentaires : *Les tableaux de PID iatrogènes sont polymorphes = ressortez le tiroir*		- 1 1 1 1 1

Total du dossier QRF & QRNF sur 100

Fiche CONSENSUS
Prévention des complications thrombo-emboliques de la FA non valvulaire (ESC 2012)

<u>**Recommandations générales :**</u>

- **Le traitement antithrombotique (AT) est recommandé pour tous les patients en FA, à l'exception de ceux (hommes et femmes) qui sont à faible risque (âge <65 ans et FA isolée)**, ou avec des contre-indications (grade A)
- Le score CHA2DS2-VASC est recommandé comme un moyen d'évaluer le risque d'AVC chez les patients en FA non valvulaire
- Chez les patients ayant un score CHA2DS2-VASC de 0 (c.à.d, âge <65 ans avec FA isolée) sans aucun facteur de risque, aucun traitement AT n'est recommandé
- Chez les patients ayant un score de CHA2DS2-VASC **≥ 2**, un traitement AC oral par :
  - **un AVK (INR 2-3)** ou
  - **un inhibiteur direct de la thrombine (dabigatran)** ou
  - **un inhibiteur du Facteur Xa oral (ex. rivaroxaban, apixaban)**

... est <u>recommandé</u>, sauf si contre-indications (grade A)

- Chez les patients ayant un score de CHA2DS2-VASC **= 1**, un traitement AC oral par :
  - un AVK (INR 2-3) ou
  - un inhibiteur direct de la thrombine (dabigatran) ou
  - un inhibiteur du Facteur Xa oral (ex. rivaroxaban, apixaban)

... <u>doit être envisagé</u>, en se basant sur une évaluation du risque hémorragique et les préférences du patient (grade A)

<u>**Concernant les nouveaux anti coagulants (NAC) :**</u>

- Chez un patient en FA, lorsque les AVK sont indiqués mais ne peuvent pas être utilisés en raison de difficultés dans le maintien d'une anticoagulation thérapeutique, ou suite à des effets secondaires des AVK, ou suite à une impossibilité de surveiller l'INR, l'un des NAC suivant est recommandé :
  - un inhibiteur direct de la thrombine (dabigatran) *ou*
  - un inhibiteur du Facteur Xa oral (ex. rivaroxaban, apixaban)
- Quand un AC oral est recommandé, **un des NAC (dabigatran, rivaroxaban, ou apixaban) doit être envisagé plutôt que les AVK pour la majorité des patients ayant une FA non valvulaire**, sur la base de leur bénéfice clinique net
- Une **évaluation régulière de la fonction rénale** (par la clairance de la créatinine) est recommandée après le début d'un traitement par les NAC
- Posologie = Dabigatran 150mg x2/j (sauf chez la personne âgée 110mg x2/j)

ITEMS TOMBES

Dossier QCM			Intitulé de l'item (Programme avant l'ECN 2015)
Partie	Module	N°	
I	11	175	Prescription des antithrombotiques
I	11	184	Accident des anticoagulants
II	M&GS	238	Fibrillation auriculaire

Dossier QRF et QRNF		Intitulé de l'item (Programme après l'ECN 2016)
UE	N°	
10	326	Prescription des antithrombotiques
8	230	Fibrillation auriculaire

Je choisis mon type d'évaluation en fonction de la date de mon concours	ECN avant 2015	ECN après 2016
QRF QRNF	+++	+ /- Pour comprendre ! Pour certains partiels !
QCM	-	+++

Mlle LÉPI Leslie est conduite aux urgences par les pompiers pour perte de connaissance. Son petit ami arrive rapidement et vous explique : il s'agit d'une jeune femme de 24 ans qui présente comme antécédent une épilepsie-absence durant l'enfance, suivie puis traitée, sans traitement depuis désormais 8 ans ; une allergie au Nickel; un diabète de type 1 connu depuis 10 ans bien équilibré sous insuline. Elle ne prend qu'une pilule oestro-progestative de 2ème génération et de l'aprazolam (XANAX®) car elle se sent très stressée par son travail, si bien qu'elle en prend tous les jours depuis 1 mois. Elle n'en a d'ailleurs plus depuis hier et voulait se faire renouveler son ordonnance.

Alors que Leslie était dans la salle de bain, il a entendu un grand cri comme si elle s'étouffait et avait du mal à respirer. En arrivant il l'a trouvée au sol inconsciente le regard vide et tenant des propos incohérent. Il l'a immédiatement mise en PLS puis a appelé les pompiers.

L'examen est normal et ne montre que de petites contusions des membres. Elle n'a pas de souvenir de sa chute. Elle dit s'être réveillée dans le camion des pompiers avec des douleurs diffuses.

L'ECG s'inscrit en rythme sinusal et ne retrouve pas de troubles de repolarisation.

La BU montre : Prot+, Glc 0, Sang 0 et GB+

Dossier QCM
(Questions à choix multiples)

QCM 1 — Quelles sont les causes de malaise non syncopales ?

A - Arythmie cardiaque
B - Crise convulsive
C - Hypoglycémie
D - Dysautonomie diabétique
E - Hématome extra-dural

QCM 2 — Quels antiépileptiques peuvent être utilisés dans l'épilepsie-absence ?

A - Valproate de sodium (DEPAKINE®)
B - Carbamazépine (TÉGRÉTOL®)
C - Phénytoïne (DI-HYDAN®)
D - Lamogitrine (LAMICTAL®)
E - Leviteracetam (KEPPRA®)

QCM 3 — Parmi les contre-indications à la pilule oestro-progestative, lesquelles sont absolues ?

A - Antécédents de cancer du sein
B - Antécédent de thrombose veineuse ou artérielle
C - Tabagisme important
D - Insuffisance rénale chronique
E - Age > 40ans

QCM 4 — Pendant la grossesse, quels sont les risques liés à la prise d'un anti-épileptique de 1ère génération ?

A - Anomalie de fermeture du tube neural
B - Syndrome hémorragique du nouveau-né
C - Induction enzymatique d'autres traitements
D - Avortement spontané précoce
E - Pré-ecclampsie sévère

Dossier QRF & QRNF
(Questions à réponses fermées et non fermées)

Question à réponse fermée (et non) 1 :
Quelles sont les deux étiologies à évoquer en priorité et quel test simple permet de les différencier ?

Question à réponse fermée (et non) 2 :
Pendant votre examen, votre patiente refait un épisode puis une nouvelle fois à 5min d'intervalle. Quel est votre traitement immédiat ?

Question à réponse fermée (et non) 3 :
Finalement, tous vos médicaments sont inefficaces et vous craignez une inhalation. Vous décidez de la sédater pour l'intuber, quels produits utilisez-vous ?

Question à réponse fermée (et non) 4 :
L'épisode est passé et Mlle LEPI rentre chez elle avec de la Lamogitrine (LAMICTAL®) en accord avec son neurologue. Quelles sont les 2 raisons qui vont vous pousser à prescrire une nouvelle contraception ?

Question à réponse fermée (et non) 5 :
Si elle ne suit pas vos conseils et tombe malgré tout enceinte, quels sont les risques pour son fœtus et quelle est la mesure préventive essentielle à entreprendre ?

QCM 5	Quels sont les autres toxiques strictement contre-indiqués pendant la grossesse ?

A - Alcool
B - Fluoroquinolones
C - Antalgiques de palier 2
D - AVK
E - AINS

QCM 6	Quelles sont les propriétés des benzodiazépines ?

A - Anticonvulsivant
B - Anxiolytique
C - Sédatif
D - Myorelaxant
E - Antidépresseur

QCM 7	Quel est le type d'allergie au Nickel et son mécanisme physiopathologique ?

A - Eczéma de contact / IgE-dépendante
B - Urticaire de contact / IgE dépendante
C - Dermite d'irritation
D - Urticaire de contact / IgE-indépendante
E - Eczéma de contact / hypersensibilité retardée à médiation cellulaire

---

QCM 8	Son dermatologue voudrait la traiter par dermocorticoïdes. Quels sont les propriétés des dermocorticoïdes ?

A - Anti-inflammatoire
B - Anti-infectieux
C - Anti-prolifératif
D - Immunosupresseurs
E - Vasoconstricteurs

QCM 9	Quels en sont leurs effets indésirables ?

A - Aggravent une infection
B - Ulcération au contact
C - Atrophie cutanée
D - Hypopigmentation
E - Passage systémique

QCM 10	Parmis les syndromes suivants, lesquels sont des toxidermies médicamenteuses ?

A - Stevens-Johnson
B - DRESS
C - Vespertilio
D - Erythème pigmenté fixe
E - Pustulose exanthématique aigüe généralisée

Question à réponse fermée (et non) 6 :

A propos de son eczéma, son dermatologue voudrait la traiter par dermocorticoïdes. Quelles sont les 3 principales contre-indications aux dermocorticoïdes ?

Question à réponse fermée (et non) 7 :

15 jours après son hospitalisation, la patiente est reconduite aux urgences pour une éruption cutanée fébrile. On retrouve des bulles érosives sur son visage et sa poitrine. La peau se détache en larges lambeaux sur les 4 membres, les lèvres sont le siège d'érosions multiples et la muqueuse buccales présente des ulcérations. Quel est votre diagnostic et sur quels arguments ?

Question à réponse fermée (et non) 8 :

Quelles sont les mesures associées à votre traitement symptomatique ?

☑			QCM — Grille de correction QCM (Questions à choix multiples)
QCM 1	A -	F	• Arythmies cardiaques = syncope par définition (à l'emporte-pièce = Adams-Stokes) • La dysautonomie donne des hypotensions orthostatiques: les baro-récepteurs et l'arc réflexe parasympathique ne s'adaptent plus aux variations de pression artérielle • Les étiologies traumatiques sont non syncopales
	B -	V	
	C -	V	
	D -	F	
	E -	V	
QCM 2	A -	V	• Question très difficile • Pour vous y retrouver retenir seulement les 2 antiépileptiques qui sont utilisés dans toutes les formes d'épilepsie : Depakine® et Lamictal®, respectivement de 1ère et 2ème génération. Oubliez le reste ! • Le Keppra® est un 3ème génération utilisé dans les épilepsies partielles ou secondairement généralisées
	B -	F	
	C -	F	
	D -	V	
	E -	F	
QCM 3	A -	V	• Il y a de nombreuses contre-indications à la pilule et il faut les connaitre par coeur • Classiquement les cancers hormono-dépendant, un antécédent d'accident thrombo-embolique quelqu'il soit, dyslipidémie et diabète non contrôlés… • L'age n'est pas une contre-indication absolue, mais retenez qu'après 35ans on ne prescrit pas un oestro-progestatif
	B -	V	
	C -	V	
	D -	V	
	E -	F	
QCM 4	A -	V	• Il faut surveiller échographiquement une grossesse sous traitement • Il faut supplémenter en vitamine K, D et B9 en prévention de ces malformations • Attention, aucun antiépileptique n'est strictement contre-indiqué s'il est indispensable (= si c'est le seul qui marche), sauf la carbamazépine qui est trop tératogène
	B -	V	
	C -	V	
	D -	F	
	E -	F	
QCM 5	A -	V	• Il faut connaître les antibiotiques contre-indiqués dans la grossesse (par ex. Les fluoroquinolones qui donnent des atteintes articulaires) • Jamais d'AINS, jamais d'AVK
	B -	V	
	C -	F	
	D -	V	
	E -	V	
QCM 6	A -	V	• A connaître
	B -	V	
	C -	V	
	D -	V	
	E -	F	
QCM 7	A -	F	• Eczéma = réaction d'hypersensibilité de type IV = à médiation cellulaire = retardée (quelques jours) • Nickel = eczéma uniquement, attention latex = urticaire de contact
	B -	F	
	C -	F	
	D -	F	
	E -	V	
QCM 8	A -	V	• Les dermocorticoïdes sont contre-indiqués dans les pathologies infectieuses !! • Toutes ces propriétés sont à savoir (collège de dermato)
	B -	F	
	C -	V	
	D -	V	
	E -	V	
QCM 9	A -	V	• Attention au passage systémique = même effets indésirables que les corticoïdes !
	B -	F	
	C -	V	
	D -	V	
	E -	V	
QCM 10	A -	V	• Il s'agit des toxidermies médicamenteuses graves les plus courantes • Ne confondez pas la pustulose avec celle du psoriasis • Le vespertilio est la lésion élémentaire du lupus aigu
	B -	V	
	C -	F	
	D -	V	
	E -	V	

Chaque réponse est cotée 2 points
Total du dossier QCM sur 100

Grille de correction QRF & QRNF
(Questions à réponses fermées et non fermées)

1 — *Grille par question du dossier QRF & QRNF* — Le sous-total de cette question est de ➡	**13**
• Crise convulsive généralisée	3
o Tonico-clonique	1
o Déclenchée par le sevrage en benzodiazépine	1
o Dont témoignent les douleurs diffuses	-
o Et le stertor	-
• **Hypoglycémie toxique (PMZ)**	3
o Car prise d'insuline	2
• Glycémie capillaire	3
• **Si plus de 2 causes : ZERO**	0
Commentaires : *Pas de point si "épilepsie" ou "convulsion" seuls. Tout déficit neurologique est une hypoglycémie jusqu'à preuve du contraire, donc NEURO = DEXTRO*	

2 — *Grille par question du dossier QRF & QRNF* — Le sous-total de cette question est de ➡	**18**
• Urgence vitale	1
• Pose d'une VVP	1
• **Clonazépam (RIVOTRIL®) 1mg IVL sur 2min**	4
o A répéter à 5min si échec	2
• Associer au bout de 10min à un **2ème anti-épileptique d'action longue**	3
o **Fosphénytoïne (PRO-DILANTIN®) 20mg/kg IVSE** sur 15min ou	2 ou
o **Phénobarbital (GARDENAL®) 15mg/kg IVSE** sur 20min	2
• Si succès : maintenir la bithérapie qui fonctionne	1
• **Si échec à 30min : switcher le 2ème antiépileptique d'action longue initialement choisi** (ex : PRODILANTIN®→GARDENAL®)	1
• Oxygénothérapie	2
• Surveillance	1
Commentaires : *Cf fiche consensus sur l'état de mal épileptique. On n'attend évidemment pas que le patient convulse pendant 30min pour introduire la benzodiazépine. L'oxygène est très important dans ce contexte (apnées, lésions cérébrales?)*	

3 — *Grille par question du dossier QRF & QRNF* — Le sous-total de cette question est de ➡	**9**
• **Hyperoxygénation** (recrutement alvéolaire)	1
• **Remplissage rapide** (prévention du collapsus)	1
• Protection des VAS : manœuvre de sellick	-
• Induction par **hypnotique** (ex : propofol DIPRIVAN®)	3
• **Curarisation** (ex : suxamethonium CELOCURINE ®)	2
• **Entretien** après intubation (ex : thiopental NESDONAL®)	2
Commentaires : *Et voici votre tiroir intubation en induction séquence rapide. Easy !*	

4 — *Grille par question du dossier QRF & QRNF* — Le sous-total de cette question est de ➡	**15**
• **Risque tératogène** pendant la grossesse	5
o Donc si possible éviter la grossesse tant que la maladie n'est pas stabilisée	1
• **Induction enzymatique** de la lamogitrine	5
o **interaction avec les oestro-progestatifs** qui deviennent inefficaces	2
o Donc préférer une **contracteption mécanique par dispositif intra-utérin**	2
Commentaires : *Les antiépileptiques de 2ème génération sont bien mieux tolérés et ont un risque tératogène plus faible, mais qui existe*	

5 — *Grille par question du dossier QRF & QRNF* — Le sous-total de cette question est de ➡	**14**
• **Malformations neurologiques** :	3
o Spina bifida,	1
o Myéloméningocèle	1
• **Carence en vitamine K** liée à l'induction enzymatique	2
o Risque de maladie hémorragique du nouveau-né	2
o Surtout pour les anit-épileptiques de 1ère génération	-
• **Carence en vitamine D**	1
• **Supplémentation vitaminique en folates** indispensable	4

Commentaires : *Si le traitement est efficace, on n'arrête pas les anti-epileptiques et on surveille les anomalies foetales par échographies mensuelles*	
6 — *Grille par question du dossier QRF & QRNF* — Le sous-total de cette question est de ➡	**6**
• Dermatose infectieuse	2
• Dermatose ulcérée	2
• Dermatose faciale : acné et rosacée	2
• **Plus de 3 contre-indications = ZERO**	
Commentaires : *dans les 3 cas on risque de faire flamber une infection sous jacente donc à ne jamais prescrire !*	
7 — *Grille par question du dossier QRF & QRNF* — Le sous-total de cette question est de ➡	**15**
• **Toxidermie médicamenteuse** grave	2
• Nécrolyse épidermique toxique : **syndrome de Lyell**	3
• Imputabilité intrinsèque :	1
o Score sémiologique :	-
• Eruption bulleuse fébrile	2
• Atteinte multifocale et muqueuse	2
• Signe de Nikolsky positif	1
• >30% de la surface corporelle	-
o Score chronologique : apparition entre J7 et J21 compatible	2
• Imputabilité extrinsèque	1
o Médicament connu de la littérature pourvoyeur de toxidermie bulleuse	1
Commentaires : *Toujours suivre ce même plan pour un diagnostic de iatrogénie. Le traitement est symptomatique et passe par une rééquilibration hydroélectrolytique associée à l'application de pommades grasses cicatrisantes*	
8 — *Grille par question du dossier QRF & QRNF* — Le sous-total de cette question est de ➡	**10**
• **ARRÊT IMMÉDIAT DE LA LAMOGITRINE (PMZ)**	2
• Déclaration à la pharmacovigilance	3
• **CONTRE-INDICATION À VIE DE LA LAMOGITRINE (PMZ)**	3
• Port d'une carte d'accident iatrogène	1
• Attestation d'accident médical	1
• Contacter le neurologue pour changer le traitement	-

Total du dossier QRF & QRNF sur 100

Fiche SYNTHESE
Les Dermocorticoïdes

- Action anti-inflammatoire, anti-proliférative, immunosuppressive, vasconstricteur
- Types
  - Activité **faible** (hydrocortisone) = plus utilisé
  - Activité **modérée** (ex : désonéside) = utilisé sur le visage chez l'enfant et l'adulte, ainsi que sur toute la surface corporelle pour un nourrisson sauf le siège
  - Activité **forte** (ex : béta-méthasone) = utilisé pour le corps chez l'adulte
  - Activité **très forte** (ex : clobétasol) = utilisé pour le visage et le siège / **CONTRE-INDIQUÉ CHEZ LE NOURRISSON**
- Effets secondaires
  - Locaux : atrophie cutanée, vergetures, granulome glutéal infantile du siège chez le nourrisson, dépigmentation, aggravation d'une infection, aggravation de l'acné ou de la rosacée, retard de cicatrisation
  - Passage systémique
  - Effet rebond à l'arrêt dans le psoriasis et la dermatite atopique
  - Tachyphylaxie : diminution rapide de l'effet thérapeutique par accoutumance
- Contre-indications (3)
  - Toute dermatose infectieuse (bactérienne, virale, mycosique, parasitaire incluant la gale)
  - Dermatoses faciales : acné et rosacée
  - Lésions ulcérées
- Modalités d'utilisation
  - Une noisette appliquée sur une phalange = une paume de main en terme de surface

Fiche CONSENSUS
Prise en charge de l'état de mal épileptique (RPC SFMU 2009)

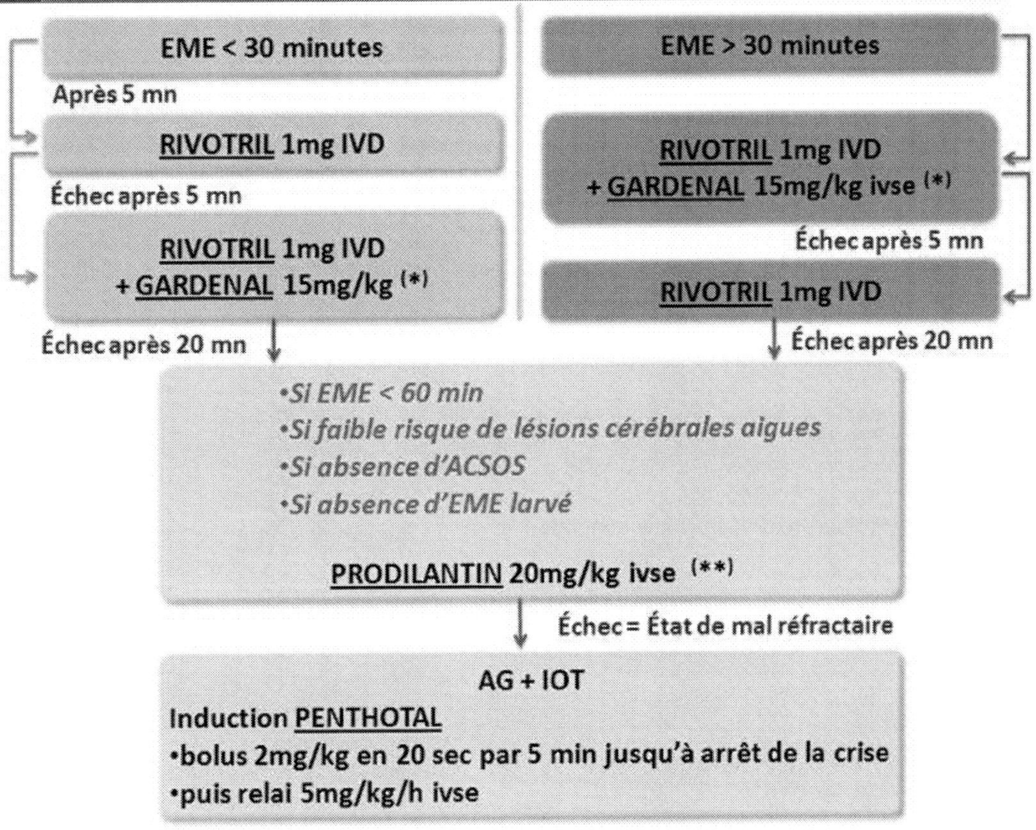

- Débuter par Clonazépam 1mg IVD
- Echec à 5min = 2ème dose + phénobarbital 15mg/kg (à associer d'emblée si crise >30min)
    - Echec à 20-30min = Changer 2ème antiépileptique par fosphénytoïne 20mg/kg
    - Succès = maintien de la bithérapie
- Echec à 50min = Etat de mal réfractaire = AG pour IOT

ITEMS TOMBES

Dossier QRF et QRNF			Intitulé de l'item (Programme avant l'ECN 2015)
Partie	Module	N°	
I	2	20	Prévention des risques fœtaux
I	2	27	Contraception
I	11	181	Iatrogénie. Diagnostic et prévention
II	M&GS	235	Epilepsie de l'enfant et de l'adulte
Dossier QCM			**Intitulé de l'item (Programme après l'ECN 2016)**
UE	N°		
4	103		Epilepsie de l'enfant et de l'adulte
10	326		Prescription d'une contraception
2	26		Prévention des risques foetaux

Nº 9 Après 2016 ECN Avant 2015

MON DOSSIER PASSERELLE

Je choisis mon type d'évaluation en fonction de la date de mon concours

	ECN avant 2015	ECN après 2016
QRF QRNF	+++	+ /- Pour comprendre ! Pour certains partiels !
QCM	-	+++

Vous etes cardiologue et vous suivez M. Al COLAUD âgé de 62 ans. Il présente dans ses antécédents un infarctus du myocarde très récent, qui a nécessité la pose d'un stent nu sur la portion distale de la coronaire droite il y a 4 semaines, une lombocruralgie droite sur hernie discale L3-L4 qui le pousse à prendre du diclofénac très régulièrement pour palier aux douleurs, une intoxication tabagique et alcoolique quotidienne pour lesquelles M. COLAUD s'avère particulièrement réticent question sevrage. Sa FEVG est évaluée à 33%. Il est porteur d'une prothèse mitrale mécanique type ST JUDE® à double ailette posée juste après son infarctus et pour lequel il prend de l'acénocoumarol (SINTROM®). Il n'a aucune allergie.

Son traitement comporte furosémide, bisoprolol, énalapril, spironolactone, dérivés nitrés à la demande.

Les urgences vous appellent car il présente depuis cette après-midi une hématémèse et ils souhaitent faire préciser ses antécédents. L'INR est mesuré à 8,6.

Dossier QCM
(Questions à choix multiples)

QCM 1 — Quel est l'INR cible en cas de prothèse mitrale ?

A - 3,5 (3-4)
B - 2,5 (2-3)
C - 3 (2,5-3,5)
D - 2 (1,5-2,5)
E - 11,5 (11-12)

QCM 2 — Quels sont les médicaments qui entrent en interaction avec les AVK ?

A - AINS
B - Antalgiques de palier 1
C - Antalgiques de palier 3
D - Aspirine
E - Fluconazole

QCM 3 — Comment reliez-vous sa valvulopathie avec ses antécédents cardiovasculaires ?

A - Bicuspidie mitrale
B - Rupture de pilier sur infarctus inférieur
C - Cardiomyopathie dilatée avec insuffisance mitrale fonctionnelle
D - Maladie de Marfan
E - Hypertension portale

QCM 4 — Vous avez finalement diagnostiqué un ulcère gastro-dudodénal avec présence d'H. Pylori. La tolérance clinique est bonne et les vomissements ont cessé mais vous notez une pâleur ainsi qu'une dyspnée de repos. L'Hb mesurée est à 7,1g/dL. Vous décidez de le transufser, les groupages montrent des antigènes A et des antigènes B sans anticorps anti-A ou anti-B. Le rhésus est positif. Quelles poches transfusionnelles sanguines sont possibles ?

A - AB négatif
B - O négatif
C - A positif
D - B positif
E - AB positif

Dossier QRF & QRNF
(Questions à réponses fermées et non fermées)

<u>Question à réponse fermée (et non) 1 :</u>
Quelles sont les 2 étiologies de son hématémèse à évoquer en priorité (sans justifier) ?

<u>Question à réponse fermée (et non) 2 :</u>
M. COLAUD est instable, ses membres sont marbrés, il est pâle et sa conscience est altérée. La tension est imprenable. L'ECG est sub-normal. Quel est votre traitement urgent (sans la surveillance) ?

<u>Question à réponse fermée (et non) 3 :</u>
Une fois le patient stabilisé, une endoscopie oesogastro-duodénale est décidée. Quel est l'intérêt d'un tel examen ?

<u>Question à réponse fermée (et non) 4 :</u>
Quel(s) médicament(s) incriminez-vous comme responsables de son épisode et par quel mécanisme physiopathologique ?

<u>Question à réponse fermée (et non) 5 :</u>
L'épisode est passé. L'endoscopie a retrouvé une ulcération antrale, et les biopsies montrent la présence d'*Helicobacter Pylori.* Quel est votre traitement ?

<u>Question à réponse fermée (et non) 6 :</u>
A la consultation de contrôle, votre traitement est un succès. Il en profite pour vous demander comment les AVK interagissent avec l'alcool, car cela ne l'enchante pas vraiment d'arrêter de boire. Que lui expliquez-vous ?

QCM 5	Quel(s) accident(s) transfusionnel(s) est/sont particulièrement susceptible de se produire chez ce patient ?

A - Incompatibilité ABO
B - Incompatibilité Rhésus
C - Transfusion related acute lung injury (TRALI)
D - Œdème pulmonaire cardiogénique
E - Urticaire allergique

QCM 6	A part l'ulcère, quels sont les autres facteurs de risques de cancer de l'estomac chez ce patient ?

A - Tabac
B - Alcool
C - Prise d'AINS
D - Helicobacter Pylori
E - Polymédication

QCM 7	Plus tard, vous recevez un courrier de son dentiste qui a réalisé des soins pour une parodontopathie. Quelles adaptations thérapeutiques ont été prescrites avant et après le geste ?

A - Arrêt des AVK
B - Héparinothérapie
C - Amoxicilline
D - Rivaroxaban
E - Pristinamycine

QCM 8	La suite se complique par une endocardite subaigüe d'Osler. A l'examen, vous constatez au niveau de la pulpe de son index une voussure violacée et douloureuse. Quel est le micro-organisme responsable le plus probable ?

A - C. albicans
B - Staphylocoque doré
C - Streptocoque oral
D - Entérocoque
E - Staphylocoque a coagulase négative

QCM 9	Quels seront alors les antibiotiques à utiliser en 1ère intention ?

A - Ceftriaxone
B - Amoxicilline
C - Vancomycine
D - Gentamycine
E - Oxacilline

QCM 10	Que faites-vous deses autres médicaments ?

A - Arrêt des AVK et relais par héparine
B - Arrêt des bêta-bloquants
C - Augmenter le furosémide
D - Donner un INR cible de 3,5 (3-4)
E - Maintien des IEC

Question à réponse fermée (et non) 7 :

2 semaines plus tard, M. COLAUD est admis aux urgences car il présente une douleur de la cuisse droite qu'il reconnaît bien. Son haleine oenolique vous suggère qu'il n'a que peu diminué la boisson. L'examen ne montre pas de raideur ni de douleur lombaire mais vous le trouvez pâle. Il juge la douleur « insupportable » et vous supplie de lui donner « un peu de morphine ». La NFS révèle Hb 8,1g/dL, VGM 94u^3 reticulocytes 242 000/mm^3. Quel est le diagnostic à évoquer en priorité ? Justifiez.

Question à réponse fermée (et non) 8 :

Détaillez votre prescription antalgique de palier III.

☑		Grille de correction QCM (Questions à choix multiples)
QCM 1	A - F B - F C - V D - F E - F	• A connaître même si un peu pénible • On vous mettra toujours une valve de nouvelle génération dans un cas clinique (= à double ailette), auquel cas l'INR cible sera 2,5 s'il s'agit d'une valvulopathie AORTIQUE sans risque thrombotique et 3 pour toutes les autres valves *ou* ACFA *ou* antécédent thrombotique *ou* insuffisance cardiaque • L'INR est "cible" tant que possible, donc à 2,6 on s'inquiète de se rapprocher de 3 et on ne s'en contente pas même si on est dans l'intervalle
QCM 2	A - V B - F C - F D - V E - V	• Jamais d'AINS et d'aspirine avec les AVK (répétez cette phrase 157 fois dans votre tête) • Les imidazolés sont à haut risque de potentialisation des AVK (=surdosage = risque hémorragique) • Attention certains médicaments comme les antiépileptiques provoquent un ANTAGONISME des AVK et donc un sous-dosage...
QCM 3	A - F B - V C - F D - F E - F	• Une insuffisance mitrale fonctionnelle ne s'opère pas • Hypothèse la + probable = rupture de pilier car dysfonction en post-infarctus immédiat
QCM 4	A - V B - V C - V D - V E - V	• Le patient est du groupe AB = receveur universel car il n'a pas d'anticorps anti-A ni anti-B • Le patient est Rh+ = porteur de l'antigène D = pas d'anticorps • On peut tout lui donner, youpi
QCM 5	A - F B - F C - F D - V E - V	• Question difficile : on veut une étiologie EN FONCTION DES ANTÉCÉDENTS • TRALI : pas terrible car extrêmement rare et pas de terrain prédisposant, peut se produire chez n'importe qui • OAP : LE truc à surveiller ! C'est un insuffisant cardiaque chez qui on va faire péter la volémie alors prudence ! • Allergie = pourquoi pas car pas besoin de phase de sensibilisation = des médiateurs (histamine, cytokines) passent dans les PSL = les donneurs sont parfois atopiques !!!
QCM 6	A - V B - V C - F D - V E - F	• VRAI effectivement pour tabac et alcool bien que le risque relatif absolu ne soit pas très élevé
QCM 7	A - F B - F C - V D - F E - F	• Pas de relais héparine tant que possible d'autant si l'INR cible est correct • Amox 2g 1h avant le geste car haut risque d'endocardite infectieuse (porteur d'une prothèse) • Clinda si allergie (et non pas pristina)
QCM 8	A - F B - F C - V D - F E - F	• A l'ECN on reste pragmatique = soins dentaires juste avant donc c'est du strepto • Ici panaris piège car description typique d'un faux panaris d'osler = mécanisme IMMUNOLOGIQUE • Le staphylocoque doré donne plutôt des endocardite aiguës...
QCM 9	A - F B - V C - F D - V E - F	• Ne vous inquiétez pas normalement à l'ECN toutes les questions sont indépendantes (donc si vous aviez faux à celle d'avant vous devez pouvoir répondre au reste, pas le cas ici) • Endocardite a strepto probable: Amox et genta 4-6semaines car prothèse valvulaire !! • Attention : patient insuffisant cardiaque : on surveille le coeur !! (même principe qu'avec la transfusion, il est capable de décompenser car les antibiotiques apportent du sel)
QCM 10	A - V B - F C - V D - F	• Aucune raison d'arrêter les bêta bloquants (sauf si BAV3 sur un abcès septal mais bon...) ni les IEC ici • Relais héparine car risque d'anévrisme mycotique et d'hémorragie méningée = plus maniable

	E -	V	• C'est une bonne idée d'augmenter la posologie du furosémide pour prévenir le risque de décompensation cardiaque (on veut faire pisser le sel que les antibio apportent)

Chaque réponse est cotée 2 points
Total du dossier QCM sur 100

Grille de correction QRF & QRNF
(Questions à réponses fermées et non fermées)

1	*Grille par question du dossier QRF & QRNF* — Le sous-total de cette question est de ➨	**8**
	• Ulcère gastro-duodénal	5
	• Rupture de varices oesophagiennes	3

Commentaires : Sur l'hypothèse d'une hypertension portale, les varices peuvent être aussi cardiales (donc le saignement provient de l'estomac à proprement parler) . Un ulcère est d'autant plus probable que le patient prend des AINS

2	*Grille par question du dossier QRF & QRNF* — Le sous-total de cette question est de ➨	**20**
	• **ARRÊT DES AVK (PMZ)**	PMZ
	• **ARRÊT DES BÊTA-BLOQUANTS (PMZ)**	PMZ
	• **Arrêt des AINS**	2
	• Urgence vitale	-
	• **Sonde nasogastrique** en aspiration douce	1
	• Pose de 2 VVP, scope cardiotensionnel et scope ECG	-
	• Correction du choc :	-
	o **Remplissage vasculaire** pour expansion volémique : ex. colloïdes (VOLUVEN®) objectif PAM>65mmHg	2
	o Traitement vasoactif si échec (noradrénaline)	-
	o **ZÉRO SI VASOPRESSINE OU DÉRIVÉ (TERLIPRESSINE)**	0
	• Contre indiqué car infarctus du myocarde récent	
	• Traitement de l'hémorragie	-
	o **Antagonisation** des AVK :	2
	• **Vitamine K 10mg IV**	2
	• Administration de **CCP** (ou PPSB) 1mL/kg	3
	• Contrôle de **l'INR à 30min**	1
	o **Groupage transfusionnel et RAI** en extrême urgence	1
	o **Transfusion en urgence de 2 CGR O négatif** avec commande et mise en réserve de culots globulaires	2
	• Traitement médicamenteux	-
	o **Erythromycine** pour vidange gastrique	2
	o **IPP en bolus IVL : oméprazole 80mg**	2

Commentaires : Les médicaments à arrêter et autres potentiels PMZ doivent toujours apparaître en début de réponse, bien visible pour le correcteur (qui ne lira pas toute votre réponse à l'ECN)

3	*Grille par question du dossier QRF & QRNF* — Le sous-total de cette question est de ➨	**6**
	• **Diagnostique** : ulcère gastrique ou duodénal, rupture de varices, gastropathie d'hypertension portale	2
	• **Pronostique** : étendu des lésions, saignement actif	2
	• **Thérapeutique** : geste d'hémostase local	2

4	*Grille par question du dossier QRF & QRNF* — Le sous-total de cette question est de ➨	**16**
	• AVK	2
	o Surdosage car INR >4	1
	o Par interaction pharmacocinétique avec les AINS	-
	• AINS	2
	o Agression de la muqueuse gastroduodénale	3
	o Interagissent avec les AVK	2
	o Liaison compétitive aux protéines plasmatique	3
	o Augmentant la fraction libre circulante d'AVK	2

Commentaires : ça peut sembler idiot à écrire comme ça, mais il faut quand même expliquer qu'il saigne parce qu'il est surdosé en AVK, et il ne faut pas se contenter de "interaction AINS-AVK". L'interaction existe toujours, la conséquence c'est le surdosage, donc ne pas perdre des points inutilement. De même ne pas oublier que les AINS sont facteur de risque d'ulcère gastrique !

5	*Grille par question du dossier QRF & QRNF* — Le sous-total de cette question est de ➡	**16**
	• Quadrithérapie séquentielle de 10 jours :	2
	• Amoxicilline per os	2
	o Pendant 5 jours	1
	• Association	-
	o Clarythromycine et	2
	o Metronidazole	2
	o Les 5 jours suivants	1
	• IPP double dose pendant les 10 jours	3
	• Contrôle de l'éradication par fibroscopie oesogastroduodénale sur biopsies	-
	• Cicatrisation de l'ulcère : Maintien des **IPP simple dose pendant 3 à 7 semaines**	2
	o Oméprazole 20mg/jour	1

Commentaires : *Nouvelles recommandations 2012 à connaître*

6	*Grille par question du dossier QRF & QRNF* — Le sous-total de cette question est de ➡	**9**
	• En cas d'alcoolisme chronique :	1
	o Alcool inducteur enzymatique du cytochrome P450	2
	o Donc métabolisation plus rapide des AVK	-
	o Donc risque de sous-dosage	3
	• En cas d'intoxication éthylique aigüe	1
	o Potentialisation des AVK (risque de surdosage)	2

Commentaires : *Tadam ! La physiopath, c'est difficile, mais bon si vous ne le saviez pas maintenant c'est ancré !*

7	*Grille par question du dossier QRF & QRNF* — Le sous-total de cette question est de ➡	**15**
	• Hématome du psoas droit / hématome rétropéritonéal	8
	• Traitement anticoagulant	2
	• Cruralgie droite sans lombalgie	3
	• Anémie normocytaire (hémorragie aigüe)	2

Commentaires : *On ne vous donne pas l'INR. Mais n'oubliez pas que les complications hémorragiques sous AVK sont tout à fait possibles sans surdosage (et notemment l'hématome du psoas qui est spontané)*

8	*Grille par question du dossier QRF & QRNF* — Le sous-total de cette question est de ➡	**10**
	• Ordonnance sécurisée	-
	• Kit de naloxone à disposition	1
	• Titration morphinique **IV**	2
	• **Bolus 0,1mg/kg IVL sur 5min**	3
	• **Puis 2 à 4mg toutes les 5min tant que EVA >3**	2
	• Dose de fond = dose titrée x6	-
	• **Interdoses** possibles = 1/6ème de la dose de fond	1
	• Dose totale = dose de fond + interdoses	-
	• Coantalgiques : paracétamol	1

Total du dossier QRF & QRNF sur 100

Fiche CONSENSUS
Hémorragie grave sous AVK (HAS 2008)

Prise en charge hospitalière d'une hémorragie grave (objectif : INR < 1,5)

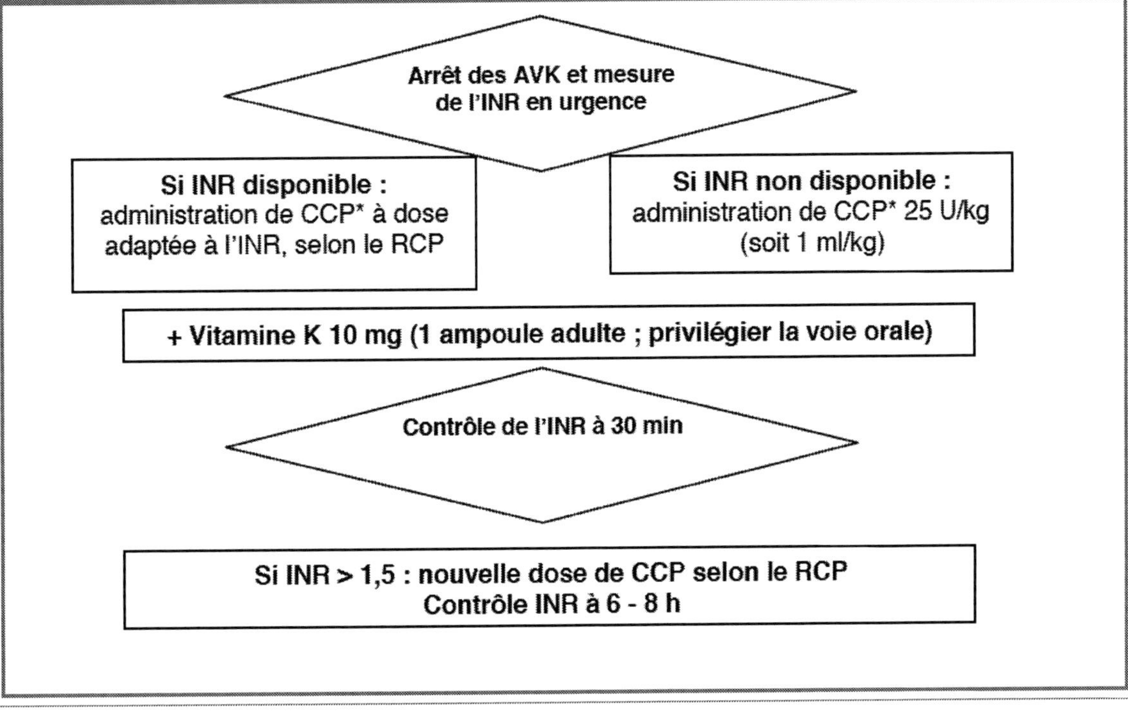

ITEMS TOMBES

Dossier QCM			Intitulé de l'item (Programme avant l'ECN 2015)
Partie	Module	N°	
I	11	184	Accidents des anticoagulants
I	7	105	Surveillance des porteurs de valves et de proth§ses vasculaires
I	11	171	Interactions médicamenteuses

Dossier QRF et QRNF		Intitulé de l'item (Programme après l'ECN 2016)
UE	N°	
6	150	Surveillance des porteurs de valves et de prothèses vasculaires
10	319	Interactions médicamenteuses

N° 10 Après 2016 / Avant 2015 ECN

MON DOSSIER PASSERELLE

Je choisis mon type d'évaluation — en fonction de la date de mon concours

	ECN avant 2015	ECN après 2016
QRF / QRNF	+++	+ /- Pour comprendre ! Pour certains partiels !
QCM	-	+++

C'est votre première garde aux urgences pédiatriques en tant qu'interne. Entre les douleurs abdominales depuis plusieurs mois et les rhinites allergiques, vous avez du mal à faire la part des choses.

Votre premier petit patient est Romain, âgé de 2ans et demi, qui se plaint de douleur abdominale et qui a de la fièvre depuis 2 jours. Le transit n'est pas modifié. A l'examen ORL, vous constatez un tympan droit mate, bombé, avec épanchement rétrotympanique, le manche du marteau n'est plus visible. Les constantes sont bonnes, l'examen neurologique est normal et la température rectale indique 39,3°C. Romain pleure beaucoup et ne dort presque plus.

Ses vaccins sont à jour. La maman vous précise que l'an dernier il avait déjà fait une otite, et que lorsqu'elle lui avait donné l'antibiotique prescrit il avait fait une « réaction bizarre où il se grattait et avait des plaques rouges qui ont disparu en quelques heures».

Dossier QCM
(Questions à choix multiples)

QCM 1 — Parmi les suivants, quels médicaments sont contre-indiqués en pédiatrie ?

A - Neurosédatifs
B - AVK
C - Quinolones
D - Dérivés morphiniques
E - Pristinamycine <6ans

QCM 2 — Quelles sont les indications à la paracentèse ?

A - Otite moyenne agüe perforée
B - Age<3mois
C - Echec du 2ème antibiotique
D - Masoïdite
E - Méningite

QCM 3 — Quels sont les tests à réaliser pour le bilan d'une allergie aux pénicillines ?

A - Test épicutanés : Prick-Tests
B - Tests de provocation
C - Test épicutanés : Patch-Tests
D - Dosage des IgE spécifiques
E - Le diagnostic reste clinique

QCM 4 — Vous rencontrez ensuite Ben, 3 ans, qui présente une dyspnée avec toux rauque. Il existe une dysphonie et vous notez un tirage sus-sternal. La maman vous précise qu'elle a une rhinite virale depuis 1 semaine. Quel est votre diagnostic ?

A - Bronchiolite
B - Crise d'asthme
C - Epiglottite aigüe
D - Laryngite sous-glottique aigüe
E - Pneumonie

Dossier QRF & QRNF
(Questions à réponses fermées et non fermées)

Question à réponse fermée (et non) 1 :
Quel antibiotique prescrivez-vous ?

Question à réponse fermée (et non) 2 :
Quels sont les risques auxquels Romain s'expose s'il reprend le même médicament qu'il y a 1 an ?

Question à réponse fermée (et non) 3 :
A peine pris dans le box le 1er comprimé antibiotique, romain se met à se gratter et des plaques érythémato-oedémateuses apparaissent sur ses membres. Que faites-vous ?

Question à réponse fermée (et non) 4 :
Vous voyez ensuite Noé, 11 mois, qui présente des vomissements incoercibles depuis la veille au soir avec refus alimentaire. Il n'y a pas de diarrhée. La maman vous explique que l'oncle qui est médecin a conclu à « une vilaine gastro » et a prescrit du métoclopramide (PRIMPÉRAN®), du Spasfon® et du racécadotril (TIORFAN®). Commentez cette prescription.

Question à réponse fermée (et non) 5 :
Quel est le paramètre clinique à surveiller pour évaluer l'état d'hydratation de l'enfant ?

Question à réponse fermée (et non) 6 :
La temps de recoloration cutanée est à 5sec et l'enfant est globalement hypotone. De quel(s) soluté(s) armez-vous votre perfusion ?

QCM 5	Ben est cyanosé et présente quelques apnées. Quels traitements administrez-vous aux urgences?

A - Oxygénothérapie
B - Corticostéroïdes inhalés en nébulisation
C - Bronchodilatateurs (salbutamol) en nébulisation
D - Amoxicilline-acide clavulanique PO
E - Adrénaline en nébulisation

QCM 6	Sa mère vous solicite pour sa rhinite et vous demande si c'est une bonne idée de prendre une boîte de Doliprane® par jour. Quels sont les risques liés à une intoxication au paracétamol ?

A - Effet stabilisant de membrane
B - Hépatite aigüe médicamenteuse
C - Insuffisance respiratoire
D - Insuffisance rénale aigüe
E - Insuffisance cardiaque aigüe

QCM 7	Vous voyez désormais Pékès, 3ans, qui a présenté des mouvements anormaux en contexte fébrile. Pendant votre examen, il perd connaissance et présente des mouvements saccadés violents. Quel traitement anti-convulsivant administrez-vous en urgence ?

A - Diazépam 0,1mg/kg IV
B - Diazépam 0,5mg/kg IM
C - Clonazépam 1mg IVL
D - Diazépam 0,5mg/kg IR
E - Aucun, attendre la fin de la crise

QCM 8	Au terme du bilan, vous concluez à une convulsion fébrile. Avant de partir, la maman vous signale qu'ils ont prévu de retourner au Bénin pour les vacances (Zone III). Quelle(s) chimioprophylaxie(s) antipalustre pouvez-vous lui conseiller ?

A - Doxycycline
B - Atovaquone-proguanil (MALARONE ENFANT®)
C - Méfloquine (LARIAM®)
D - Ivermectine
E - Inutile chez l'enfant

QCM 9	Votre externe vous interroge sur le nouveau calendrier vaccinal. Quels sont les vaccins vivants atténués ?

A - DTP
B - Coqueluche acellulaire
C - ROR
D - BCG
E - Rotavirus

QCM 10	Quels sont les contreindications aux vaccins vivants ?

A - Fièvre
B - Immunodépression
C - Grossesse
D - Terrain auto-immun
E - Injection d'immunoglobulines <3mois

<u>Question à réponse fermée (et non) 7 :</u>

Vous voyez enfin Romane âgée de 4 semaines, hospitalisée pour fièvre à 39,5°C depuis 24h. Elle semble grognon et très gênée par celle-ci. La pesée indique 3950g. Que prescrivez-vous et quelles sont les mesures associées ?

<u>Question à réponse fermée (et non) 8 :</u>

En attendant le résultat des prélèvements, la maman vous demande si elle aura beaucoup de vaccins la première année. Que lui répondez vous ?

☑		QCM	Grille de correction QCM (Questions à choix multiples)
QCM 1	A -	V	• Encore une question qui peut vous paraître "listing" • Il est impossible de connaître toute la pharmacopée de l'enfant. Le corollaire de cette phrase est qu'il est indispensable de connaître les grandes classes contre-indiquées, notemment les antibiotiques: Cyclines, quinolones, pristina<6ans et éthambutol • Les AVK ne sont pas contre indiqués mais leurs indications se font très rares • Médicament non évaluable ou sans donnée chez l'enfant = contre-indication relative
	B -	F	
	C -	V	
	D -	F	
	E -	V	
QCM 2	A -	F	• Avant 3 mois, les infections flambent vite donc le bilan infectieux est toujours maximaliste (infection potentiellement sévères) • Une complication grave impose un diagnostic bactério pour cibler l'antibiothérapie (méningite, paralysie faciale, mastoïdite) • La paracentèse est invasive: seulement au bout d'un 2eme échec antibiotique
	B -	V	
	C -	V	
	D -	V	
	E -	V	
QCM 3	A -	V	• Question difficile, trop spécialisée pour sortir à l'ECN • Il faut toujours confirmer une allergie médicamenteuse = enquête clinique <u>ET</u> paraclinique • Il a été montré que le dosage d'IgE spécifiques était inutile (conclusions divergentes) • Urticaire/rapidité de la réaction = IgE dépendante = Prick-tests !
	B -	F	
	C -	F	
	D -	F	
	E -	F	
QCM 4	A -	F	• Connaissez sur le bout des doigts vos orientations diagnostiques, les questions de sémiologies sont très à la mode (notemment en neuro, cf ECN 2013) • Dyspnée INSPIRATOIRE = LARYNGÉE (donc à l'ECN, pas 36 diagnostics) • Dyspnée expi = pulmonaire • Une bronchilolite sera sifflante et sur un terrain plus jeune (nourrisson) • Une pneumonie donnera un tableau septique avec AEG + fièvre mis en avant de la dyspnée
	B -	F	
	C -	F	
	D -	V	
	E -	F	
QCM 5	A -	V	• Question au pluriel...! • Le traitement de la laryngite est bien codifié (c'est une URGENCE): Position ½ assise, oxygénothérapie au masque puis aérosols de corticoïdes +/- adrénaliné si signes de gravité (c'est le cas ici), et on rentre a la maison avec 3-5jours de Solupred® per os 1mg/kg/j
	B -	V	
	C -	F	
	D -	F	
	E -	V	
QCM 6	A -	F	• Outre l'hépatite cytolytique bien connue, le paracétamol entraîne une insuffisance rénale par nécrose tubulaire aigüe • La N-acétyl-cystéine est l'antidote et doit être administrée avant l'apparition de la cytolyse • Une transplantation hépatique s'envisage dès que le TP est <40%
	B -	V	
	C -	F	
	D -	V	
	E -	F	
QCM 7	A -	F	• Il s'agit d'une récidive de la crise en peu de temps : un traitement anti-convulsivant est indiqué • Chez l'enfant, le diazépam (VALIUM®) s'administre en intra-rectal
	B -	F	
	C -	F	
	D -	V	
	E -	F	
QCM 8	A -	F	• Attention, la prescription de Lariam® pourrait valoir un bon gros zéro = contre-indication absolue du fait de l'antécédent de convulsion (très récente qui plus est !!) • Les cyclines sont contre-indiqués chez l'enfant !! • La malarone est valable quel que soit l'âge et la zone = pourquoi s'embêter à en retenir un autre ?
	B -	V	
	C -	F	
	D -	F	
	E -	F	
QCM 9	A -	F	• A connaître • Manquent fièvre jaune et varcielle • Le rotavirus est responsable des gastro-entérites du nourrisson et de décès dans les PVD
	B -	F	
	C -	V	
	D -	V	
	E -	V	
QCM 10	A -	F	• Il existe des contre-indications différentes selon chaque vaccin (ex: certaines chimio) • Certains vaccins peuvent tout de même être réalisés (ex: VIH avec CD4>200/mm3) • Attention JAMAIS DE BCG CHEZ UN VIH • Rubéole, rougeole et varicelle = en pré-conceptionnel ou post partum ! • Risque des Immunoglobulines = inefficacité du vaccin
	B -	V	
	C -	V	
	D -	F	
	E -	V	

Chaque réponse est cotée 2 points
Total du dossier QCM sur 100

	QRF QRNF	**Grille de correction QRF & QRNF** (Questions à réponses fermées et non fermées)	
1	*Grille par question du dossier QRF & QRNF*	Le sous-total de cette question est de ➡	**14**

- Antibiothérapie Per Os — 2
- Probabiliste — 1
- Active contre le pneumocoque — 1
- Respectant l'allergie aux pénicillines — 2
- Cefpodoxime (ORELOX®) — 7
- Pendant 5 jours — 2

Commentaires : Attention aux douleurs abdo chez l'enfant = elles peuvent cacher n'importe quelle symptomatologie. Les otites qui donnent des douleurs abdominales ne sont pas si rares
Cefpodoxime = seule C3G avec bonne biodisponibilité orale (avec l'OROKEN®). Les autres C3G ne diffusent pas bien = on n'hésite pas à les balancer en IV

2	*Grille par question du dossier QRF & QRNF*	Le sous-total de cette question est de ➡	**10**

- Prurit isolé — 2
- Urticaire — 2
- Œdème de Quincke — 2
- Bronchospasme — 1
- **CHOC ANAPHYLACTIQUE (PMZ)** voir décès — 3

Commentaires : Diverses réactions existent dans l'allergie aux pénicilline, mais il s'agit des manifestations cliniques les plus "classiques" et les plus fréquentes (allergie IgE médiée ou hypersensibilité de type 1)

3	*Grille par question du dossier QRF & QRNF*	Le sous-total de cette question est de ➡	**20**

- Chercher des **signes de gravité** : — 3
  - Prise des constantes, auscultation pulmonaire, examen ORL — -
- Mesures de pharmacovigilance : — -
  - **Arrêt immédiat du cefpodoxime** — 3
  - **Contacter la pharmacovigilance** — 2
  - Noter l'allergie de façon visible dans le **carnet de santé** / contacter le pédiatre référent — 1
  - **Contre-indication à vie aux bêta-lactamines** — 2
- Traitement de l'otite : — -
  - **Cotrimoxazole PO** — 4
  - Pendant 5jours — 3
  - **Si paracentèse : ZÉRO** — 0
- A distance : **enquête allergologique** indispensable — 2
  - Prick-Tests — -
  - 4 à 6 semaines après l'épisode et en dehors de toute prise d'antihistaminique — -

Commentaires : Paracentèse uniquement si 2ème échec antibiotique. Dans ce contexte le pauvre bonhomme n'a même pas eu le temps d'en essayer un jusqu'au bout…
Les questions du type "que faites-vous?" sont très pénibles, il faut essayer de les organiser à votre manière et surtout ne pas se perdre dans du blabla inutile (du genre: mise à jour du calendrier vaccinal, éducation des parents, … ce ne sont pas des priorités ici!)

4	*Grille par question du dossier QRF & QRNF*	Le sous-total de cette question est de ➡	**12**

- Métoclopramide — -
  - Anti-émétique indiqué dans les **vomissements** — 1
  - Mais **CONTRE-INDICATION ABSOLUE CHEZ L'ENFANT (PMZ)** — 4
  - Car **neuroleptique** caché — 2
- Spasfon® — -
  - Indiqué dans les douleurs abdominales d'origine spasmodique — -
  - **Inutile** ici car **pas de notion de douleur abdominale** — 1
- Racécadotril — -
  - **Antidiarrhéique antisécrétoire** — 1
  - Indiqué chez l'enfant notemment de gastro-entérite aigüe d'origine virale — -
  - Mais **pas de diarrhée ici donc inutile** — 3

Commentaires : C'est difficile de prendre le pli au début, mais ancrez bien le fait que les questions du types "commentez" appellent tout types de commentaires, positifs et négatifs (donc les indications, le type de médicament, la posologie etc)

5 *Grille par question du dossier QRF & QRNF* — Le sous-total de cette question est de ➧	**8**
• Le Poids __Commentaires__ : *A question courte, réponse courte, n'ayez pas peur parfois il n'y a aucune équivoque*	8
6 *Grille par question du dossier QRF & QRNF* — Le sous-total de cette question est de ➧	**8**
• NaCl 0,9% IV	3
• 20ml/kg sur 20min	3
• puis à adapter au ionogramme et à la perte de poids	2
7 *Grille par question du dossier QRF & QRNF* — Le sous-total de cette question est de ➧	**14**
• Antipyrétique	1
o Paracétamol	3
o Per Os, en dose-poids	2
o **7,5mg/kg en 4 prises** soit 30mg toutes les 6h	4
• Mesures associés à la fièvre	-
o T°C ambiante 19°C	1
o Ne pas surcouvrir	1
o Bonne hydratation	2
__Commentaires__ : *Par prudence, on essaie d'indiquer la classe quand on vous demande un médicament précis. Le paracétamol n'est pas le seul antipyrétique*	
8 *Grille par question du dossier QRF & QRNF* — Le sous-total de cette question est de ➧	**14**
• Vaccin hexavalent (**DTP, coqueluche acellulaire, haemophilus influenzae b, VHB, pneumocoque conjugué**) OU pentavalent et pneumocoque-conjugué	2x6
• **3 injections à 2 mois, 4 mois, 11 mois**	2
__Commentaires__ : *Le nouveau calendrier vaccinal est très simplifié !*	

Total du dossier QRF & QRNF sur 100

Fiche SYNTHESE
CALENDRIER VACCINAL SIMPLIFIÉ - BEH 2013

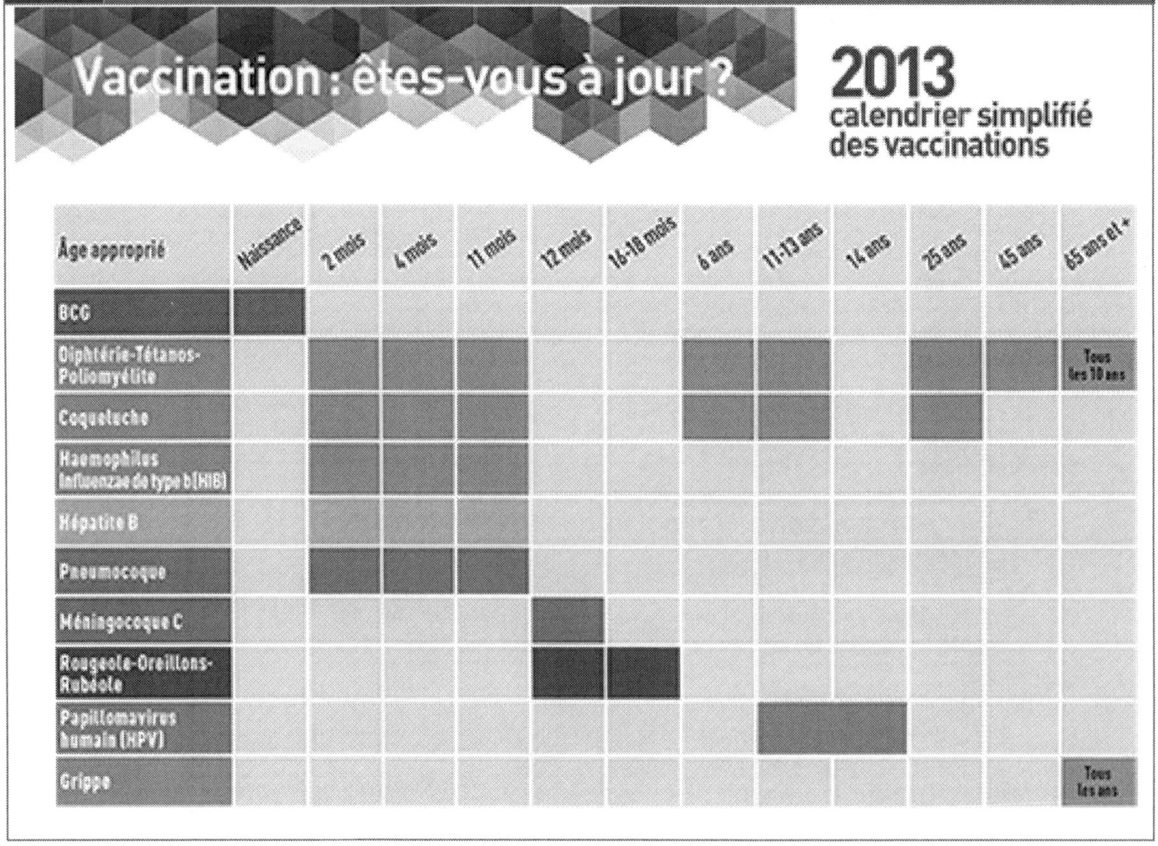

Fiche CONSENSUS

Prise en charge de la toux aigüe chez le nourrisson de moins de 2 ans - Afssaps 2010

- La toux est un symptôme fréquent chez le nourrisson (enfants de moins de deux ans)
- Elle constitue un réflexe naturel de défense de l'organisme qu'il convient de respecter
- La toux aiguë du nourrisson est liée le plus souvent à une simple infection virale des voies respiratoires (rhinopharyngite, bronchite)
- Au cours de leurs 2 premières années de vie, les nourrissons en bonne santé feront de fréquents épisodes d'infection des voies respiratoires associée à une toux. Dans la majorité des cas, la toux disparaîtra dans un délai maximal de 10 à 14 jours. Dans certains cas, elle pourra régresser plus lentement en 3 à 4 semaines sans pour autant être liée à une complication, qu'il conviendra cependant d'éliminer
- Un interrogatoire et un examen clinique rechercheront des signes de gravité et élimineront une cause sous jacente ou une affection associée nécessitant une prise en charge spécifique adaptée
- De simples mesures d'hygiène (éviction du tabac dans les pièces, désencombrement des fosses nasales en cas de rhinite associée..) seront préconisées
- Il n'y a pas lieu de prescrire d'antitussifs chez le nourrisson
- Aucune spécialité utilisée dans la toux chez le nourrisson n'a démontré qu'elle diminuait la durée et l'intensité des épisodes de toux ; de plus, ces spécialités présentent dans certains cas des effets indésirables
- Les mucolytiques, les mucofluidifiants et l'hélicidine sont contre-indiqués chez le nourrisson depuis le 29 avril 2010
- Il n'y a pas lieu de prescrire des antibiotiques, des bronchodilatateurs inhalés, des corticoïdes par voie générale ou inhalée, et/ou des antisécrétoires gastriques, en cas de toux aiguë due à une rhinopharyngite non compliquée, une pharyngite, une bronchite aiguë, une trachéite, une laryngite non dyspnéïsante, ni même au cours du premier ou du deuxième épisode de bronchiolite aiguë du nourrisson
- Il est nécessaire d'informer les parents d'une part, sur l'évolution habituelle de la toux et l'apparition de signes éventuels devant inciter à consulter à nouveau et d'autre part, sur l'absence d'intérêt des antitussifs

ITEMS TOMBES

Dossier QRF & QRNF			Intitulé de l'item (Programme avant l'ECN 2015)
Partie	Module	N°	
I	11	194	Diarrhée aiguë et déshydratation chez le nourrisson, l'enfant et l'adulte
I	7	76	Vaccinations
I	3	66	Thérapeutiques antalgiques

Dossier QCM		Intitulé de l'item (Programme après l'ECN 2016)
UE	N°	
10	326	Prescriptions et surveillance des antalgiques
8	283	Diarrhée aiguë et déshydratation chez le nourrisson, l'enfant et l'adulte
6	143	Vaccinations

N° 11

Après 2016

Avant 2015

MON DOSSIER PASSERELLE

Je choisis mon type d'évaluation en fonction de la date de mon concours

	ECN avant 2015	ECN après 2016
QRF QRNF	+++	+ /- Pour comprendre ! Pour certains partiels !
QCM	-	+++

Vous faites la visite un samedi matin vous êtes seul avec votre externe. Ce dernier, un peu maniaque, vous ennuie franchement avec toutes ses questions bien trop matinales. Stressé par l'ECN, il s'est mis dans la tête de ressortir de stage avec toutes les connaissances nécessaires en matière de cadre législatif des médicaments et des prescriptions. En plus, ce n'est vraiment pas votre fort...

Dossier QCM
(Questions à choix multiples)

QCM 1 – A quoi correspondent les médicaments sur liste 2 ?

A - Médicaments soumis à prescription
B - Médicaments en vente libre en pharmacie
C - Médicaments incompatibles avec la conduite automobile
D - Médicaments comportant des risques iatrogènes théoriques
E - Médicaments à ordonnance renouvelable

QCM 2 – A quoi peuvent correspondre les médicaments à prescription restreinte ?

A - Réservés à l'usage hostpitalier
B - Nécessitant une surveillance particulière
C - A prescription initiale hospitalière
D - Nécessitant une compétence particulière
E - A prescription annuelle unique

QCM 3 – Parmi les suivants, lesquels sont des médicaments "non listés" ?

A - Paracétamol
B - Ibuprofène
C - Métoclopramide
D - Phloroglucinol (Spasfon®)
E - DAFALGAN® codéiné

QCM 4 – Chez un patient en ALD, de quelle ordonnance aurez-vous besoin pour qu'il soit exonéré à 100% ?

A - Simple
B - Sécurisée
C - Bizone
D - De médicament d'exception
E - De médicament incroyable

QCM 5 – Quels sont les principes de prescription médicamenteuse chez un sujet âgé ?

A - Réévaluer l'indication
B - Rechercher des interactions médicamenteuses
C - Maximiser le traitement pour le confort
D - Pas de bilan préthérapeutique systématique
E - Eduquer le patient et ses proches à l'observance, l'automédication, les effets indésirables

Dossier QRF & QRNF
(Questions à réponses fermées et non fermées)

Question à réponse fermée (et non) 1 :
Sa première question concerne la pharmacovigilance. Quelle est la démarche pour déclarer un médicament suspect d'effet indésirable grave à la pharmacovigilance ?

Question à réponse fermée (et non) 2 :
Vous passez dans la chambre de M. Mehdi KAMAN qui est hospitalisé pour une automédication en benzodiazépines ayant entraîné une dépression respiratoire. Comment sont délivrés les stupéfiants ?

Question à réponse fermée (et non) 3 :
Quels sont les risques liés à l'automédication ?

Question à réponse fermée (et non) 4 :
Quelles sont les 4 phases de développement d'un médicament ? Décrire brièvement chacune d'entre elle.

Question à réponse fermée (et non) 5 :
Qu'est-ce qu'un médicament générique ?

Question à réponse fermée (et non) 6 :
Vous répondez parfaitement à toute ses questions (d'ailleurs cela vous étonne vous-même). Il est sûr de vous piéger avec celle-là. A quoi correspondent le SMR et l'ASMR ?

QCM 6	Quels sont les éléments obligatoires que doit comporter une ordonnance simple ?

A - Nom et prénom du patient
B - Adresse
C - Nombre de médicaments prescrits
D - Posologie en toutes lettres
E - Date et signature

QCM 7	Quels sont les éléments obligatoires que doit comporter une ordonnance sécurisée ?

A - Nom et prénom du patient
B - Adresse
C - Nombre de médicaments prescrit
D - Posologie en toutes lettres
E - Date et signature

QCM 8	Quelles sont les caractéristiques d'un médicament placebo ?

A - Substance dépourvue de propriété pharmacologique
B - Prescription réservée aux essais thérapeutiques
C - Utilisé s'il n'existe pas de traitement prouvé pour la pathologie étudiée
D - Substance pouvant obtenir une AMM
E - Utilisé pour des maladies peu graves ou transitoires

QCM 9	Quels professionnels de santé disposent d'un droit de prescription ?

A - Masseurs-kinésithérapeuthes
B - Sage-femmes
C - Infirmiers
D - Pédicures-podologues
E - Chirurgien-dentistes

QCM 10	Quels sont les différents rôles de l'ANSM (ex-Afssaps) ?

A - Evaluer les déclarations d'effets indésirables
B - Coordonner l'activité des centres régionaux de pharmacovigilance
C - Développer de nouveaux médicaments à meilleure tolérance
D - Informer les professionnels de santé des recommandations établies
E - Peut délivrer l'AMM d'un médicament

☑		QCM	Grille de correction QCM (Questions à choix multiples)
QCM 1	A -	V	• Les médicaments “listés” sont dits substances “vénéneuses” et sont soumis à une prescription obligatoire, car ils comportent un risque théorique (toxique, tératogène,...) • La liste 1 comporte en pratique plus de risques que la liste 2 • La différence entre listes 1 et 2 est le renouvellement possible de l’ordonnance pour les médicaments de liste 2 sans mention prélable
	B -	F	
	C -	F	
	D -	V	
	E -	V	
QCM 2	A -	V	• Encore une question de cours • Certains médicaments ne sont prescrits qu’à l’hôpital, ou par un médecin spécialiste, voire imposant une surveillance biologique obligatoire...
	B -	V	
	C -	V	
	D -	V	
	E -	F	
QCM 3	A -	V	• Un peu de culture générale cette fois • Le paracétamol n’est pas soumis à prescription médicale • C’est par contre le cas des antalgiques de paliers 2, des AINS, des neuroleptiques...
	B -	F	
	C -	F	
	D -	V	
	E -	F	
QCM 4	A -	F	• Les ordonnances bizones comportent une partie supérieure avec les prescriptions en rapport avec l’affection longue durée, pour lesquelles il y a une prise en charge à 100%, et une partie inférieure “classique”
	B -	F	
	C -	V	
	D -	F	
	E -	F	
QCM 5	A -	V	• La iatrogénie chez le sujet âgé est un problème trop fréquent • On veut réduire un maximum le nombre de prescription et on évalue toujours le rapport bénéfice/risque • On peut s’aider de la démarche DICTIAS, 7 questions à se poser avant toute prescription chez une personne âgée: o **D**iagnostic: bien établi ? o **I**ndication: correcte ? o **C**ontre-indications: existent-elles ? o **T**olérance: existe t-il un médicament avec une meilleure tolérance pour cette indication ? o **I**nteractions : avec les autres médicaments ? o **A**justement de la posologie: selon le patient ? o **S**écurité-suivi: le patient peut il utiliser le médicament sans se tromper ?
	B -	V	
	C -	F	
	D -	F	
	E -	V	
QCM 6	A -	V	• L’adresse n’est pas obligatoire • Les coordonnées formelles du médecin prescripteur et du patient sont obligatoires • Le nombre de médicaments prescrits n’est pas obligatoirement spécifié • La prescription peut être renouvelable ou non (on s’aide de la mention QSP: quantité suffisante pour)
	B -	F	
	C -	F	
	D -	F	
	E -	V	
QCM 7	A -	V	• Une ordonnance est dite “sécurisée” car elle est faite d’un papier filigrané infalsifiable • Toutes les posologies apparaissent en toutes lettres, sans chiffre • La prescription est limitée à 28 jours (ou 7 ou 14 maximum) • Il existe un cadre rouge en bas à droite où le médecin doit préciser le méduicament prescrit (seule exception où l’orodnnance comporte des chiffres)
	B -	V	
	C -	V	
	D -	V	
	E -	V	
QCM 8	A -	V	• Des placebos peuvent etre donnés dans certaines indications (ex: patient psy très demandeur, anxieux) • Ils n’ont pas d’AMM
	B -	F	
	C -	V	
	D -	F	
	E -	V	
QCM 9	A -	V	• Tous peuvent prescrire ! Et oui ! • Les kinés prescrivent des dispositifs médicaux comme des ceintures lombaires • Les sages femmes ont une pharmacopée importante incluant contraception, ... • Les infirmiers peuvent renouveler certaines ordonnances, etc.
	B -	V	
	C -	V	
	D -	V	
	E -	V	

QCM 10			
	A -	V	
	B -	V	
	C -	F	• Le rôle principal de l'ANSM correspond à celui de la PHARMACOVIGILANCE
	D -	V	
	E -	V	

Chaque réponse est cotée 2 points
Total du dossier QCM sur 100

QRF QRNF — Grille de correction QRF & QRNF (Questions à réponses fermées et non fermées)

1	*Grille par question du dossier QRF & QRNF* — Le sous-total de cette question est de ➧	**12**

	• Compléter la **fiche de pharmacovigilance**
	    o Ou faire une déclaration sur papier libre
	• Transmettre les **informations au centre régional de pharmacovigilance** (CRPV)
	    o D'abord par **téléphone**
	    o Puis par **courrier**
	    o Produit suspecté, identification du patient et du prescripteur
	    o **Nature de l'effet indésirable**
	<u>Commentaires</u> : *Il s'agit d'une démarche évolutive dans le temps; attention il s'agit là de la démarche des professionnels de santé mais les patients et les pharmaciens peuvent également participer à la déclaration*
		4
		-
		4
		1
		1
		-
		2

2	*Grille par question du dossier QRF & QRNF* — Le sous-total de cette question est de ➧	**20**
	• **ORDONNANCE SÉCURISÉE (PMZ)** • Identification du **patient, adresse** • Identification du **prescripteur, cachet** • Presciption et posologie **en toutes lettres,** pas de chiffre • Noter le **nombre de médicaments** prescrits • Durée de la prescription limitée à **28 jours maximum** (parfois 7 ou 14 jours) • **Date et signature** <u>Commentaires</u> : *Les ordonnances sécurisées ont un numéro d'identification par lot d'ordonnances*	5 2 2 3 3 4 1

3	*Grille par question du dossier QRF & QRNF* — Le sous-total de cette question est de ➧	**18**

	• **Retard diagnostique** et aggravation de la pathologie initiale
	• **Inefficacité thérapeutique**
	• Dangers liés à la substance :
	    o **Surdosage et intoxication**
	    o **Interactions** médicamenteuses
	    o Non respect des **contre-indications**
	    o **Allergie**
	• **Relation médecin-malade faussée**
		4
		3
		-
		2
		3
		2
		2
		2

4	*Grille par question du dossier QRF & QRNF* — Le sous-total de cette question est de ➧	**22**

	• Phase I : étude de la **toxicité** et de la tolérance
	    o **Volontaires sains** en petit nombre
	    o Etude de la **dose maximale tolérée**
	• Phase II : étude de **l'efficacité pharmacologique**
	    o **Volontaires malades** en nombre limité
	    o Etude de la **pharmacocinétique et de la pharmacodynamie**
	• Phase III : étude de la **supériorité thérapeutique**
	    o **Essai thérapeutique**
	    o Grand nombre de sujets malades
	    o Etude de l'**efficacité** (supériorité par rapport à un traitement de référence ou placebo)
	    o Etude de la **sécurité** (effet indésirable, balance bénéfice/risque)
	• Phase IV : **Pharmacovigilance**
	    o **Après l'AMM**
	    o Recherche d'effets indésirables
		2
		1
		3
		2
		1
		2
		2
		2
		-
		1
		1
		3
		2
		-

5	*Grille par question du dossier QRF & QRNF* Le sous-total de cette question est de ➧	**14**
•	Spécialité qui a la **même composition qualitative et quantitative** en principe actif	2
	o La **même forme pharmaceutique**	2
	o Par rapport à une autre spécialité	-
•	Dont la **bioéquivalence** a été démontrée	5
•	Et pour lequel le pharmacien possède un **droit de substitution**	3
•	Sauf si précède la **mention « non substituable »**	2
	<u>Commentaires</u> : *Le but des génériques est une économie du coût de la santé*	

6	*Grille par question du dossier QRF & QRNF* Le sous-total de cette question est de ➧	**14**
•	SMR = Service Médical Rendu	2
	o Intérêt clinique du médicament	1
	o Impact en terme de santé publique	1
	o Déterminé par la comission de transparence (HAS)	3
	o Conditionne le taux de remboursement du médicament	2
•	ASMR = Amélioration du Service Médical Rendu	2
	o Compare le SMR par rapport aux autres médicaments de la même classe	2
	o Elément qui intervient dans la fixation du **prix** du médicament	1
	<u>Commentaires</u> : *Un niveau d'ASMR 5 ne veut pas dire que le médicament est mauvais mais simplement qu'il existe déjà des spécialités d'intérêt équivalent (ex: les génériques!!)*	

Total du dossier QRF & QRNF sur 100

Fiche CONSENSUS
Les 7 règles d'or de l'automédication (message Afssaps)

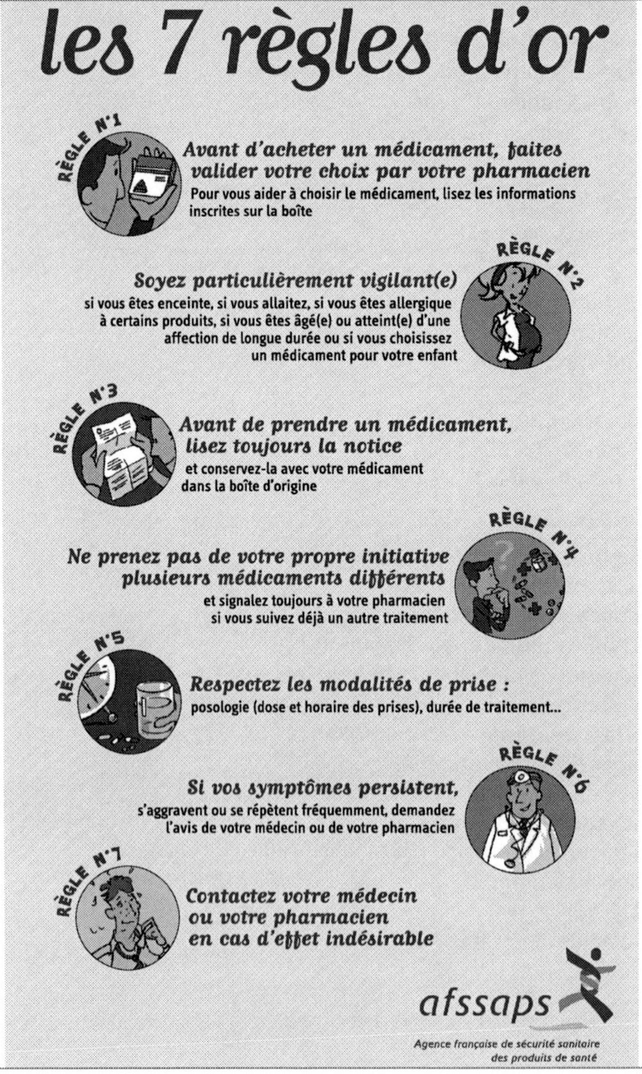

ITEMS TOMBES			
Dossier QRF & QRNF			**Intitulé de l'item** (Programme avant l'ECN 2015)
Partie	**Module**	**N°**	
I	M11	167	Thérapeutiques médicamenteuses et non médicamenteuses. Cadre réglementaire de la prescription thérapeutique et recommandations
I	M11	168	Effet placebo et médicaments placebo
Dossier QCM			**Intitulé de l'item** (Programme après l'ECN 2016)
UE	**N°**		
10	323		Cadre réglementaire de la prescription thérapeutique et des recommandations de bon usage
10	323		Identification et gestion des risques liés aux médicaments et aux biomatériaux, risques iatrogènes, erreurs médicamenteuses

Je choisis mon type d'évaluation — en fonction de la date de mon concours

	ECN avant 2015	ECN après 2016
QRF QRNF	+++	+ /- Pour comprendre ! Pour certains partiels !
QCM	-	+++

Vous recevez M. Hubert KULOZE et sa famille au centre d'accueil des migrants. Ce monsieur d'origine camerounaise, en situation irrégulière demandeur d'asile, vit en France depuis 8 mois et travaille dans une entreprise de nettoyage mais ses revenus sont limités. Sa femme Nadjela et son fils de 4 ans Kouodjou viennent de le rejoindre. Ils vivent tous dans un petit studio.

Ils n'ont pas le souvenir d'avoir d'avoir fait des vaccins. M. KULOZE est inquiet car sa femme tousse depuis 3 mois et a beaucoup maigri. Elle crache parfois du sang. Kouodjou et lui-même ne toussent pas mais se plaignent d'un prurit généralisé. On réalise entre autres une IDR et une radiographie thoracique pour toute la famille. L'IDR de Hubert est mesurée à 5mm, celle de Kouodjou à 3mm et celle de Nadjela à 16mm.

La radiographie pulmonaire de la mère est la suivante :

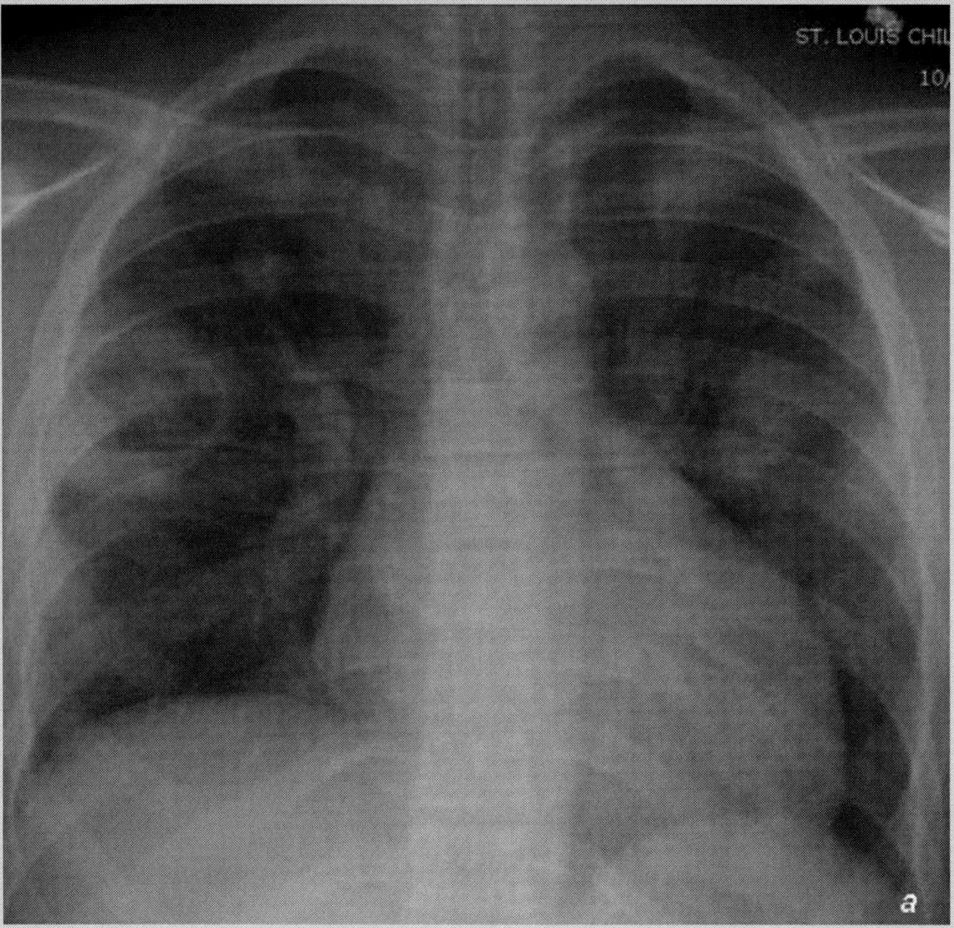

Dossier QCM
(Questions à choix multiples)

QCM 1	Quels vaccins aurait du avoir Kouodjou ?

A - BCG 1 injection intradermique

B - DTP-Ca 3 injections à 2,3,4 mois puis rappel à 16-18mois

C - DTP-Ca 3 injections à 2-4-11mois

D - ROR 1ère dose à 1an 2ème dose à 16-18mois

E - Pneumocoque conjugué 1 dose à 12mois

Dossier QRF & QRNF
(Questions à réponses fermées et non fermées)

Question à réponse fermée (et non) 1 :

Quels points essentiels abordez-vous lors de cette consultation avec la mère ?

Question à réponse fermée (et non) 2 :

Interprêtez la radiographie thoracique. Quel est votre diagnostic ?

QCM 2	Comment interprêtez-vous son IDR en fonction de ses antécédents ?

A - Primo-infection tuberculeuse
B - Infection-tuberculeuse latente
C - Pas de tuberculose *a priori*
D - Profil vaccinal
E - N'élimine pas une tuberculose sans la radiographie

QCM 3	Quelles sont les indications à réaliser un test au QuantiFERON® ?

A - Aide au diagnostic d'une forme extra-pulmonaire
B - Avant la vaccination par le BCG chez l'enfant
C - Dans le bilan pré-thérapeutique des anti-TNFα
D - Enquête autour d'un cas
E - Pour le suivi d'une maladie tuberculeuse

QCM 4	Vous vaccinez finalement le petit contre le BCG. Vous confirmez chez Nadjela une tuberculose ganglionnaire que vous traitez. Quels sont les effets indésirables les plus fréquents de l'isoniazide ?

A - Trouble de la vision des couleurs
B - Hyperuricémie
C - Cytolyse hépatique
D - Neuropathie périphérique
E - Anémie hémolytique

QCM 5	Quels sont les effets indésirables les plus fréquents de l'éthambutol ?

A - Névrite optique
B - Hyperuricémie
C - Cytolyse hépatique
D - Induction enzymatique
E - Inhibition enzymatique

QCM 6	Vous contrôlez l'INR de Kouodjou à 3mois qui mesure 9 mm. Quel est votre traitement ?

A - Izoniazide (IZN) + Rifampicine (RMP) 6 mois
B - IZN + RMP 3 mois
C - Aucun traitement
D - Quadrithérapie avec IZN, RMP, ethambutol (EMB) et pyrazinamide (PZA) 2 mois puis IZN-RMP 4 mois
E - IZN + RMP + PZA 3 mois

QCM 7	4 mois plus tard, la mère vous sollicite car elle souhaite prendre une contraception. Lesquelles pouvez-vous lui proposer ?

A - Mécanique : préservatif
B - Pilule oestroprogestative microdosée
C - Microprogestatif oral
D - Dispositif intra-utérin
E - Progestatif en implant sous-cutanée (NEXPLANON®)

<u>Question à réponse fermée (et non) 3 :</u>
Le diagnostic est confirmé. Quel est votre bilan pré-thérapeutique ?

<u>Question à réponse fermée (et non) 4 :</u>
Votre bilan retrouve des hCG à 43 059 UI. Une grossesse intra-utérine à 11SA est confirmée par échographie. Quel est votre traitement médicamenteux (sans la surveillance) ?

<u>Question à réponse fermée (et non) 5 :</u>
Vous vous occupez désormais de Hubert et Kouodjou. A l'examen, vous ne notez que des stries fines sur les mains du papa, accompagnées de vésicules ainsi que des excoriations. Tous les 2 se grattent beaucoup. Quelle est votre proposition thérapeutique ?

<u>Question à réponse fermée (et non) 6 :</u>
3 mois plus tard, le bilan biologique de Nadjela retrouve : Hb 11,7g/dL, GB 11000/mL, Na+ 138mmol/L, K+ 3,5mmol/L, ASAT 8N ALAT 9N. Quels sont les 2 médicaments potentiellement responsables de ce bilan et quelles sont vos modifications thérapeutiques ?

<u>Question à réponse fermée (et non) 7 :</u>
Quels sont les 4 vaccins recommandés chez elle ?

<u>Question à réponse fermée (et non) 8 :</u>
Finalement l'enfant naît à 36 SA. L'accouchement se déroule sans problème par voie basse. A J2, l'enfant paraît grognon et agité. Il présente une détresse respiratoire. La radiographie thoracique est normale. La mère présente un pic fébrile à 38,8°C mais l'enfant est apyrétique. Quel est votre diagnostic (sans justifier) et quel est votre traitement ?

QCM 8	**Vous avez diagnostiqué une scabiose dans la famille. Quelles sont les lésions secondaires au grattage ?**

A - Nodules scabieux
B - Excoriations
C - Vésicules perlées
D - Lichenification
E - Eczématisation

QCM 9	**Ils souhaitent retourner au Cameroune pour les vacances. Sachant qu'il s'agit d'une zone III, quel(s) schéma(s) prophylactique(s) antipaludéen(s) pouvez-vous leur proposer ?**

A - Atovaquone-proguanil : 1x/jour puis 1 semaine après la fin du séjour
B - Méfloquine : 10 jours avant, 1x/semaine puis 3 semaines après le séjour
C - Méfloquine : 10 jours avant, 1x/jour puis 3 semaines après le séjour
D - Chloroquine : 1x/jour puis 1 mois après la fin du séjour
E - Doxycycline : 1x/jour

QCM 10	**A quelle couverture sociale M. KULOZE peut-il prétendre ?**

A - Sécurité sociale régime salarié
B - CMU
C - CMU complémentaire
D - AME
E - Allocations familiales

☑		QCM	Grille de correction QCM (Questions à choix multiples)
QCM 1	A -	V	• Du déjà-vu: le nouveau calendrier est très facile à apprendre ! • Le pneumocoque comporte le même schéma que le DTP = 2-4-11 • Méningo C = à 1 an • BCG = chez toute population à risque (continent africain considéré comme tel)
	B -	F	
	C -	V	
	D -	V	
	E -	F	
QCM 2	A -	F	• Les deux réponses vraies peuvent vous sembler contradictoires • L'IDR de cet enfant est négatif car il est <5mm en l'absence de vaccination • Il est donc a priori indemne de tuberculose • Mais attention ! Un IDR négatif n'élimine pas formellement une tuberculose c'est pourquoi on prescrit toujours le couple IDR-Thorax pour dépister les cas contacts
	B -	F	
	C -	V	
	D -	F	
	E -	V	
QCM 3	A -	V	• Quantiféron = pas validé chez l'enfant = IDR avant tout BCG • Comme l'IDR il permet un dépistage des infection tuberculeuse latentes • Il peut être utile au diagnostic de tuberculoses extrapulmonaires • Il n'est pas validé pour un diagnostic formel ou un suivi de la maladie…
	B -	F	
	C -	V	
	D -	V	
	E -	F	
QCM 4	A -	F	• Isoniazide = CYTOLYSE avec le pyrazinamide. LE paramètre à surveiller • C'est l'éthambutol qui est responsable de dyschromatopsies • C'est surtout le Pyrazinamide qui donne des hyperuricémies, rarement symptomatiques. Dans le suivi du traitement l'hyperuricémie est symbole d'OBSERVANCE
	B -	F	
	C -	V	
	D -	V	
	E -	F	
QCM 5	A -	V	• C'est la rifampicine qui est inductrice enzymatique • Une névrite optique rétrobulbaire (NORB) donne les même lésion que dans la SEP: Scotome, dyschromatopsie rouge/vert, BAV…
	B -	F	
	C -	F	
	D -	F	
	E -	F	
QCM 6	A -	F	• Il ne s'agit PAS d'un virage tuberculinique !!! • Le petit a reçu son vaccin contre le BCG entre temps = c'est normal que l'IDR augmente ! • Aucun diagnostic d'ITL = pas de traitement
	B -	F	
	C -	V	
	D -	F	
	E -	F	
QCM 7	A -	V	• La mère est traitée pour une tuberculose maladie: elle prend de la rifampicine • RIFAMPICINE = INDUCTEUR ENZYMATIQUE !!!!!!!! (le plus puissant de tous les inducteurs, peut-être le seul à retenir) • Donc pas d'oestroprogestatif ou de microprogestatif = risque d'inefficacité donc de grossesse
	B -	F	
	C -	F	
	D -	V	
	E -	F	

QCM 8	A -	F	• Attention les nodules scabieux, les stries et les vésicules perlées sont des lésions SPÉCIFIQUES de la gale
			• De façon générale les lésions secondaires au grattage en dermato sont (allez encore un petit mémo): **DÉPILÉ**
			  ○ **D**ermographisme (si urticaire)
			  ○ **E**xcoriations et stries linéaires
			  ○ **P**rurigo = papulo-vésicules érythémateuses
			  ○ **I**mpétiginisation
			  ○ **L**ichenification
			  ○ **E**czématisation

	B -	V	
	C -	F	
	D -	V	
	E -	V	
QCM 9	A -	V	• Voici les 3 schéma à connaître • La chloroquine n'est valable qu'en zone 1 • La méfloquine a une mauvais tolérance neuropsychologique (cauchemars, angoisse) donc on la "teste" 10jours avant
	B -	V	
	C -	F	
	D -	F	
	E -	V	

QCM 10			
	A -	F	• Situation irrégulière donc ne peut pas prétendre à la CMU • Réside et travaille en france depuis au moins 3 mois donc étant en situation irrégulière il est candidat à l'Aide médicale d'état • Les allocatons familiales sont aussi possibles sous certaines conditions
	B -	F	
	C -	F	
	D -	V	
	E -	V	

Chaque réponse est cotée 2 points
Total du dossier QCM sur 100

Grille de correction QRF & QRNF
(Questions à réponses fermées et non fermées)

1	*Grille par question du dossier QRF & QRNF* — Le sous-total de cette question est de ➨	**15**
	• **Antécédents** personnels	2
	o Vaccinations	-
	• Prises médicamenteuses : **CONTRACEPTION (PMZ)**	3
	• **Rapports sexuels protégés** / utilisation du préservatif	1
	• Anamnèse :	-
	o Notion de **contage tuberculeux**	2
	o Sueurs nocturnes, poids antérieur	-
	o Notion de **prurit** / examen **dermatologique / lésions de gale**	1
	• Examen physique	-
	• Rechercher d'autres pathologies infectieuses des migrants :	-
	o **Virales** : VIH, hépatites	2
	o **Bactériennes** : IST	1
	o **Parasitaires** : paludisme, parasitoses intestinales	2
	o **Fongiques** : dermatophytie / teigne	1
	<u>Commentaires</u> : *L'item "pathologie infectieuse chez les migrants" est assez difficile mais pourrait faire un excellent début de cas transversal à l'ECN. Un seul mot d'ordre = TOUJOURS RECHERCHER UN CONTAGE TUBERCULEUX CHEZ UN MIGRANT*	

2	*Grille par question du dossier QRF & QRNF* — Le sous-total de cette question est de ➨	**15**
	• Radiographie pulmonaire de face en inspiration	1
	• Opacités réticulo-nodulaires diffuses	3
	• Opacité unique arrondie excavée	1
	o Du lobe moyen droit	1
	o Avec petit niveau hydroaérique	-
	o Caverne tuberculeuse	2
	• Adénopathies médiastinales	2
	• Culs-de-sac pleuraux libres / absence d'épanchement	1
	• Légère asymétrie des coupoles diaphragmatiques, non spécifique	-
	• Cardiomégalie	-
	• Tuberculose pulmonaire	4
	<u>Commentaires</u> : *En radio à l'ECN, on décrit les éléments négatifs (pas d'épanchement) et on n'hésite pas à marquer les éléments plus difficiles à voir en fonction de la pathologie (donc on ressort le tiroir même si on ne voit rien!)*	

3	*Grille par question du dossier QRF & QRNF* — Le sous-total de cette question est de ➨	**14**
	• En hospitalisation	1
	• **APRÈS ISOLEMENT RESPIRATOIRE (PMZ)**	2
	• NFSpq-ionogramme	1
	• Créatininémie	2
	• Bilan hépatique : ASAT/ALAT, gammaGT, PAL	3
	• Consultation ophtalmo / vision des couleurs	2
	• Bêta-hCG	2
	• ECBU : rechercher une localisation extrapulmonaire	-
	• Sérologies VIH 1 et 2 : rechercher une coinfection	1
	<u>Commentaires</u> : *Toujours recontextualiser un cas clinique. Cette femme devra OBLIGATOIREMENT être hospitalisée et isolée à un moment donné. C'est un peu difficile d'y penser sur une question de bilan pré-thérapeutique, mais dans un dossier de tuberculose posez-vous bien la question car il faudra forcément le caler quelque part*	

4	*Grille par question du dossier QRF & QRNF* — Le sous-total de cette question est de ➡	**16**
	• Quadrithérapie antituberculeuse :	
	o **Isoniazide**	2
	o **Rifampicine**	2
	o **Ethambutol**	2
	o **Pyrazinamide**	2
	o **Pendant les 2 premiers mois**	1
	• Puis **bithérapie isoniazide-rifampicine**	2
	o Pendant **4 mois / durée totale 6 mois**	1
	• **Per os 1x/jour, le matin à jeûn**	1
	• **Supplémentation vitaminique :** folates, B12, B6 (prévention des neuropathie de l'izoniaside) et K1 (3ème trimestre, prévention de la maladie hémorragique du nouveau né)	3
	Commentaires : Si isolement mis à la question 4, ne pas compter le PMZ *Désormais tous les antituberculeux sont utilisables chez la femme enceinte (c'est plus facile). Source:* **www.lecrat.org** *. On n'oublie pas la déclaration obligatoire !*	
5	*Grille par question du dossier QRF & QRNF* — Le sous-total de cette question est de ➡	**10**
	• Traitement par voie générale	2
	• Pour le fils et le père	1
	• Ivermectine per os en une prise	3
	• Traitement des sujets contacts : mère	2
	• Lavage du linge à 60°C	2
	• ZÉRO SI ANTI-HISTAMINIQUE CHEZ L'ENFANT	0
	Commentaires : Les dermato sont très clairs: un traitement anti-prurigineux est symptomatique mais seul le traitement ÉTIOLOGIQUE est à privilégier en première intention !	
6	*Grille par question du dossier QRF & QRNF* — Le sous-total de cette question est de ➡	**13**
	• Isoniazide	3
	• Pyrazinamide	3
	• **ZERO SI PLUS DE 2 MÉDICAMENTS**	0
	• Arrêt de l'isoniazide et du pyrazinamide jusqu'à normalisation du bilan hépatique	2
	• Puis reprise progressive de l'isoniazide (1/2 dose)	2
	• Arrêt définitif du pyrazinamide avec prolongation du traitement à 9mois	2
	• Déclaration au centre de pharmacovigilance	1
	Commentaires : On n'arrête les 4 médicaments que lorsque le patient présente une hépatite CLINIQUE (ictère, douleurs abdominales,...). Cf aussi fiche de synthèse	
7	*Grille par question du dossier QRF & QRNF* — Le sous-total de cette question est de ➡	**7**
	• En préconceptionnel ou post-partum immédiat :	-
	o **DTP-Coq**	2
	o **Varicelle** si pas d'antécédent	1
	o **ROR**	2
	• Quel que soit le trimestre :	-
	o **Grippe saisonnière**	2
	Commentaires : Peu réalisé en pratique mais le nouveau calendrier vaccinal recommande bel et bien de vacciner les femmes enceintes contre la grippe saisonnière à tout moment de la grossesse	
8	*Grille par question du dossier QRF & QRNF* — Le sous-total de cette question est de ➡	**10**
	• **INFECTION MATERNOFOETALE (PMZ) précoce**	2
	• Bi-antibiothérapie probabiliste urgente	2
	• IV	1
	• A fortes doses	-
	• Après prélèvements	2
	• Secondairement adaptée à l'antibiogramme	-
	• Amoxicilline + gentamycine	3
	• +/- C3G IV si signes sévères	-
	• Réévaluation à 48h	-
	Commentaires : "Tout nouveau-né symptomatique est une infection maternofoetale jusqu'à preuve du contraire". De plus il existe des critères majeurs d'IMF (travail long, fièvre maternelle, prématurité), et même s'il existe des millions de cause de détresse respiratoire chez un nouveau-né prématuré (maladie des membranes hyaline,...) c'est LA première cause à évoquer d'emblée	

Total du dossier QRF & QRNF sur 100

Fiche SYNTHESE

Conduite à tenir en cas d'élévation des transaminases sous traitement antituberculeux

- Il existe un risque d'atteinte hépatique avec la plupart des médicaments antituberculeux, mais l'isoniazide, le pyrazinamide et la rifampicine en sont le plus fréquemment responsables, l'éthambutol plus rarement. Dans l'ordre de toxicité on retient PZA>>INH>RMP
- L'OMS recommande l'arrêt de tous les antituberculeux en cas d'hépatotoxicité suivie d'une reprise des antituberculeux un à un dans l'ordre suivant EMB puis RMP puis INH puis PZA (pas de reprise du PZA s'il y avait un ictère clinique)
- En FRANCE on recommande en cas de transaminases élevées supérieures à 6N : arrêt INH et PZA, possible essai de réintroduction de l'INH à demi dose après normalisation des paramètres biologiques, sinon ajout d'antituberculeux de deuxième ligne (aminosides et/ou fluoroquinolones), ce qui veut dire que jusqu'à normalisation des transaminases le patient est sous bithérapie par RMP + EMB
- Toujours éliminer une autre cause d'hépatite avant d'incriminer des médicamaents : faire les sérologies VHA-VHB-VHC
- Si l'on vous vend une hépatite grave : on arrête TOUS les antituberculeux au moins 48h
- ***<u>EN RÉSUMÉ :</u>***
- <u>Transaminases < 3N</u>
  - Pas de modification du traitement
  - Surveillance clinicobiologique rapprochée
- <u>Transaminases = 3-6N</u>
  - Arrêt définitif du PZA et contre-indication à vie
  - Continuer INZ-RMP-EMB 3 mois puis INZ-RMP 6mois, durée totale = 9 mois
  - Surveillance clinique et biologique rapprochée
  - Pharmacovigilance
- <u>Transaminases > 6N</u>
  - Arrêt définitif du PZA et contre-indication à vie
  - Arrêt de INZ et PZA jusqu'à normalisation du bilan hépatique
  - Reprise INZ 1/2 dose -RMP-EMB 3 mois puis INZ-RMP 6 mois, durée totale = 9 mois
  - Surveillance clinique et biologique rapprochée
  - Pharmacovigilance

Fiche CONSENSUS

Mise au point sur le Pyrazinamide (CRAT, mars 2013)

- Le pyrazinamide (PIRILENE®) est un antibiotique utilisé par voie orale dans la tuberculose. Ses effets indésirables sont notamment une hépatotoxicité
- <u>ETAT DES CONNAISSANCES :</u>
  - Les données publiées chez les femmes enceintes exposées au pyrazinamide sont très peu nombreuses, mais le recul est important et aucun élément inquiétant n'a été signalé à ce jour
  - Le pyrazinamide fait partie du traitement de la tuberculose recommandé par l'OMS en cours de grossesse
- <u>EN PRATIQUE :</u> ***Chez la femme enceinte, le traitement de la tuberculose doit être identique au schéma thérapeutique hors grossesse***
  - En prévision d'une grossesse: Il n'est pas justifié de remplacer ou d'arrêter le pyrazinamide
  - Traiter une femme enceinte: Il est possible d'utiliser le pyrazinamide quel que soit le terme de la grossesse
  - Découverte d'une grossesse pendant le traitement
    - x Rassurer la patiente quant au risque malformatif du pyrazinamide
    - x Le pyrazinamide peut être utilisé quel que soit le terme de la grossesse selon le schéma thérapeutique prévu
  - Allaitement
    - x Malgré l'absence de données publiées, il y a lieu de penser, compte tenu des recommandations internationales et de la prévalence de la maladie dans le monde, que l'usage du pyrazinamide en cours d'allaitement est répandu. Aucun évènement particulier n'est signalé à ce jour chez les enfants allaités
    - x Chez l'enfant directement traité, le pyrazinamide peut entraîner, entres autres, des effets indésirables hépatiques justifiant une surveillance régulière
    - x Par ailleurs, rappelons que la priorité est de traiter la mère de façon efficace
    - x En conclusion, la décision d'allaiter sous pyrazinamide sera prise au cas par cas en tenant compte de l'ensemble de ces données ainsi que de la durée prévue du traitement, de l'association à d'autres antituberculeux et de l'état de l'enfant

ITEMS TOMBES			
Dossier QRF & QRNF			**Intitulé de l'item** (Programme avant l'ECN 2015)
Partie	**Module**	**N°**	
I	M7	102	Pathologies infectieuses chez les migrants
I	M7	76	Vaccinations
I	M7	107	Voyage en pays tropical: conseils avant le départ; pathologies du retour: fièvre, diarrhée
I	M7	106	Tuberculose
Dossier QCM			**Intitulé de l'item** (Programme après l'ECN 2016)
UE	**N°**		
6	155		Tuberculose de l'adulte et de l'enfant
6	170		Pathologies infectieuses chez les migrants adultes et enfants
6	171		Voyage en pays tropical de l'adulte et de l'enfant : conseils avant le départ, pathologies du retour : fièvre, diarrhée, manifestations cutanées

MON DOSSIER PASSERELLE

Je choisis mon type d'évaluation en fonction de la date de mon concours

	ECN avant 2015	ECN après 2016
QRF / QRNF	+++	+ /- Pour comprendre ! Pour certains partiels !
QCM	-	+++

Vous êtes praticien hospitalier dans un service d'algologie. Mlle Emma LADE, 26 ans, est hospitalisée depuis 48h pour des céphalées invalidantes.

Elle présente comme antécédents une colique néphrétique il y a 2 ans, dont le bilan étiologique n'a rien donné, une salpingite en 2007 ayant été responsable d'une imperméabilité tubaire gauche, une diarrhée chronique fonctionnelle pour laquelle elle s'automédique par lopéramide et Spasfon®, une maladie de raynaud idiopathique. Elle utilise comme contraception un microprogestatif (CERAZETTE®).

Depuis plus d'un an Mlle LADE a commencé à présenter des céphalées exacerbées en contexte de stress professionnel. Elles sont hémicraniennes et pulsatiles, souvent à gauche. Elles se font de plus en plus fréquentes et depuis peu les accès sont quasiment hebdomadaires, ce qui la gêne énormément car elle doit rentrer chez elle pour s'allonger dans le noir. Elle a pris du DAFALGAN® mais devant le peu d'effet du médicament, elle est persuadée d'avoir un « cancer du cerveau ». Elle vous souligne spontanément qu'elle est une personne très anxieuse, et que cela lui arrive de prendre de l'aprazolam (XANAX®).

Votre examen neurologique est parfaitement normal et vos examens complémentaires n'apportent pas d'autres informations.

Dossier QCM
(Questions à choix multiples)

QCM 1 — Quels sont les classes thérapeutiques utilisées comme "co-antalgiques" ?

A - AINS
B - Dérivés codéinés
C - Corticoïdes
D - Antidépresseurs tricycliques
E - Myorelaxants

QCM 2 — Quel est l'antidote indiqué en cas d'intoxication aigüe par le paracétamol ?

A - Flumazénil
B - Gluconate de Calcium
C - Naloxone
D - N-acétyl Cystéine
E - Bicarbonate de sodium

QCM 3 — Mlle LADE ne vous a pas tout raconté. En fait les céphalées sont surtout un prétexte pour rentrer chez elle car elle ne supporte pas bien être enfermée au bureau. Elle s'y sent très stressée et à l'étroit sans pouvoir expliquer pourquoi. Le mois dernier elle a fait plusieurs épisodes avec "de la tachycardie où je n'arrivais plus à respirer, comme si j'allais mourir". Elle évite les transports en commun au cas où un malaise arriverait en public. Quelles psychothérapies vous semblent adaptées au vu de son diagnostic ?

A - Psychothérapies analytique
B - Psychothérapie de soutien
C - Thérapies cognitivo-comportementales
D - Psychothérapie de relaxation
E - Electroconvulsivothérapie

Dossier QRF & QRNF
(Questions à réponses fermées et non fermées)

Question à réponse fermée (et non) 1 :
Quel est votre diagnostic pour les épisodes céphalalgiques actuels ?

Question à réponse fermée (et non) 2 :
Quelles sont les 2 classes thérapeutiques indiquées dans le traitement de crise ? Quelles sont les mesures associées ?

Question à réponse fermée (et non) 3 :
Quelles sont les classes thérapeutiques que vous pourriez lui prescrire comme traitement de fond ?

Question à réponse fermée (et non) 4 :
Il ne s'agit pas de la raison de son hospitalisation. Depuis 3 mois, après recrudescence de ses épisodes paroxystiques, les douleurs sont devenues quotidiennes, durent toute la journée et l'empêchent de se concentrer. Elle doit prendre du paracétamol à raison de 3 ou 4 grammes par jour, parfois associé à de la codéine. Les céphalées sont bilatérales, en casque mais non aggravées par l'effort. Quel diagnostic évoquez-vous et quels sont vos examens complémentaires ?

Question à réponse fermée (et non) 5 :
Comment traitez-vous cet épisode ?

QCM 4	Quels médicaments de l'énoncé ne vous semblent pas devoir être reconduits ?

A - Paracétamol (DAFALGAN®)
B - Contraception
C - Spasfon®
D - Lopéramide
E - Aprazolam

QCM 5	6 mois plus tard, elle revient aux urgences pour des douleurs pelviennes s'aggravant depuis 72H. Recroquevillée sur elle-même, elle vous explique entre 2 sanglots que les douleurs sont latéralisées à droite, et qu'elle a bien eu ses règles il y a 5 jours bien qu'elles aient été moins abondantes et qu'elles se sont arrêtées plus tôt, il y a 2 jours. Elle prend de l'ibuprofène depuis hier matin. Quels sont les diagnostics à évoquer en priorité ?

A - Syndrome pré-menstruel
B - Torsion d'annexe
C - Colique néphrétique
D - Appendicite
E - Grossesse extra-utérine

QCM 6	Une échographie utérine retrouve un col normal, un endomètre gravide mesuré à 11mm avec vacuité utérine. Certaines coupes montrent une image latéro-annexielle avec une activité cardiaque et un hémopéritoine évalué à 150mL. Mlle LADE est pâle et la tension est à 97/48mmHg. Les bêta-hCG sont à 13500 UI. Quelle est votre attitude thérapeutique ?

A - Antalgie
B - Méthotrexate en IM
C - Salpingectomie
D - Salpingotomie
E - Abstention thérapeutique

QCM 7	Au bout de 48h, la douleur est passée. Les bêta-hCG sont recontrôlés à 7000 UI. Que faites-vous ?

A - Antalgie
B - Méthotrexate en IM
C - Salpingectomie
D - Salpingotomie
E - Abstention thérapeutique

QCM 8	Quels sont les effets indésirables du méthotrexate ?

A - Elévation des transaminases
B - Pneumopathie interstitielle
C - Pancytopénie
D - Mucite
E - Nausées et vomissements

<u>Question à réponse fermée (et non) 6 :</u>

Votre prochain patient, M. Alexi GARETT, fait partie de l'aile des soins palliatifs. Il présente un cancer pulmonaire multimétastatique, dont une quinzaine de métastases des os longs qui provoquent des douleurs insomniantes et désormais peu soulagées par les séances de radiothérapies. Une chimiothérapie palliative lui provoque beaucoup de vomissements depuis une semaine. Quelle est votre prescription initiale de morphine (avec les posologies) ?

<u>Question à réponse fermée (et non) 7 :</u>

Vous prévoyez un relais per os de votre prescription en vue de son retour à domicile. Sachant qu'il pèse 60kg et qu'il est soulagé par 20mg/j de sulfate de morphine IV, rédigez votre ordonnance de sortie.

<u>Question à réponse fermée (et non) 8 :</u>

Votre externe, très consciencieux vis-à-vis de ses patients accoure affolé : « M. GARETT est en myosis bilatéral, il est sûrement surdosé en morphine il ne risque pas de faire une bradypnée ??». Que lui répondez-vous ?

QCM 9	**L'épisode est passé. Comment pouvez-vous adapter sa contraception ?**

A - Aucun changement
B - Micro-progestatif
C - Implant sous-cutané
D - Pilule oestro-progestative et arrêt du tabac
E - Anneau vaginal

QCM 10	**Son voisin de chambre, M. GARETT, la dérange car il vomit sans cesse à cause des traitements pour son cancer. Quelles sont les chimiothérapies les plus émétisantes ?**

A - Cisplatine
B - Blémomycine
C - Cyclophosphamide
D - Vincristine
E - Docétaxel

☑		QCM	Grille de correction QCM (Questions à choix multiples)
QCM 1	A -	V	• Codéine = antalgique à proprement parler • Benzodiazépines et myorelaxants = fréquent dans les pathologies rhumatologiques • Corticoïdes = douleurs liées à des tumeurs
	B -	F	
	C -	V	
	D -	F	
	E -	V	
QCM 2	A -	F	• Flumazénil = antidote des benzodiazépines
	B -	F	
	C -	F	
	D -	V	
	E -	F	
QCM 3	A -	V	• Il s'agit d'un trouble panique avec agoraphobie • Toutes les psychothérapies sont indiquées et apportent un soin • La plus importante = thérapie cognitivo-comportementale
	B -	V	
	C -	V	
	D -	V	
	E -	F	
QCM 4	A -	V	• QCM atypique. On est là pour réfléchir ! • Le paracétamol est inefficace dans les crises de migraine: donc pas d'automédication de principe, même si la tolérance est bonne • Benzodiazépine = bonne indication du traitement symptomatique de l'anxiété (notemment en cas d'attaque de panique) • Ralentisseur de transit = Traitement symptomatique d'une diarrhé fonctionnelle, par contre éduquer la patiente si automédication (risque d'iléus paralytique). Par contre Spasfon® = antispasmodique coantalgique donc aucun effet sur une diarrhée • Cette jeune femme a besoin d'une contraception. On pourrait discuter devant les FdR de risque de GEU, mais d'une part elle fume donc on évite un oestroprogestatif, d'autre part le stérilet présente un risque relatif encore plus élevé, donc on adapte sa contraception selon son choix et sa tolérance et non pas sur des risques
	B -	F	
	C -	V	
	D -	F	
	E -	F	
QCM 5	A -	F	• Appendicite par argument de fréquence ! On ne nous donne pas la température, alors pourquoi pas • Torsion d'annexe = LE différentiel de la GEU • La patiente présente au moins 3 facteurs de risque de GEU • On veut éliminer la colique néphrétique car la patiente est insensible au traitement anti-inflammatoire et les douleurs évoluent depuis 3 jours ("s'aggravant")
	B -	V	
	C -	F	
	D -	V	
	E -	V	
QCM 6	A -	V	• Attention, salpingectomie = pourrait valoir un ZERO car infertilité tubaire de l'autre côté et femme jeune • Indications Traitement chir = instabilité hémodynamique, hémopéritoine, douleur, … • Traitement med = hGC<1000 UI ET stable ET observante etc…
	B -	F	
	C -	F	
	D -	V	
	E -	F	
QCM 7	A -	F	• A CONNAÎTRE ! Echec du traitement chirurgical car hCG >35% du chiffre initial à 48H • Donc si échec → traitement médical par une injection unique de méthotrexate
	B -	V	
	C -	F	
	D -	F	
	E -	F	
QCM 8	A -	V	• Tout est vrai • Il s'agit des effets indésirables principaux à connaître • Les PID liées au MTX sont rares mais existent
	B -	V	
	C -	V	
	D -	V	
	E -	V	
QCM 9	A -	F	• Anneau = très peu d'efficacité • Microproestatifs et DIU désormais "contre-indiqués" car GEU • POP et implanon sont des bonnes alternatives • N'oubliez pas d'arrêter le tabac en dossier
	B -	F	
	C -	V	
	D -	V	
	E -	F	

QCM 10			
	A -	V	• S'il n'y en avait que 2 à retenir = CISPLATINE ET CYCLOPHOSPHAMIDE (>90%) • Attention, certaines chimiothérapies sont faiblement émétisantes mais certains protocoles (et donc les associations) le sont ! • Question un peu trop spécialisée, attention cependant consensus sur la prévention des vomissements liés aux chimiothérapies
	B -	F	
	C -	V	
	D -	F	
	E -	F	

Chaque réponse est cotée 2 points
Total du dossier QCM sur 100

Grille de correction QRF & QRNF
(Questions à réponses fermées et non fermées)

1 *Grille par question du dossier QRF & QRNF* — Le sous-total de cette question est de ➨ **18**

• Migraine	5
• Sans aura	3
• Douleurs unilatérales	2
• Pulsatiles	2
• Evoluant par crises	1
• Entravant l'activité	1
• Photo/phonophobie	2
• Paracétamol inefficace	2

Commentaires : *Mémo pour le diagnostic de migraine (selon IHS):* ***5-4-3-2-1-0***
≥5 crises *du type:*
≥4h *et* ***≤3j***
≥2 critères *parmis: unilat / pulsatile / entravant l'activité / augmenté par l'effort*
≥1 signe percritique *parmi: nausées/vom ou photo/phonophobie*
0 signe intercritique *(examen normal)*

2 *Grille par question du dossier QRF & QRNF* — Le sous-total de cette question est de ➨ **11**

• AINS	4
• Triptans	4
• **Si plus de 2 classes = ZÉRO**	0
• Eviction des facteurs déclenchants	2
• Repos au calme	1
• Pièce sombre, sans bruit	-
• Méthodes de relaxation	1
• Gant de toilette chaud / massage des tempes	-

Commentaires : *Les mesures associées au traitement de crise sont en général très efficaces chez ces patients. Il est probable qu'il existe une part psychosomatique importante à la douleur*

3 *Grille par question du dossier QRF & QRNF* — Le sous-total de cette question est de ➨ **10**

• Antidépresseur tricyclique (amitryptiline LAROXYL®)	3
• Dérivés de l'ergot de seigle	2
• Antisérotoninergiques	2
• Inhibiteurs calciques	2
• Antiépileptiques (EPITOMAX®, ...)	1
• **ZÉRO À LA QUESTION SI BÊTA-BLOQUANTS** : contre-indiqués car maladie de raynaud	0

Commentaires : *Quand vous lisez votre énoncé à l'ECN, repérez les informations qui feront forcément l'objet d'une question ou d'un zéro (ex: la maladie de raynaud ici, ça sort presque de nulle part donc on va s'en servir) puis repérez d'emblée dans vos questions celle où l'on se servira de cet antécédent et gribouillez sur votre feuille la réponse. C'est un gain de temps et surtout ça évite les grosses bêtises*

4 *Grille par question du dossier QRF & QRNF* — Le sous-total de cette question est de ➨ **14**

• Céphalées cronique quotidienne	5
• Par abus d'antalgiques	3
• Céphalées au moins 15 jours par mois depuis plus de 3 mois	2
• Aucun examen complémentaire	4

Commentaires : *Il ne s'agit pas d'une crise migraineuse "atypique" ...! Donc pas d'imagerie ! Le diagnostic repose sur un critère de temps, les céphalées peuvent avoir les caractéristiques de la migraine mais aussi celles des céphalées de tension*

5	*Grille par question du dossier QRF & QRNF* Le sous-total de cette question est de ➡	**10**
	• Hospitalisation	-
	• Sevrage en antalgiques	4
	• Amitryptilline	4
	• Soutien psychologique	2
6	*Grille par question du dossier QRF & QRNF* Le sous-total de cette question est de ➡	**10**
	• **Titration morphinique** : déterminer la dose totale	2
	• **INTRAVEINEUSE (PMZ)** car vomissements incoercibles	2
	• **Bolus 0,1mg/kg IVL sur 5min**	3
	• **Puis 2 à 4mg toutes les 5min tant que EVA>3**	3
	• Dose de fond = dose titrée x6	-
	• Interdoses possibles = 1/6ème de la dose de fond	-
	• Dose totale = dose de fond + interdoses	-
	<u>Commentaires</u> : *Pour passer de la forme IV à orale, on multiplie la posologie par 3*	
7	*Grille par question du dossier QRF & QRNF* Le sous-total de cette question est de ➡	**18**
	Nom du prescripteur Fonction N° Adeli	
	Lieu, date Nom du patient	
	1. Morphine à libération prolongée (SKENAN®) trente milligrammes	3
	Un comprimé de trente milligrammes le matin	1
	Un comprimé de trente milligrammes le soir	1
	Pendant vingt-huit jours	2
	2. Morphine à libération immédiate (ACTISKENAN®) dix milligrammes	3
	Un comprimé si douleur résistante	1
	3. Laxatif osmotique (DUPHALAC®)	3
	Un sachet matin midi et soir	-
	4. Métoclopramide (PRIMPÉRAN®) / Dompéridone (MOTILIUM®)	2
	Un comprimé en cas de nausées	-
	<u>4</u>	2
	Signature, cachet	
8	*Grille par question du dossier QRF & QRNF* Le sous-total de cette question est de ➡	**9**
	• **Non**	2
	• Le myosis n'est pas un signe de surdosage mais d'**imprégnation morphinique**	4
	• De plus dans ce contexte palliatif, le **principe éthique du double-effet** permet de prescrire un médicament en fin de vie qui améliore le confort du patient même s'il présente des effets indésirables graves	3

Total du dossier QRF & QRNF sur 100

Fiche SYNTHESE
Effets indésirables de la morphine → Prévention et traitement

- On peut s'aider du moyen mnémothechnique : **C RV** le **SS** qui **ADPs** (« C'est Hervé le SS qui a des pets », pas vraiment classe d'accord)
- **C**onstipation → *Laxatifs systématiques en prévention*
- **R**étention aigüe d'urine → **Arrêt et relais par un *opioïde plus faible***
- **V**omissements → *Métoclopramide* si nausées/vomissements (pas d'effet sédatif additif!)
- **S**omnolence → **!! A respecter si <48H** / diminuer les doses
- **S**urdosage (myoclonies, troubles de la conscience, confusion...) → **ARRÊT immédiat + *Naloxone en titration***
- **A**llus et confusion → diminuer les doses
- **D**épression respiratoire → dimuner les doses + *oxygénothérapie*
- **S**yndrome de Sevrage → En prévention du sevrage, *diminution progressive des doses par paliers de 1/3 avant l'arrêt*

Fiche CONSENSUS
Posologie, effets indésirables, contre-indications des traitements de fond de la migraine (ANAES, 2002)

Principes actifs	Posologie (par jour)	Effets indésirables	Contre-indications
Propranolol Métoprolol Timolol (hors AMM) Aténolol (hors AMM) Nadolol (hors AMM)	40-240 mg 100-200 mg 10-20 mg 100 mg 80-240 mg	Fréquents : asthénie, mauvaise tolérance à l'effort Rares : insomnie, cauchemars, impuissance, dépression	Asthme, insuffisance cardiaque, bloc auriculo-ventriculaire, bradycardies *NB* : possibilité d'aggravation des migraines avec aura
Oxétorone	60-180 mg (1-3 cp) en une prise le soir	Fréquent : somnolence Rare : diarrhée nécessitant l'arrêt du traitement	-
Amitriptyline	10-50 mg le soir	Sécheresse de bouche Somnolence Prise de poids	Glaucome, adénome prostatique
Pizotifène	3 comprimés par jour à doses progressives	Sédation Prise de poids Rares : troubles digestifs, vertiges, douleurs musculaires, asthénie	Glaucome, troubles urétro-prostatiques
Valproate de sodium (hors AMM)	500-1 000 mg	Nausées, prise de poids, somnolence, tremblement, alopécie, atteinte hépatique	Pathologies hépatiques
Méthysergide	2-6 mg (1-3 cp) Arrêt nécessaire 1 mois tous les 6 mois	Fréquents : nausées, vertiges, insomnie Rare : fibrose rétropéritonéale	HTA, insuffisance coronarienne, artériopathies, ulcère gastrique, insuffisance hépatique et rénale
Flunarizine	10 mg (1 cp le soir) Pas plus de 6 mois consécutifs	Fréquents : somnolence, prise de poids Rares : dépression, syndrome extra-pyramidal	Syndrome dépressif, syndrome extra-pyramidal
Gabapentine (hors AMM)	1 200-2 400 mg	Nausées, vomissements, convulsion, somnolence, ataxie, vertiges	Hypersensibilité à la gabapentine
Indoramine	50 mg par jour	Somnolence, congestion nasale, sécheresse de la bouche, troubles de l'éjaculation	Hypersensibilité à l'un des composants du produits, maladie de Parkinson, insuffisance cardiaque, hépatique et rénale sévère

D'après Géraud G., Fabre N. Guide pratique des migraines et des céphalées. Paris: MMI, Masson ; 2001.

ITEMS TOMBES

Dossier QCM			Intitulé de l'item
Partie	Module	N°	(Programme avant l'ECN 2015)
II	M&GS	262	Migraine et Algies de la face
I	M11	188	Céphalée aiguë et chronique
I	M6	66	Thérapeutiques antalgiques médicamenteuses et non médicamenteuses

Dossier QRF et QRNF		Intitulé de l'item
UE	N°	(Programme après l'ECN 2016)
5	132	Thérapeutiques antalgiques, médicamenteuses et non médicamenteuses
4	97	Migraine, névralgie du trijumeau et algies de la face

N° 14 — Après 2016 / Avant 2015 — ECN

MON DOSSIER PASSERELLE

Je choisis mon type d'évaluation en fonction de la date de mon concours

	ECN avant 2015	ECN après 2016
QRF QRNF	+++	+ /- Pour comprendre ! Pour certains partiels !
QCM	-	+++

Vous êtes médecin généraliste. Entre deux patients vous recevez Mlle Virginie CHON, une visiteuse médicale venue vous présenter plusieurs nouvelles spécialités. Elle souhaite vous parler notemment des nouveaux anticoagulants oraux (NACO).

Dossier QCM
(Questions à choix multiples)

QCM 1 — Quels sont les indications actuelles (AMM) du Dabigatran (PRADAXA®) ?

A - Prévention de la MTEV dans la chirurgie orthopédique
B - Traitement curatif de l'AVC étendu
C - Traitement curatif de l'embolie pulmonaire
D - Prévention de l'AVC et d'une embolie systémique chez un patient atteint d'ACFA
E - Traitement thromboses veineuses profondes

QCM 2 — Quelles sont les indications actuelles du rivaroxaban (XARELTO®) ?

A - Prévention de la MTEV dans la chirurgie orthopédique
B - Traitement curatif de l'AVC étendu
C - Traitement curatif de l'embolie pulmonaire
D - Prévention de l'AVC et d'une embolie systémique chez un patient atteint d'ACFA
E - Traitement thromboses veineuses profondes

QCM 3 — Quelles sont les propositions vraies concernant les anticoagulants et leur antidote spécifique ?

A - AVK ⇔ PPSB
B - HBPM ⇔ sulfate de protamine
C - HNF ⇔ sulfate de protamine
D - Rivaroxaban ⇔ dérivés de thrombine
E - Dabigatran ⇔ Facteur X

QCM 4 — Que faites-vous en cas d'accident hémorragique massif sous Héparine non fractionnée, avec TCA >5x le témoin ?

A - Arrêt du traitement
B - Diminuer la posologie
C - Antidote : sulfate de protamine
D - Dosage du TCA
E - Dosage de l'INR

QCM 5 — Quels sont les avantages des HBPM vis à vis des HNF ?

A - Il existe un antidote
B - Il y a moins de contre-indication
C - Elles ne nécessitent pas de surveillance biologique
D - Il y a moins de TIH
E - Elles sont utilisables en cas d'insuffisance rénale

Dossier QRF & QRNF
(Questions à réponses fermées et non fermées)

Question à réponse fermée (et non) 1 :
Quel est le mécanisme d'action du Dabigatran (PRADAXA®) ?

Question à réponse fermée (et non) 2 :
Quel est le mécanisme d'action du rivaroxaban (XARELTO®) ?

Question à réponse fermée (et non) 3 :
Quelle est la surveillance biologique des NACO ?

Question à réponse fermée (et non) 4 :
Quelles sont les principales intéractions déconseillées avec les NACO ?

Question à réponse fermée (et non) 5 :
Vous dérivez sur le scandale des oestroprogestatifs de 3ème génération dont Mlle CHON vous vante éperduement les mérites. Quel est le bilan préthérapeutique d'un oestroprogestatif ?

Question à réponse fermée (et non) 6 :
Vous suivez justement en ce moment une jeune femme nullipare de 26 ans qui a fait une embolie pulmonaire sous pilule oestroprogestative. Elle est sous anticoagulants. Quelles sont les 2 contraceptions que vous pouvez lui proposer ?

Question à réponse fermée (et non) 7 :
Vous attendez les résultats de son bilan de thrombophilie. Quel est-il ?

Question à réponse fermée (et non) 8 :
Rappelez les indications d'un bilan de thrombophilie.

QCM 6	Vous apprenez au cours de l'entretien qu'un de vos patients a fait une Thrombose induite par l'héparine de type 2 . Quelle est la conduite à tenir ?

A - Contre indication à vie de l'héparine
B - Relais par AVK
C - Dosage des anticorps anti-PF4
D - Transfusion de concentré de plaquettes activées
E - Déclaration à la pharmacovigilance

QCM 7	Que faites-vous en cas de surdosage asymptomatique sous AVK, avec INR mesuré à 9 ?

A - CCP 1mL/kg
B - 10mg de vitamine K per os
C - 1 à 2 mg de vitamine K per os
D - Arrêt des AVK
E - Maintien des AVK

QCM 8	Quelles sont les posologies exactes et possibles pour le traitement d'une embolie pulmonaire ?

A - HNF 5000 UI x3/jour sous-cutané
B - HNF 500 UI/kg/jour IVSE
C - HBPM 100 UI/kg 2x/jour sous-cutané
D - HBPM 4000UI/jour sous-cutané
E - Aspirine bolus 300mg IV

QCM 9	Vous parlez maintenant d'automédication par AINS. Quelles sont les contre-indications absolues aux AINS ?

A - Infection bactérienne
B - Insuffisance cardiaque décompensée
C - Insuffisance rénale chronique
D - Thrombophilie
E - Ulcère gastroduodénal évolutif

QCM 10	Votre conversation dérive sur les traitements par greffe de cellules souches. Quelles sont les pathologies qui bénificient ou vont bénéficier des propriétés des cellules souches ?

A - Leucémies aigües
B - Infection par le VHB
C - Cirrhose hépatique
D - Infarctus du myocarde
E - Lymphomes

Grille de correction QCM
(Questions à choix multiples)

QCM	Réponses	Commentaires
QCM 1	A - V B - F C - F D - V E - F	• Les 2 seules indications sont préventives • La préventions des TVP ne concerne que la chirurgie de prothèse de hanche ou de genou • Les 2 dosages (prévention MTEV vs prévention dans l'ACFA) sont différents: respectivement 75 et 150mg
QCM 2	A - V B - F C - F D - V E - V	• Le rivaroxaban a l'AMM dans le traitements des TVP et la prévention des récidives • Idem il possède l'AMM dans la prévention des accidents cardio-emboliques de la fibrillation atriale non valvulaire
QCM 3	A - V B - F C - V D - F E - F	• Les NACO n'ont pas d'antidote spécifique • Les HBPM n'ont pas d'antidote spécifique
QCM 4	A - V B - F C - V D - V E - F	• La CAT est stéréotypée • Il s'agit d'une urgence avec traitement antidotique par sulfate de protamine, arrêt total et immédiat du traitement • On contrôle régulièrement le TCA /4h jusqu'à normalisation
QCM 5	A - F B - F C - V D - V E - F	• CI absolue des HBPM: insuffisance rénale avec clairance < 30ml/min • Il n'y a pas d'antidote • La surveillance des plaquettes n'est plus obligatoires sauf dans un contexte de chirurgie • Il y a très peu de TIH sous HBPM
QCM 6	A - V B - V C - V D - F E - V	• Surtout pas de CPA: il s'agit d'une production d'auto-anticorps donc la transfusion de plaquettes risquerait d'aggraver la thrombopénie
QCM 7	A - F B - F C - V D - V E - F	• Peut-être LA conférence de consensus à connaître sur le bout des doigts
QCM 8	A - F B - V C - V D - F E - F	• Evidemment pas d'aspirine dans l'EP • Les posologies fausses sont les posologies PRÉVENTIVES • Les HBPM sont à préférer aux HNF s'il n'y a pas d'insuffisance rénale
QCM 9	A - V B - V C - V D - F E - V	• Les AINS ne sont pas thrombogènes • Rappel: CI des AINS = **« RUGIRA »** → **R**ein, insuffisance rénale (et cardiaque/hépatique décompensés), **U**lcère gastroduodénal évolutif, **G**rossesse, **I**nfection bactérienne évolutive, **R**CH et Crohn en poussée, **A**llergie.
QCM 10	A - V B - F C - V D - V E - V	• Dans les objectifs CNCI du nouveau programme • Rappelez-vous que les cellules souches sont pluripotentes • Les traitements actuels et futurs sont très larges • Dès qu'il y a lyse cellulaire il y a en théorie une possibilité thérapeutique de régénération

Chaque réponse est cotée 2 points
Total du dossier QCM sur 100

QRF QRNF	Grille de correction QRF & QRNF (Questions à réponses fermées et non fermées)	
1	*Grille par question du dossier QRF & QRNF* — Le sous-total de cette question est de ➡	**10**
•	Inhibition directe de la thrombine	10
2	*Grille par question du dossier QRF & QRNF* — Le sous-total de cette question est de ➡	**10**
•	Inhibition sélective du facteur Xa	10
3	*Grille par question du dossier QRF & QRNF* — Le sous-total de cette question est de ➡	**11**
•	Aucune	8
•	Les NACO ne nécessitent aucune surveillance particulière, tant pour leur tolérance que pour leur efficacité (avantage par rapport aux AVK)	-
•	On peut cependant utiliser certains paramètres en cas de suspicion de **surdosage** :	1
	o **Temps de thrombine** et TCA pour le dabigatran	1
	o **Activité anti-Xa** pour le rivaroxaban	1
	<u>*Commentaires*</u> : *On ne surveille rien en routine comme le précise les recommandations actuelles. Dans les prochaines années des recommandations verront surement le jour sur le sujet*	
4	*Grille par question du dossier QRF & QRNF* — Le sous-total de cette question est de ➡	**19**
•	Interactions communes à tous les anticoagulants :	-
	o Aspirine	2
	o AINS	1
	o Autres anticoagulants	3
•	Interactions propres aux NACO :	-
	o Imidazolés (contre-indication absolue)	4
	o Ciclosporine	2
	o Inducteurs enzymatiques :	3
	• Rifampicine	2
	• Antiépileptiques	2
	<u>*Commentaires*</u> : *Question à mon avis peu sortable à l'ECN. Retenez quand même les principales interactions car les NACO sont bien au programme !!!*	
5	*Grille par question du dossier QRF & QRNF* — Le sous-total de cette question est de ➡	**16**
•	Antécédents thrombo-emboliques	2
•	Antécédents obstétriques	2
•	Tabagisme	3
•	Date des dernières règles	2
•	TA, poids	2
•	Examen gynécologique	2
•	Pas d'examen paraclinique systématique	3
•	Sauf si antécédents familiaux de MTEV : bilan de thrombophilie	-
6	*Grille par question du dossier QRF & QRNF* — Le sous-total de cette question est de ➡	**11**
•	Dispositif intra utérin	6
	o Cuivre ou progestérone	-
•	Microprogestatif	5
7	*Grille par question du dossier QRF & QRNF* — Le sous-total de cette question est de ➡	**13**
•	NFS : chercher une hémopathie	3
•	Dosage de l'antithrombine	1
•	Dosage des protéines C et S	1
•	Résistance à la protéine C activée (RPCA)	2
	o Si positive recherche d'une mutation du facteur V de Leyden	1
•	Rechercher une mutation du facteur II (+/- VIII)	2
•	Recherche d'un anicoagulant circulant de type lupique	3
	<u>*Commentaires*</u> : *Il s'agit du bilan de première intention*	

8	*Grille par question du dossier QRF & QRNF*	Le sous-total de cette question est de ➧	10
	• TVP récidivantes ou sans facteur déclenchant		2
	• Antécédents familiaux de TVP		2
	• Fausses couches à répétition		2
	• Localisations rares (membre supérieur)		2
	• Age jeune < 40 ans		2

Total du dossier QRF & QRNF sur 100

Fiche CONSENSUS

Les anticoagulants en 2012 : état des lieux et surveillance (ANSM 2012)

- Les anticoagulants sont associés à un **risque hémorragique** élevé. Ils représentent la première cause d'effets indésirables graves et les AVK en particulier sont la première cause d'hospitalisation pour effets indésirables
- La **consommation** des anticoagulants n'a pas cessé d'augmenter depuis 10 ans (le nombre de boites vendues d'AVK ayant presque doublé)
- L'**exposition** aux anticoagulants augmente avec l'âge : 13,3% des sujets âgés de 65 ans et plus ont été exposés au moins une fois à un anticoagulant en 2011.
- De **nouveaux anticoagulants oraux** sont maintenant disponibles :
  - ils agissent en inhibant directement soit le facteur X activé (rivaroxaban ou l'apixaban), soit la thrombine (dabigatran) ;
  - comme tout anticoagulant, ils sont associés à un risque hémorragique ;
  - ils n'ont pas d'antidote spécifique ;
  - il existe un risque potentiel de mésusage en raison :
    - de leur nouveauté,
    - des dosages différents en fonction des indications en traitement prophylactique ou
    - curatif,
    - de l'absence de surveillance biologique (pouvant impliquer une moins bonne
    - observance et une moins bonne surveillance),
    - des risques hémorragiques associés à l'insuffisance rénale, à l'âge et à un faible
    - poids corporel ;
    - de l'élargissement possible des indications compte-tenu de la facilité d'emploi des
    - médicaments ;
  - la fonction rénale des patients doit être systématiquement évaluée avant la mise en route du traitement, et surveillée ;
  - ils font l'objet d'un suivi au niveau européen dans le cadre des Plans de Gestion des Risques

ITEMS TOMBES

Dossier QCM			Intitulé de l'item
Partie	Module	N°	(Programme avant l'ECN 2015)
I	11	175	**Prescription et surveillance d'un traitement anti-thrombotique**
I	11	182	**Accidents des anticoagulants**

Dossier QRF et QRNF		Intitulé de l'item
UE	N°	(Programme après l'ECN 2016)
10	326	**Prescription et surveillance des antithrombotiques**
2	35	**Contraception**
7	198	**Biothérapie et thérapies ciblées**

Je choisis mon type d'évaluation en fonction de la date de mon concours

	ECN avant 2015	ECN après 2016
QRF QRNF	+++	+ /- Pour comprendre ! Pour certains partiels !
QCM	-	+++

Monsieur Emérin MARCHPLU, âgé de 57 ans est hospitalisé dans le service de néphrologie pour dyspnée.

L'interrogatoire de M. MARCHPLU est rendu difficile car ce dernier peine à se souvenir de tout. Dans ses antécédents, on retrouve une hypertension artérielle connue depuis 10 ans négligée par le patient, un tabagisme évalué à 30 paquets-année, une sciatique de trajet L5, des anomalies signalées plusieurs fois par la médecine du travail (« du sang et des protéines dans mes urines il paraît »). Il signale 2 épisodes d'hématurie macroscopique survenues il y a 15 ans. Il travaille dans une entreprise de textile comme manutentionnaire. Son ex-femme est infirmière et son frère est médecin généraliste. Il a vu un néphrologue il y a longtemps dont il ne se souvient plus du nom. Il prenait un inhibiteur calcique pour la tension mais ne prend plus aucun médicament aujourd'hui.

L'examen clinique retrouve une TA à 190/105mmHg, fréquence cardiaque 102/min, fréquence respiratoire 32/min, T°C 37,4. Il pèse 83kg. Vous retrouvez des oedèmes des mebres inférieurs, indolores et prenant le godet, l'auscultation pulmonaire rend compte de râles crépitants bilatéraux et symétriques à mi-champs. L'ECG montre une tachycardie sinusale avec des ondes T pointues, sans autre particularité.

Vous retrouvez un courrier de la médecine du travail dans ses affaires datant d'il y a 5 ans. Le poids de M. MARCHPLU était alors de 74kg, la TA à 168/92 mmHg et la créatinine sanguine à l'époque était à 145umol/L avec une clairance estimé à 52,1ml/min.

Le bilan biologique réalisé le matin aux urgences montrait : Hb 9,7g/dL, VGM 96μ^3, CCMH 34%, reticulocytes 22000/mm3, GB 9800/mm3, Na+ 125mmol/L, K+ 5,5mmol/L, Cl- 91mmol/L, HCO3- 17mmol/L, Calcium 1,9mmol/L, phosphore 2,4 mmol/L, urée 19 mmol/L, créatinine 590 umol/L, Albuminémie 30g/L, glycémie 5,1 mmol/L. La BU montre : Sang++ Leuco - Nitrites - Protides+++

La radiographie thoracique retrouve des opacités péri-hilaires bilatérales diffuses. L'échographie rénale montre deux reins symétriques mesurant 8cm dans leur plus grand axe avec un cortex aminci.

Dossier QCM
(Questions à choix multiples)

QCM 1 — Parmis les suivantes, quelles sont les associations antihypertensives possibles ?

A - IEC + thiazidiques

B - Beta bloquants + inhibiteurs calciques

C - IEC + ARA2

D - Beta bloquants + IEC

E - Inhibiteur calcique + ARA2

QCM 2 — Qui a pu lui prescrire son inhibiteur calcique ?

A - Son frère

B - Sa femme

C - Le néphrologue

D - Le médecin du travail

E - Automédication probable car médicament hors liste

QCM 3 — Une fois stabilisé, vous décidez d'effectuer une ponction-biopsie rénale (PBR). Quelles sont les exceptions à la PBR en cas de de néphropathie glomérulaire ?

A - Suspicion d'amylose

B - Néphropathie diabétique sans hématurie

C - Néphropathie lupique

D - Glomérulonéphrite rapidement progressive

E - Etiologie médicamenteuse

Dossier QRF & QRNF
(Questions à réponses fermées et non fermées)

<u>Question à réponse fermée (et non) 1 :</u>
Quels sont les 5 antihypertenseurs à utiliser en première intention et/ou en association en cas d'hypertension artérielle primitive ?

<u>Question à réponse fermée (et non) 2 :</u>
Quel est l'état d'hydratation de ce patient ? Quelle est la cause de son hypertension artérielle ?

<u>Question à réponse fermée (et non) 3 :</u>
Comment traitez-vous son épisode actuel de dyspnée ?

<u>Question à réponse fermée (et non) 4 :</u>
Quel traitement néphroprotecteur s'avère indispensable au long cours ? Détaillez votre prescription et informez le patient des principaux effets indésirables.

<u>Question à réponse fermée (et non) 5 :</u>
Quelles seront les mesures associées chez ce patient ?

<u>Question à réponse fermée (et non) 6 :</u>
Quelle est la cause la plus probable de la néphropathie (sans justifier) ?

QCM 4	Quelle seraient les indications à l'épuration extra-rénale dans ce cas ?

A - Hyperkaliémie > 6,5mmol/L
B - Surcharge volémique résistante au traitement diurétique
C - Troubles de la conscience
D - Acidose sévère (HCO3- < 10mmol/L)
E - Protéinurie > 3g/24h

QCM 5	Comment traiteriez-vous son hypocalcémie en 1ère intention ?

A - Furosémide
B - Chélateurs du phosphore
C - Supplémentation en 25OH-Vitamine D3
D - Supplémentation en 1,25OH-Vitamine D3
E - Analogue de la PTH

QCM 6	Votre externe, traumatisé par les annales de l'ECN, voudrait en savoir plus sur les diurétiques. Quels sont les effets indésirables des diurétiques "proximaux" ?

A - Hypokaliémie
B - Hyperkaliémie
C - Hypotension orthostatique
D - Hyperuricémie
E - Acidose métabolique

QCM 7	A quelle classe appartient l'amiloride ?

A - Epargneurs potassiques
B - Thiazidiques
C - Diurétiques de l'anse
D - Diurétiques osmotiques
E - Inhibiteurs de l'anhydrase carbonique

QCM 8	Quel(s) diurétique(s) est/sont utilisable(s) en cas d'insuffisance rénale chronique avec une clairance < 30mL/min ?

A - Epargneurs potassiques
B - Thiazidiques
C - Diurétiques de l'anse
D - Diurétiques osmotiques
E - Inhibiteurs de l'anhydrase carbonique

QCM 9	Pour quelles raisons préfère-t-on prescrire un diurétique de l'anse plutôt ququ'un thiazidique en cas d'oedème aigu pulmonaire ?

A - Moins de contre-indications
B - Natriurèse plus importante
C - Action plus rapide
D - Evite les hypokaliémies iatrogènes
E - L'efficacité est comparable mais le furosémide a une meilleure tolérance

Question à réponse fermée (et non) 7 :

Vous décidez de le traiter par corticoïdes au long cours. Vous le revoyez quelques mois plus tard en consultation, un peu agacé par ses sciatalgies qui reviennent. Son frère lui a prescrit du diclofénac seul pour le soulager. Quelles sont les 2 raisons qui vous poussent à croire que cette prescription est erronée ?

Question à réponse fermée (et non) 8 :

Malheureusement, sa pathologie évolue et la clairance est mesurée à 19ml/min. Quelle prise en charge à long terme allez-vous proposez à votre patient ? (énumérer les différentes mesures sans détailler)

QCM 10	Quelles sont les contre-indications absolues à la greffe rénale ?

A - Age > 70 ans

B - Néoplasie évolutive

C - Inobservance prévisible du traitement immunosuppreseur

D - Cross-match positif avant la greffe

E - VIH stade SIDA

	☑	QCM – Grille de correction QCM (Questions à choix multiples)
QCM 1	A - V B - V C - F D - F E - V	• Ces associations sont à connaître par coeur • Il est possibles dans certains cas (ex: HTA ou protéinurie résistante) d'associer des ARA2 aux IEC, mais cela n'est pas une règle concernant le traitement de l'HTA primitive
QCM 2	A - V B - F C - V D - F E - F	• 1 seul petit piège = 1 seul message = le rôle du médecin du travail est PRÉVENTIF • Le code du travail relate de ce rôle préventif: lorsque le médecin du travail examine des salariés qui viennent en visite, il ne peut pas prescrire et doit orienter vers le spécialiste • S'il s'agit par contre d'une pathologie professionnelle dans le cadre d'un suivi, lors d'une consultation externe, alors sa qualification ordinale de "spécialiste en pathologie professionnelle" l'autorise à prescrire pour son activité
QCM 3	A - V B - V C - F D - F E - V	• Amylose = toujours le moins invasif possible donc biopsie des glandes salivaires accessoires ou rectales en 1ère intention • Etiologie médicamenteuse = on incrimine selon l'histoire, la réversibilité à l'arrêt • Diabète = JAMAIS de biopsie sauf atypie (hématurie) • Une GNRP doit avoir sa PBR c'est indispensable au diagnostic
QCM 4	A - V B - V C - V D - V E - F	• Les quelques indications de l'EER à connaître • Troubles de la conscience dans ce contexte = oedème cérébral donc OUI!!! • Les protéinuries sont le reflet des reins qui sont abîmés en chronique, ce n'est donc pas une indication dans un contexte d'urgence • Un toxique dialysable est une bonne indication
QCM 5	A - F B - V C - V D - F E - F	• Chélateurs calciques en 1ère intention • Vitamine D une fois phosphorémie corrigée seulement !!! • En 1ère intention pas de vitamnie D active = on renouvelle le stock
QCM 6	A - V B - F C - V D - V E - F	• AlCALose métabolique • Diurétiques proximaux = de l'anse et thiazidiques = non épargneurs potassiques • L'hyperuricémie est un effet secondaire commun a tous les diurétiques mais elle est rarement symptomatique
QCM 7	A - V B - F C - F D - F E - F	• Même activité que la spironolactone mais action indépendante de l'aldostérone • A des effets antihypertenseurs et natriurtiques modérés • Peut être associé au furosémide ou aux thazidiques
QCM 8	A - F B - F C - V D - F E - F	• Seul le furosémide est utilisable en cas d'IRC sévère
QCM 9	A - F B - V C - V D - F E - F	• Le furo est PUISSANT et RAPIDE : à retenir !!!
QCM 10	A - F B - V C - V D - V E - F	• Qcm difficile • L'âge et le SIDA ne sont plus des contre-indications absolues: vous trouverez des greffés rénaux et comorbides dans vos services • C'est un ensemble de comorbidités qui récuse la participation • Vos 3 contre-indications sont là

Chaque réponse est cotée 2 points
Total du dossier QCM sur 100

Grille de correction QRF & QRNF
(Questions à réponses fermées et non fermées)

QRF QRNF

1	*Grille par question du dossier QRF & QRNF* — Le sous-total de cette question est de ➧	**10**
	• Bêta-bloquants	2
	• Inhibiteurs de l'enzyme de convertion	2
	• Agonistes des récepteurs de l'angiotensine 2	2
	• Inhibiteurs calciques	2
	• Diurétiques thiazidiques	2
	<u>Commentaires</u> : *recommandations HAS sur le traitement de l'hypertension*	
2	*Grille par question du dossier QRF & QRNF* — Le sous-total de cette question est de ➧	**14**
	• Hyperhydratation globale	5
	o Œdèmes	1
	o Prise de poids	1
	o Hyponatrémie de dilution (hypoosmolaire)	2
	• Rétention hydrosodée	5
	<u>Commentaires</u> : *On ne sait pas ce qui va être côté, donc on détaille toujours les signes d'hyperhydratation extracellulaire et d'hyperhydratation intracellulaire…*	
3	*Grille par question du dossier QRF & QRNF* — Le sous-total de cette question est de ➧	**16**
	• Position semi-assise	1
	• Oxygénothérapie au masque	2
	• Furosémide bolus IVD 80mg puis IVL	3
	• Puis à adapter à la TA et aux oedèmes	1
	• Dérivés nitrés IV	1
	• Supplémentation potassium selon kaliémie	2
	• Anxiolyse	1
	• Restriction hydrique	3
	• Surveillance :	-
	o Poids / Oedèmes / TA / SpO2 / Auscultation pulmonaire / Conscience / ECG / Radiographie thoracique / créatinine / ionogramme / (*2pts si au moins 3 cités)*	2
	<u>Commentaires</u> : *Le traitement symptomatique des oedèmes pulmonaires est toujours le même*	
4	*Grille par question du dossier QRF & QRNF* — Le sous-total de cette question est de ➧	**17**
	• **INHIBITEUR DE L'ENZYME DE CONVERSION (PMZ)**	4
	• Objectifs : protéinurie des 24h <0,5g et TA < 130/80 mmHg	1+1
	• Introduction à posologie faible	1
	• Augmentation par paliers jusqu'à **dose maximale tolérée**	2
	• Surveillance **créatinine et kaliémie :** avant le traitement, à J7, J15 et à chaque changement de psosologie	2
	o Si augmentation de la cratininémie >30% : arrêt du traitement et **échographie-doppler des artères rénales** pour élminer une sténose bilatérale	1
	o Si hyperkaliémie >6mmol/L : arrêt du traitement, ECG et kayexalate en lavement	-
	• **Education** : Pas d'automédicamtion, pas d'AINS, arrêt immédiat en cas de diarrhée aigüe ou tout état de déshydratation	1
	• Informations sur les effets secondaires :	-
	o **Toux chronique**	2
	o **Hyperkaliémie**	1
	o **Insuffisance rénale aigüe**	1
	o Hypotension orthostatique	-
	<u>Commentaires</u> : *L'échographie-doppler des artères rénales est souvent réalisée en préthérapeutique mais n'est pas systématique. On l'oriente surtout en fonction des antécédents et des risques cardiovasculaires du patient*	
5	*Grille par question du dossier QRF & QRNF* — Le sous-total de cette question est de ➧	**15**
	• Eviction de tout néphrotoxique	3
	• Adapation de la posologie des médicaments à métabolisme rénal	-
	• Contrôle des facteurs de risques cardiovasculaires	1
	• Arrêt du tabac	2

• Statine	1
• Régime pauvre en sodium (<2 à 4 g/jour car probable syndrome néphrotique)	2
• Contrôle des apports protidiques (0,8g/kg/jour)	1
• Bicarbonates de sodium per os	1
• Supplémentation en fer	1
• EPO (objectif Hb 10-11,5g/dL)	2
• Chélateur du phosphore puis supplémentation en vitamine D	1
• Limiter les aliments riches en potassium	-
• Vaccinations VHB et grippe	-
• Prise en charge psychologique, ALD 100%	-
<u>Commentaires</u> : *Faites vous un tiroir voire un moyen mnémotechniques pour les RHD de l'insuffisant rénal. C'est impossible de se souvenir de tout avant de l'avoir écrit plusieurs fois*	
6 *Grille par question du dossier QRF & QRNF* — Le sous-total de cette question est de ➨	**10**
• Néphropathie à IgA / Maladie de Berger	10
<u>Commentaires</u> : *Démarche stéréotypée devant la découverte d'une insuffisance rénale: Il s'agit d'une insuffisance rénale chronique (reins de petites tailles, chiffres de créat antérieurs, hypocalcémie etc). Elle est d'allure organique et il n'y a pas d'argument pour une cause obstructive. Devant oedèmes + hématurie + protéinurie on pense à une néphropathie glomérulaire (origine interstitielle improbable, pas de leucocyturie). Chez l'adulte jeune qui fait des hématuries macroscopiques à répétition, un seul diagnostic: la maladie de berger*	
7 *Grille par question du dossier QRF & QRNF* — Le sous-total de cette question est de ➨	**8**
• **NÉPHROTOXICITÉ DES AINS / CONTRE INDICATION CAR INSUFFISANCE RÉNALE (PMZ)**	6
• Pas de prescription d'IPP malgré l'association AINS-corticoïdes	2
<u>Commentaires</u> : *Il existe 3 indications aux IPP pour la gastroprotection lors de l'instauration d'un traitement par AINS : âge>65 ans, antécédent d'ulcère gastroduodénale et prise médicamenteuse associée (Aspirine, corticoïdes, AVK)*	
8 *Grille par question du dossier QRF & QRNF* — Le sous-total de cette question est de ➨	**10**
• Préparation à l'épuration extrarénale	3
• Préservation du capital veineux	2
• Cartographie vasculaire	1
• Confection chirurgicale d'une fistule artério-veineuse	1
• Vaccination contre le VHB (si non immun)	2
• Traitement de tout foyer infectieux	1
• Réalisation du bilan pré-transplantation	-
• Inscription sur liste d'attente	-
<u>Commentaires</u> : *Voilà le tiroir pour la préparation à la dialyse. On préfère l'hémodialyse à la dialyse péritonéale en général (perte d'efficacité, effets secondaires tels que péritonite, non adaptée si syndrome néphrotique)*	

Total du dossier QRF & QRNF sur 100

Fiche SYNTHESE
Mesures associées à l'IRC

- Eviction de tout néphrotoxique
- Adapation de la posologie des médicaments à métabolisme rénal
- Contrôle des facteurs de risques cardiovasculaires
- Régime pauvre en sodium SAUF si pas d'œdème / pas d'HTA
- Régime normocalorique discrètement hypoprotidique (0,8g/kg/jour), mais éviter la dénutrition
- Limiter les aliments riches en potassium
- Alcalinisation des urines par eau de Vichy / Bicarbonates de sodium per os
- Supplémentation en fer / EPO (objectif Hb 10-11,5g/dL)
- Chélateur du phosphore puis supplémentation en vitamine D
- Vaccinations VHB et grippe
- Prise en charge psychologique, ALD 100%

Fiche CONSENSUS

Association des antihypertenseurs entre eux (HAS, 2009)

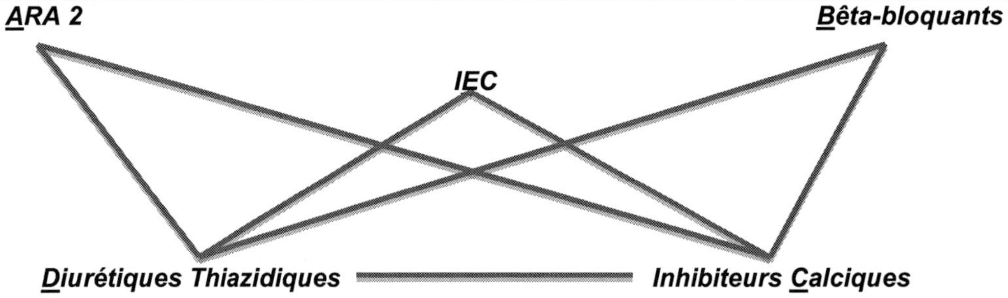

ITEMS TOMBES

Dossier QRF&QRNF			Intitulé de l'item (Programme avant l'ECN 2015)
Partie	Module	N°	
I	9	130	Hypertension artérielle
II	M&GS	253	Insuffisance rénale chronique
I	8	127	Transplantation d'organes : Aspects épidémiologiques et immunologiques ; principes de traitement et surveillance ; complications et pronostic ; aspects éthiques et légaux

Dossier QCM		Intitulé de l'item (Programme après l'ECN 2016)
UE	N°	
8	264	Prescription et surveillance des diurétiques
7	197	Transplantation d'organes : Aspects épidémiologiques et immunologiques ; principes de traitement et surveillance ; complications et pronostic ; aspects éthiques et légaux
8	261	Insuffisance rénale chronique de l'enfant et de l'adulte

N° 16 Après 2016 Avant 2015

MON DOSSIER PASSERELLE

Je choisis mon type d'évaluation en fonction de la date de mon concours

	ECN avant 2015	ECN après 2016
QRF / QRNF	+++	+ /- Pour comprendre ! Pour certains partiels !
QCM	-	+++

Idriss, 5 ans, se présente aux urgences pédiatriques avec ses parents et ses deux frères pour une boîterie douloureuse du membre inférieur gauche évoluant depuis 4 jours.

Il a pour antécédent une drépanocytose homozygote pour laquelle il a été transfusé à plusieurs reprises. Sa dernière numération indiquait une hémoglobine à 9,3g/dL. Il prend des médicaments tous les jours mais ses parents n'ont pas amené les ordonnances. Il n'a pas d'allergie.

La famille est revenue il y a une semaine d'un séjour en Algérie où ils y étaient restés un peu plus d'un mois, voyage qu'ils entreprennent une fois par an. Dès le retour ses 2 frères avaient eu des épisodes de diarrhées fébriles, sans vomissement. Peu de temps après, Idriss a présenté de la fièvre et une boîterie devenant de plus en plus douloureuse, pour laquelle la maman lui a donné de la prednisone à raison d'un comprimé de 10mg matin et soir. Il se plaint depuis de céphalées et de douleurs abdominales diffuses.

L'examen clinique retrouve un enfant épuisé au faciès algique, une pâleur marquée avec un ictère conjonctivale, une hépatomégalie et une splénomégalie sensible, une douleur spontanée du genou gauche avec un flessum antalgique, réductible par la mobilisation passive. La palpation criconférentielle de la région métaphysaire du tibia provoque une douleur sourde, et la région est rouge et chaude. L'enfant se tient le ventre en grimaçant. L'EVA est initialement évaluée à 6/10. Les constantes sont :

La biologie retrouve : Hb 6,9g/dL, reticulocytes 275 000/mm3, leucocytes 15 000/mm3, PNN 10900/mm3, Lymphocytes 3600/mm3, plaquettes 187 000/mm3, CRP 167.

Dossier QCM
(Questions à choix multiples)

QCM 1 Quels sont les traitements systématiquement associés chez l'enfant dépranocytaire ?

A - Amoxicilline-acide clavulanique (AUGMENTIN®)
B - Vitamine B9
C - Oracilline
D - Supplémentation martiale
E - Vitamine C

QCM 2 Quels examens complémentaires vous paraissent indispensables dans ce contexte ?

A - Hémocultures
B - Radiographies du genou gauche
C - Abdomen sans préparation
D - Scanner cérébral
E - CRP

QCM 3 Comment avez-vous pu évaluer la douleur d'Idriss ?

A - Echelle des 5 visages
B - Echelle visuelle analogique
C - Echelle CHEOPS
D - Echelles d'auto-évaluation
E - Echelles d'hétéro-évaluation

QCM 4 Parmi les suivants, quels sont les facteurs favorisants les crises vaso-occlusives?

A - Infection
B - Déshydratation
C - Altitude

Dossier QRF & QRNF
(Questions à réponses fermées et non fermées)

<u>Question à réponse fermée (et non) 1 :</u>
Quel est votre diagnostic complet (sans le justifier) ?

Question à réponse fermée (et non) 2 :
Quel est votre traitement antalgique immédiat ?

Question à réponse fermée (et non) 3 :
Quel est votre traitement antibiotique ?

Question à réponse fermée (et non) 4 :
Détaillez les modalités de votre transfusion ainsi que les mesures associées.

Question à réponse fermée (et non) 5 :
Alors que la transfusion a commencé depuis 2h, Idriss dit ressentir des frissons. L'examen clinique est normal est note une tachycardie régulière à 135/min. L'ECG est normal. Les constantes sont bonnes mais le thermomètre indique 40,1°C en intra-rectal. Quel est votre diagnostic ?

Question à réponse fermée (et non) 6 :
Quelle est votre attitude ?

Question à réponse fermée (et non) 7 :
La fièvre est retombée, et le germe retrouvé en bactériologie est bien sensible à l'antibiotique que vous avez prescrit. Après 3 jours d'hospitalisation, et malgré tous vos

D - Stress
E - Prise de corticoïdes

QCM 5 **Idriss se plaint toujours des douleurs abdominales malgré la nalbuphine, le paracétamol, les AINS et se met à vomir. L'EVA est évaluée à 8/10. Que prescrivez-vous ?**

A - Morphine IV 0,1mg/kg
B - Morphine IV 0,5mg/kg
C - Morphine per os 0,2mg/kg
D - Maintien de la nalbuphine
E - Maintien des AINS et du paracétamol

QCM 6 **Quels sont les antibiotiques contre-indiqués chez Idriss ?**

A - Quinolones
B - Aminosides
C - Pristinamycine avant 6 ans
D - Cefpodoxime
E - Doxycycline

QCM 7 **Quelle est la caractéristique de l'anémie dans la drépanocytose ?**

A - Normocytaire normochrome régénérative
B - Normocytaire normochrome arégénérative
C - Normocytaire hypochrome régénérative
D - Microcytaire
E - Mégalocytaire

QCM 8 **Quels vaccins sont recommandés chez Idriss ?**

A - Pneumocoque 13-valent
B - Pneumocoque 23-valent
C - Méningocoque C
D - VHA
E - Grippe saisonnière

QCM 9 **Son petit frère Ibrahim, âgé de 4mois, doit se faire vacciner chez son pédiatre le lendemain. De quels moyens antalgiques disposez-vous pour l'aider à passer ce mauvais cap ?**

A - CODENFAN® sirop (paracétamol+codéïne)
B - Biberon sucrée
C - Distractions
D - Paracétamol
E - Crème EMLA®

QCM 10 **Quelles sont les rares indications à la transfusion de plasma frais congelé ?**

A - Syndrome hémolytique et urémique
B - CIVD
C - Choc hémorragique
D - Purpura thromtique thrombocytopénique
E - Drépanocytose

traitements antalgiques incluant la morphine, votre patient se plaint toujours de vive douleurs abdominales et thoraciques. Quelle transfusion particulière proposez-vous ?

☑		QCM	Grille de correction QCM (Questions à choix multiples)
QCM 1	A -	F	• Question classique, on doit supplémenter l'enfant drépanocytaire en folates • Prévention des infections à germes encapsulés (pneumocoque en chef de file) par pénicilline V orale pendant 5 ans (Oracilline) • Attention à ne pas écrire "supplémentation en fer SYSTÉMATIQUE", ce n'est pas vrai, on supplémente en fonction de la ferritinémie mais sachez que tous les drépanocytaires polytransfusés finissent avec une hémochromatose
	B -	V	
	C -	V	
	D -	F	
	E -	F	
QCM 2	A -	V	• TDM: pas de signe de localisation, les céphalées sont un argument trop faible • ASP: indications très réduites chez l'enfant (reco HAS), à ne pas prescrire sauf réelle suspicion d'occlusion • BOÎTERIE FÉBRILE = INFECTION OSSEUSE donc les 3 autres sont indispensables
	B -	V	
	C -	F	
	D -	F	
	E -	V	
QCM 3	A -	V	• Entre 4 et 6 ans on peut utiliser soit des échelles d'auto-évaluation soit d'hétéro-évaluation • L'échelle CHEOPS est une hétéroévaluation utilisée avant 2 ans • Echelle des 5 visages + EVA verticale = les 2 à retenir chez l'enfant
	B -	V	
	C -	F	
	D -	V	
	E -	V	
QCM 4	A -	V	• Augmentation de la température (fièvre, infection, chaleur) = facteur déclenchant • Altitude d'autant plus par le froid et l'hypoxie induite • Les corticoïdes peuvent déclencher des crises
	B -	V	
	C -	V	
	D -	V	
	E -	V	
QCM 5	A -	V	• Posologie bolus = 0,1mg/kg puis 0,025mg/kg si EVA>3 À 7 min • VOMISSEMENTS = PARENTÉRAL ! • Arrêt des paliers 2 lors de l'introduction d'un palier 3. Pourrait valoir un bon PMZ
	B -	F	
	C -	F	
	D -	F	
	E -	V	
QCM 6	A -	V	• A connaître par coeur
	B -	F	
	C -	V	
	D -	F	
	E -	V	
QCM 7	A -	V	• Il s'agit d'une hémolyse intravsaculaire donc périphérique, l'anémie est donc normocytaire et régénérative
	B -	F	
	C -	F	
	D -	F	
	E -	F	
QCM 8	A -	F	• Drépano = PN-23 + méningo C + grippe • Voyage au maghreb 1x/an = VHA et même typhoïde !! • Sans compter tous les autres vaccins consseillés chez un enfant de son âge
	B -	V	
	C -	V	
	D -	V	
	E -	V	
QCM 9	A -	F	• Les moyens non médicamenteux sont encore plus important qu'un doliprane • Crème EMLA pourquoi pas car non contre indiquée, mais en principe chez un nourrisson on va éviter car la tolérance à la douleur est meilleure que plus tard lorsque l'enfant a acquis la conscience du phénomène douloureux • Pas de codéïne avant 1 an
	B -	V	
	C -	V	
	D -	V	
	E -	V	
QCM 10	A -	V	• Toutes les microangiopathies thrombotiques (MAT) sont des bonnes indications • MAT = SHU et PTT
	B -	V	
	C -	V	
	D -	V	
	E -	F	

Chaque réponse est cotée 2 points
Total du dossier QCM sur 100

QRF QRNF — Grille de correction QRF & QRNF
(Questions à réponses fermées et non fermées)

1	*Grille par question du dossier QRF & QRNF* — Le sous-total de cette question est de ➡	**16**
•	Crise vaso-occlusive	6
•	Compliquant une ostéomyélite aigüe du tibia gauche	6
•	Communautaire	1
•	Probablement à Salmonelle	3
	<u>*Commentaires*</u> : *L'infection osseuse à salmonelle est plus fréquente chez le drépanocytaire. Ici le contage est évident après retour d'un pays d'endémie*	

2	*Grille par question du dossier QRF & QRNF* — Le sous-total de cette question est de ➡	**17**
•	Hospitalisation	-
•	Gaz MÉOPA®	3
•	Nalbuphine IVL 0,2mg/kg	4
•	Paracétamol IV ou PO 15mg/kg	2
•	AINS IV ou PO 10mg/kg	2
•	Hyperhydratation parentérale NaCl 0,9%	1
•	Oxygénothérapie	2
•	Immobilisation et mise en décharge du membre inférieur gauche	2
•	Réévaluation de la douleur à 30min	1
	<u>*Commentaires*</u> : *La prise en charge antalgique d'une crise drépanocytaire fait l'objet d'un consensus (voir aussi fiche consensus)*	

3	*Grille par question du dossier QRF & QRNF* — Le sous-total de cette question est de ➡	**18**
•	Antibiothérapie urgente	1
•	Après prélèvements bactériologiques et ponction métaphysaire	1+2
•	Probabiliste	-
•	A large spectre	1
•	Active contre salmonella non typhii, staphyloccocus aureus, kingella kingae	4
•	Secondairement adaptée à l'antibiogramme	-
•	Parentérale IV	1
•	A fortes doses	2
•	A bonne diffusion osseuse	3
•	Prolongée / durée totale 8 semaines	2
•	Ex : C3G-fosfomycine	1
•	Relais per os à 72h d'apyrexie	-
	<u>*Commentaires*</u> : *Les antibiotiques de l'infection osseuse chez l'enfant sont difficiles à connaître… donc peu côtés. La salmonelle est sensible aux quinolones mais elles sont contre-indiqués chez l'enfant*	

4	*Grille par question du dossier QRF & QRNF* — Le sous-total de cette question est de ➡	**16**
•	**INFO ET CONSENTEMENT DES PARENTS (PMZ)** *Transfert Q2 et Q3 : ne pas compter zéro si autorisation parentale à la question 2 ou 3*	PMZ
•	Groupage en urgence **étendu** au Rhésus et Kell	3
•	Recherche d'agglutinines irrégulières	2
•	Transfusion iso-groupe, iso-rhésus de 2 CGR	2
•	Déleucocytée et phénotypée	3
•	Objectif Hb<10g/dL	2
•	Vérifications ultimes :	-
o	Concordance groupe patient/poche	1
o	Présence d'un médecin dans le service	1
o	Epreuve globulaire de Beth-Vincent	2
	<u>*Commentaires*</u> : *On évite que l'hémoglobine ne dépasse 10g/dL car l'hyperviscosité induite pourrait entraîner des crises vaso-occlusives*	

5	*Grille par question du dossier QRF & QRNF* — Le sous-total de cette question est de ➡	**10**
•	Syndrome frissons-hyperthermie	8
o	Frissons puis fièvre	1
o	Absence de choc (élimine une incompatibilité, un choc endotoxinique)	2
o	Délai trop rapide pour une infection	-

6	*Grille par question du dossier QRF & QRNF* Le sous-total de cette question est de ➧	**13**
	• **ARRÊT IMMÉDIAT DE LA TRANSFUSION (PMZ)** • Envoi des poches en bactériologie et immunologie • Hémocultures • Recherche d'anticorps anti-HLA • Antipyrétique : paracétamol IV 15mg/kg • **DÉCLARATION AU CENTRE D'HÉMOVIGILANCE (PMZ)** *Commentaires : On fait des cultures en bactério pour éliminer le différentiel = une infection*	3 2 3 2 1 2
7	*Grille par question du dossier QRF & QRNF* Le sous-total de cette question est de ➧	**10**
	• Echanges érythrocytaires *Commentaires : Les échanges transfusionnels sont indiqués dans plusieurs situations chez l'enfant drépanocytaire: syndrome thoracique aigu, priapisme aigu, AVC, crise vaso-occlusive résistante à 48h de traitement antalgique maximal. Ils sont de 2 types: échange manuel (=saignée + transfusion) ou échange érythrocytaire (soustraction des "mauvais" globules rouges + transfusion d'autres CGR à l'aide d'un séparateur de cellules)*	10

Total du dossier QRF & QRNF sur 100

Fiche CONSENSUS
Prise en charge antalgique de la crise vaso-occlusive (HAS, janvier 2010)

- Evaluation initiale :
  - EVA
  - Eviction des facteurs déclenchants
  - Hyperhydratation
  - Oxygène, repos au chaud
- Au domicile :
  - Paracétamol 15mg/kg per os + Ibuprofène
  - Si échec : codéïne
- **Aux urgences :**
  - Gaz MEOPA®
  - Nalbuphine IV (ou IR) 0,2 mg/kg si crise osseuse / abdominale / thoracique
    - REEVALUATION A 30 MIN
    - **EVA ≤ 4/10 → Poursuivre Nalbuphine IV 1,5mg/kg/24h**
    - **EVA > 4/10 → Morphine IV = charge 0,1mg/kg puis Titration 0,025mg/kg/5min IVL puis PCA dès que soulagement**
    - Toujours associer Paracetamol + AINS (IV ou Per Os)

ITEMS TOMBES

Dossier QCM			Intitulé de l'item
Partie	Module	N°	(Programme avant l'ECN 2015)
I	11	178	**Transfusion sanguine et produits dérivés du sang: indications, complications. Hémovigilance**
I	7	92	**Infection ostéo-articulaire. Discospondylite**

Dossier QRF et QRNF		Intitulé de l'item
UE	N°	(Programme après l'ECN 2016)
7	209	**Anémie chez l'enfant**
7	153	**Infections ostéo articulaires (IOA) de l'enfant et de l'adulte**
10	325	**Transfusion sanguine et produits dérivés du sang : indications, complications. Hémovigilance**

Vous recevez mademoiselle PSORIAZ Isabelle, 32 ans, en consultation de dermatologie en octobre pour des lésions des coudes et des genous évoluant depuis quelques semaines.

On retrouve dans ses antécédents un ulcère gastrique déclenché dans un contexte de stress (des concours lorsqu'elle était plus jeune). Elle n'a pas d'enfant et ne prend aucune contraception, ne fume pas et boit à de rares occasions.

Les lésions sont apparues le mois dernier. Ce n'était pas la première fois selon elle, heureusement elles disparaissent lorsque Mlle PSORIAZ prend des vacances dans sa villa à St Jean cap-ferrat, sur la côte d'azur. Elle se plaint également de douleurs dans les fesses qui vont et viennent depuis quelques années, associées à des lombalgies présentes depuis des mois, et elle souligne qu'il est parfois difficile de poser le pied par terre en se levant (elle marche sur la pointe des pieds). Seul l'ibuprofène la soulage. Elle relate d'un épisode avec œil rouge douloureux il y a un an.

A l'examen, vous notez que les lésions se limitent aux coudes, aux genoux et légèrement sur les avant-bras et ne sont pas prurigineuses. L'examen cardiovasculaire est normal. L'examen du rachis retrouve une raideur avec limitation des mobilités axiales. L'aspect de ses coudes est le suivant :

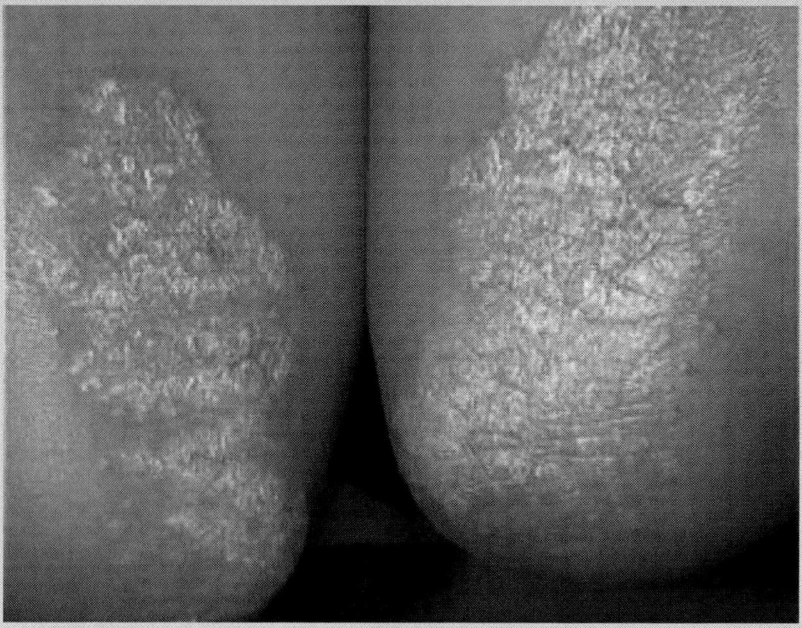

Dossier QCM
(Questions à choix multiples)

QCM 1	Comment décririez-vous les lésions observées ?

A - Erythémateuses
B - Squameuses
C - Nodules
D - Plaques
E - Ulcérations

Dossier QRF & QRNF
(Questions à réponses fermées et non fermées)

Question à réponse fermée (et non) 1 :
Quel est votre diagnostic dermatologique (sans justifier) ?

Question à réponse fermée (et non) 2 :
Quel est votre traitement de première intention ?

QCM 2	**Quels sont les facteurs déclenchants du psoriasis ?**

A - Bêta-bloquants
B - Stress
C - Traumatisme cutané
D - Alcoolisme chronique
E - Allergie cutanée

QCM 3	**Quels sont les effets indésirables des dermocorticoïdes ?**

A - Sècheresse cutanée
B - Leucopénie
C - Passage systémique
D - Aggravation d'un ulcère
E - Photosensibilisation

QCM 4	**Quelles sont les contre-indications à la photothérapie ?**

A - Antécédent de mélanome
B - Antécédent de carcinome épidermoïde
C - Nombre de naevus > 50
D - Phototype clair
E - Enfant avant 12 ans

QCM 5	**Quelles sont les effets indésirables des AINS ?**

A - Insuffisance rénale aigüe
B - Gastralgies
C - Thrombose veineuse profonde
D - Eruptions cutanées
E - Trouble de la conduction

QCM 6	**Dans la spondylarthrite ankylosante, à quoi correspond une sacro-iliite de stade 2 ?**

A - Pseudo-élargissement de l'articulation
B - Syndesmophytes
C - Fusion de l'interligne (ankylose)
D - Erosion irrégulière, début d'apposition périostée
E - Condensation (enthésophyte)

QCM 7	**Quelles sont les autres pathologies du groupe des spondylarthropathies ?**

A - Syndrome SAPHO
B - Rhumatisme psoriasique
C - Pseudopolyarthrite rhizomélique
D - Rhumatismes associés aux entérocolopathies
E - Arthrites réactionnelles

Question à réponse fermée (et non) 3 :
Vous la revoyez deux mois plus tard. Elle est très gênée car au bout de 10 jours de traitement, les lésions ayant toutes disparues, elle a décidé de tout arrêter d'elle-même estimant que vos soins étaient satisfaisants. Depuis, les lésions s'aggravent et viennent recouvrir son tronc, le dos et les 4 membres. Quel traitement proposez-vous ? Détaillez votre bilan préthérapeutique.

Question à réponse fermée (et non) 4 :
Les lésions sont résistantes. Vous décidez de changer pour un traitement par Rétinoïde (Acitrétine SORIATANE®). Quelles sont les modalités de mise en place de ce traitement ?

Question à réponse fermée (et non) 5 :
Quelle autre pathologie associée suspectez-vous sur l'anamnèse ? Justifiez.

Question à réponse fermée (et non) 6 :
Vous décidez de reprendre l'ibuprofène au long cours. Curieuse, elle vous demande le mécanisme d'action de ce médicament ?

Question à réponse fermée (et non) 7 :
Vous décidez en plus des AINS d'introduire un traitement de fond par Méthotrexate. Quelles sont les mesures associées à ces deux traitements ?

Question à réponse fermée (et non) 8 :
Toutes vos thérapeutiques sont un échec. Vous décidez de mettre Mlle PSORIAZ sous anti-TNFα. Quel est votre bilan pré-thérapeutique ?

QCM 8	**Vous pensez la mettre sous rétinoïdes et vous décidez de lui prescrire une contraception oestroprogestative. Quel bilan biologique systématique réalisez-vous avant votre prescription ?**

A - Aucun
B - Transaminases
C - Urée et créatinine sanguine
D - Glycémie à jeûn
E - Bilan lipidique

QCM 9	**Vous la suivez pour sa PUVAthérapie. Vous souhaitez dépister des lésions suspectes de mélanomes. Quels en sont les aspects macroscopiques ?**

A - Asymétriques
B - Prurigineux
C - Bords irréguliers
D - D'évolution rapide
E - Saignant au contact

QCM 10	**Tous vos traitements son un échec. Vous souhaitez la traiter par biothérapie, plus précisément anti-TNFα. Quelles sont les contre-indications de cette classe thérapeutique ?**

A - Antécédent de NORB
B - Grossesse
C - Epilepsie
D - Néoplasie évolutive
E - Infection virale ou bactérienne

☑		QCM	Grille de correction QCM (Questions à choix multiples)
QCM 1	A - B - C - D - E -	V V F V F	• La sémiologie est à la mode à l'ECN • Le psoriasis vulgaire se présente classiquement sous forme de plaques érythémateuses avec desquamation superficielle, bien limitées, arrondies, peu prurigineuses
QCM 2	A - B - C - D - E -	V V V V F	• Le soleil peut être responsable d'une amélioration transitoire avec recrudescence plus forte des lésions (c'est le cas de notre patiente azuréenne) • Les toxiques en général sont imputables (alcool et tabac) • Parmis les médicaments on retient: beta bloquants, AINS, corticoïdes, Lithium, IEC
QCM 3	A - B - C - D - E -	V V F V F	• Cette question doit être désormais sue (voir fiche synthèse "les dermocorticoïdes") • Il n'y a pas de photosensibilisation • Attention aux 3 contre-indications (qui donnent aussi des effets indésirables): Dermatoses infectieuse, ulcérée et faciale
QCM 4	A - B - C - D - E -	V V F V V	• Le nombre de naevus est un facteur de risque • Cancer cutané: contre-indication ABSOLUE (la photothérapie est un facteur oncogène en elle-même) • Rarement réalisée chez les patients jeunes (donc pas bien ici ☺)
QCM 5	A - B - C - D - E -	F F F V F	• Stades radiocliniques à connaître • Classiquement l'érosion irrégulière du stade 2 est dite en "timbre-poste"
QCM 6	A - B - C - D - E -	V V F V F	• Les AINS sont CI chez les insuffisants cardiaques mais ne donnent pas des troubles du rythme • Les causes d'insuffisance rénales sont nombreuses: fonctionnelle, immunoallergique, ... • Les causes de gastralgies peuvent être nombreuses
QCM 7	A - B - C - D - E -	V V F V V	• Il existe un terrain immunologique commun en rapport avec le HLA B-27 • Les manifestations rhumato des MICI sont non parallèles aux poussées (ce sont presque 2 maladies distinctes) • SAPHO = Synovite Acné Pustulose Hyperostose Ostéite
QCM 8	A - B - C - D - E -	V F F F F	• !! PAS DE BILAN SYSTÉMATIQUE LORS DE LA PRESCRIPTION D'UN OESTROPROGESTATIF !! • On contrôle le bilan lipidique à 3 mois mais on n'en fait pas plus • Le bilan préthérapeutique est CLINIQUE
QCM 9	A - B - C - D - E -	V V V V V	• 2 messages concernant la sémiologie du mélanome: • Connaître la règle classique ABCDE o **A**symétrie o **B**ords irréguliers o **C**ouleur hétérogène (marron, bleu, vert...) o **D**iamètre > 6mm o **E**volutivité • Savoir que d'autres signes existent, et que dès qu'un naevus est différent des autres on le biopsie (signe du "vilain petit canard"): prurit, saignement, ulcération, infiltration...
QCM 10	A - B - C - D - E -	V V F V V	• Il s'agit de certaines contre-indications • Anti-TNF = TUBERCULOSE à rechercher ! • Voir aussi fiche synthèse

Total du dossier QCM sur 100

Chaque réponse est cotée 2 points

Grille de correction QRF & QRNF
(Questions à réponses fermées et non fermées)

1	*Grille par question du dossier QRF & QRNF* — Le sous-total de cette question est de ➧	11
	• Psoriasis	5
	• Vulgaire	3
	• En poussée	1
	• Peu étendu (<30%)	2
	Commentaires : un diagnostic doit toujours être le plus complet possible et ce même si l'on vous demande de ne pas le justifier	
2	*Grille par question du dossier QRF & QRNF* — Le sous-total de cette question est de ➧	**13**
	• Ambulatoire	1
	• Traitement local	2
	• Dermocorticoïdes d'activité modérée	4
	• Associé à un dérivé de la vitamine D3	2
	• Pendant 4 semaines	2
	• Traitement symptomatique : émollients / kératolytiques	1
	• Education thérapeutique	-
	• Eviction des facteurs déclenchants	1
3	*Grille par question du dossier QRF & QRNF* — Le sous-total de cette question est de ➧	**13**
	• Photothérapie	4
	o UVB ou PUVAthérapie	-
	• **BÊTA-HCG (PMZ)**	2
	• Détermination du phototype	2
	• Bilan hépatique complet	1
	• Bilan rénal	1
	• Examen dermatologique à la recherche d'un cancer cutané	3
	• Consultation ophtalmologique : éliminer une catarcate	-
	Commentaires : En général on évite la photothérapie chez le sujet jeune (cf risque carcinogène). L'indication porte ici sur l'amélioration au soleil. La grossesse contre-indique la photothérapie	
4	*Grille par question du dossier QRF & QRNF* — Le sous-total de cette question est de ➧	**13**
	• Programme de prévention de la grossesse (PPG)	3
	• Information sur le risque tératogène	2
	• Accord de soin et de contraception	1
	• Contraception efficace 1 mois avant le traitement	1
	• Poursuite de la contraception jusqu'à 2 ans après l'arrêt du traitement	2
	• Bêta-hCG mensuelles 3 jours avant chaque prescription	2
	• Tout notifier dans le carnet-patiente	1
	• Pas de don du sang jusqu'à 2 ans après arrêt du traitement	1
	Commentaires : Ce PPG est à connaître, il s'agit d'une prévention majeure du risque tératogène délivrée par l'ANSM. La prescription de rétinoïdes est donc bien contrôlée. Idem pour le traitement anti-acné avec l'isotrétinoïne	
5	*Grille par question du dossier QRF & QRNF* — Le sous-total de cette question est de ➧	**12**
	• Spondylarthrite Ankylosante / Rhumatisme psoriasique de forme axiale	4
	• Terrain de spondylarthropathie : psoriasis	1
	• Douleurs d'horaire inflammatoire	2
	• Talalgie postérieure (marche sur la pointe) / Enthésite	2
	• Lombalgies >3mois	1
	• Antécédent probable d'uvéite antérieure	2
	Commentaires : TALALGIE POSTÉRIEURE DU 1ER PAS = SPONDYLARTHRITE ANKYLOSANTE. Il ne s'agit pas de la forme classique du rhumatisme psoriasique touchant les articulations distales (oligoarthrite asymétrique) mais de la véritable forme axiale comme une spondylarthrite ankylosante. En fait ces 2 entités cliniques sont indissociables au sein d'un même diagnostic	

6	Grille par question du dossier QRF & QRNF — Le sous-total de cette question est de ➨	10
•	Inhibition des 2 iso-enzymes de la cyclo-oxygénase (COX)	3
	o COX 1 (synthèse des prostaglandines cytoprotectrices)	-
	o COX 2 (synthèse des prostaglandines de l'inflammation)	-
•	Donc diminution de la synthèse des prostaglandines (PG) avec effet :	4
	o Anti-inflammatoire (COX2)	1
	o Antalgique (PG nociceptives)	1
	o Antipyrétiques (PG pyrogènes)	1
	o Anti-aggrégant (inhibition simultanée de la thromboxane A2)	-
	<u>Commentaires</u> : *Question de physiopath très difficile. Comprendre les grands principes car au programme de l'ECN. Il existe des inhibiteurs SÉLECTIFS de COX-2, dits "coxib", don't l'action est uniquement anti-inflammatoire. On évite ainsi les autres effets indésirables liés à l'inhibition de COX-1 (notemment la gastrotoxicité)*	
7	*Grille par question du dossier QRF & QRNF* — Le sous-total de cette question est de ➨	**12**
•	Mesures associées aux AINS :	-
	o IPP / Oméprazole	2
	o Simple dose 20mg/jour	2
•	Mesures associées au Méthotrexate :	-
	o Bilan préthérapeutique	-
	o **BÊTA-HCG (PMZ) / contraception**	3
	o Supplémentation en folates	2
	o Education thérapeutique : une seule prise par semaine	2
	o Noter le jour de la semaine sur l'ordonnance	1
	<u>Commentaires</u> : *Les nombreux accidents liés à la prise quotidiennne de méthotrexate (au lieu de hebdomadaire) ont conduit l'afssapas à renforcer la sécurité d'emploi, et les praticiens ont obligation de préciser au patient et sur l'ordonnance la posologie en mg/SEMAINE, avec le jour de prise*	
8	*Grille par question du dossier QRF & QRNF* — Le sous-total de cette question est de ➨	**16**
•	Recherche d'une **néoplasie : clinique**	2
•	Recherche d'une tuberculose : Clinique,	-
	o **Radiographie thoracique**	1
	o **IDR ou quantiféron**	2
•	Rechercher une infection :	-
	o **Foyer dentaire ou ORL**	1
	o **Sérologies VIH-VHB-VHC**	1
	o **Vaccinations à jour**	1
	o NFS, EPP	-
•	Recherche d'une **myélopathie démyélinisante : Antécédent de NORB/SEP**	1
•	Eliminer une grossesse : **BÊTA-HCG (PMZ)** (décidément)	2
•	Eliminer une insuffisance cardiaque : clinique, ECG	-
•	Rechercher une auto-immunité : **Anticorps anti-nucléaires**, EPP	1
•	**Bilan hépatique / Transaminases**	2
	<u>Commentaires</u> : *cf fiche synthèse et moyen mnémotechnique*	

Total du dossier QRF & QRNF sur 100

Fiche SYNTHESE
LES ANTI-TNFα

- Adalimumab (HUMIRA®), Infliximab (REMICADE®)
- **<u>Propriétés :</u>**
  - Ac monoclonal humain dirigé contre le TNF-alpha
- **<u>Indications :</u>**
  - Traitement de fond de la polyarthrite rhumatoïde sévère, en association avec le méthotrexate
  - Rhumatisme psoriasique et spondylarthrite ankylosante résistants ou sévères
  - Psoriasis sévère résistant
  - Maladie de Crohn résistante aux autres immunosuppresseurs
- **<u>Contre-indications :</u>**
  - Tuberculose
  - Infections oportunistes

- Autre infection aigüe ou chronique
- Néoplasie évolutive
- Insuffisance cardiaque NYHA 3 ou 4
- Grossesse et allaitement

- **Effets indésirables :**
- Réaction au point d'injection (prévenir le patient)
- Signes généraux : asthénie, céphalées, vertiges, syndrome pseudogrippal, prurit
- Immunodépression, infections opportunistes (urinaires, herpès, candidoses) etc

- Moyen mnémotechnique pour les contre-indications et le **bilan préthérapeutique** :

« **UN** **GROS** **AUTO** **CAR** **S'EST** **KC** sur ma **BÉCA**NE une **FOIS** »

- Un = Infectieux → Sérologies
- Gros = Grossesse → Bêta-hCG
- Auto = Auto-immunité → Anticorps anti-nucléaires
- Car = Insuffisance cardiaque → clinique, ECG
- S'est = SEP → Antécédent de NORB, myélopathie démyélinisante
- Kc = Cancer → examen clinique à la recherche d'une néoplasie
- Bécane = BK → rechercher une tuberculose par clinique, radio thorax, IDR/quantiféron
- Fois = Foie → Transaminases

Fiche CONSENSUS

Precription de Rétinoïde et Programme de Prévention de la Grossesse (ANSM 2012)

- SORIATANE® (acitrétine) est un rétinoïde, dérivé de la vitamine A, indiqué dans les formes sévères de psoriasis en monothérapie ou associé à la PUVAthérapie
- ***En raison du risque élevé de malformations congénitales chez l'enfant à naître, en cas d'exposition pendant la grossesse, l'acitrétine est contre-indiquée chez les femmes en âge de procréer, excepté lorsque toutes les conditions énoncées dans le Programme de Prévention de la Grossesse (PPG) sont réunies***
- **Pour les femmes en âge de procréer :**
- **Avant de débuter le traitement :**
  - x **Le médecin doit informer les patientes du risque tératogène associé à la prise d'acitrétine et du caractère obligatoire d'une contraception efficace.** Il doit remettre à la patiente le **carnet-patiente** rappelant les conditions du PPG et la **brochure d'information sur la contraception**
  - x La patiente doit lire attentivement et signer **l'accord de soins et de contraception** avant le début du traitement. Un exemplaire doit être conservé dans le carnet-patiente
  - x La patiente doit utiliser une contraception efficace depuis au moins 1 mois
  - x Le résultat du test de grossesse (recherche qualitative d'hCG plasmatiques) réalisé dans les 3 jours précédant la première prescription doit être négatif
- **Pendant le traitement et 2 ans après l'arrêt du traitement :**
  - x La patiente doit présenter le carnet-patiente à chaque consultation et lors de chaque délivrance
  - x La durée du traitement par SORIATANE® (acitrétine) est limitée à 1 mois non renouvelable
  - x La contraception efficace doit être poursuivie pendant toute la durée du traitement
  - x **Un test sérologique de grossesse doit être effectué tous les mois** dans les 3 jours précédant la prescription mensuelle d'acitrétine
    - ➢ Le médecin doit reporter systématiquement la date et les résultats des tests de grossesses (hCG plasmatiques) dans le carnet-patiente. La délivrance de SORIATANE® (acitrétine) doit avoir lieu au plus tard 7 jours après la prescription et au vu du carnet-patiente complété. Si ces conditions ne sont pas respectées, aucune délivrance ne devra se faire
  - x La patiente doit poursuivre la méthode de contraception efficace 2 ans après l'arrêt du traitement
  - x Un test sérologique de grossesse doit être effectué 2 mois après la fin du traitement puis régulièrement pendant les 2 ans suivant la prise de la dernière dose
  - x Il est important de rappeler aux patientes qu'il leur est **formellement déconseillé de consommer de l'alcool** (boisson, aliment, médicament) pendant le traitement et jusqu'à 2 mois après son arrêt. La prise d'alcool entraine la transformation de l'acitrétine en étrétinate qui est également tératogène et qui peut se stocker dans les tissus adipeux plusieurs mois et même plusieurs années
- **Pour tous les patients :**
- **Les patients ne doivent jamais effectuer de don de sang durant le traitement et dans les deux ans suivant son arrêt**

ITEMS TOMBES

Dossier QRF & QRNF			Intitulé de l'item (Programme avant l'ECN 2015)
Partie	Module	N°	
I	8	123	Psoriasis
I	11	174	Prescription et surveillance des anti-inflammatoires stéroïdiens

Dossier QCM		Intitulé de l'item (Programme après l'ECN 2016)
UE	N°	
10	326	Prescription et surveillance des anti-inflammatoires stéroïdiens
4	114	Psoriasis
7	198	Biothérapies et thérapies ciblées

N° 18 Après 2016 Avant 2015 ECN

MON DOSSIER PASSERELLE

Je choisis mon type d'évaluation en fonction de la date de mon concours

	ECN avant 2015	ECN après 2016
QRF QRNF	+++	+ /- Pour comprendre ! Pour certains partiels !
QCM	-	+++

Vous suivez M. PLINDESUKRE, 55ans, pour la découverte récente d'un diabète de type 2. Vous faites le point avec divers examens complémentaires et vous souhaitez introduire un traitement pour empêcher la survenue d'éventuelles complications.

Dans ses antécédents, on retrouve une coronaropathie avec pose programmée d'un stent actif sur l'artère interventriculaire antérieure il y a 5 mois, une dyslipidémie, une obésité (IMC = 32,8), une constipation chronique, une crise de goutte il y a 3 ans sur hyperuricémie, une trhombose hémorroïdaire externe, une hypertrophie bénigne de prostate. Il ne fume pas et ne boit pas.

Il se plaint de douleurs dans les jambes à types de fourmillements et parfois de brûlures, insomniantes, qui partent de l'avant-pied pour se prolonger jusqu'à mi-mollets des deux côtés. Cela le surprend d'ailleurs lui qui n'a jamais ressenti la moindre douleur pour son cœur. Son médecin traitant lui a prescrit de la codéine qui le soulage partiellement. Il vous confie aussi une dysfonction érectile qu'il aimerait traiter.

L'examen retrouve une tension artérielle à 111/66 mmHg, des pouls pédieux postérieurs très diminués des 2 côtés, une pléthore abdominale, une amyotrophie des muscles jambiers antérieurs avec diminution des réflexes achiléens et rotuliens, symétriques. L'ECG retrouve des ondes Q en antéroseptal et un bloc de branche droit. Le patient semble être en très mauvais état buccodentaire.

Il prend au long cours de l'aspirine (KARDEGIC®), une statine, du bisoprolol, de la trinitrine à la demande, du spironolactone, de l'allopurinol, des extraits de plante pour sa prostate (PERMIXON®). Son dernier vaccin antitétanique date d'il y a 4 ans.

Les examens retrouvent une microalbuminurie sans insuffisance rénale, sans autre anomalie particulière. Un compte rendu ophtalomologique précise « quelques microanévrismes et hémorragies rétiniennes au fond d'œil, évoquant une rétinopathie diabétique modérée. Par ailleurs il existe une hypertonie oculaire à droite mesurée à 26 mmHg avec raréfaction des fibres optiques à l'OCT ».

Dossier QCM
(Questions à choix multiples)

QCM 1 — Comment avez-vous pu faire le diagnostic formel de diabète ?

A - Une glycémie à jeûn > 1,26 g/L
B - Deux glycémies à jeûn > 1,26 g/L
C - Hyperglycémie > 2 g/L avec symptômes de diabète
D - HbA1c > 7%
E - Deux glycémies entre 1,1 et 1,26 g/L

QCM 2 — Quels sont les objectifs d'HbA1c chez ce patient ?

A - 6,5%
B - 7%
C - 9%
D - 8%
E - 7,5%

QCM 3 — Si le patient avait 85 ans et était multi-compliqué, quels auraient été les objectifs d'HbA1c ?

A - 6,5%
B - 7%
C - 9%
D - 8%
E - 7,5%

Dossier QRF & QRNF
(Questions à réponses fermées et non fermées)

Question à réponse fermée (et non) 1 :
Quel antidiabétique oral prescrivez vous en 1ère intention ? Rappelez ses effets indésirables et ses contre-indications.

Question à réponse fermée (et non) 2 :
Comment complétez-vous le bilan paraclinique des complications ?

Question à réponse fermée (et non) 3 :
Critiquez la prescription de codéïne pour ses douleurs des jambes.

Question à réponse fermée (et non) 4 :
Quelles sont les 3 autres classes thérapeutiques indispensables qui manquent chez ce patient d'après l'énoncé (énumérer sans commentaire) ?

Question à réponse fermée (et non) 5 :
A l'examen des pieds vous constatez une déformation en varus, une ulcération en regard du point d'appui du 1er métacarpe ; le test au monofilament retrouve une hypoésthésie plantaire bilatérale. Il existe un début d'ulcère artériel sur la face interne de la cheville. Vous concluez à un pied diabétique. Quels sont les 4 facteurs pouvant favoriser ces lésions ?

QCM 4	Vous lui avez prescrit un biguanide et vous pensez devoir insister sur l'importance de ce traitement. Quels sont les facteurs diminuant l'observance ?

A - Niveau socio-culturel bas
B - Prise encadrée par une tierce personne
C - Mauvaise tolérance médicamenteuse
D - Maladie chronique
E - Défaut information

QCM 5	Quels sont les facteurs favorisant sa constipation?

A - Allopurinol
B - Neuropathie diabétique
C - Metformine
D - Obésité
E - Thrombose hémorroïdaire

QCM 6	Vous le suivez tant bien que mal sur plusieurs années et il n'est pas très observant. Il revient vous voir pour une boîterie d'esquive du pied gauche. La région talienne vous semble inflammatoire et douloureuse, et vous notez un écoulement purullent à travers un durillon. Quels sont vos examens complémentaires indispensables ?

A - Doppler des artères fémorales
B - NFS-CRP
C - Hémocultures
D - Radiographie du pied
E - Prélèvement local microbiologique

QCM 7	Quel est le traitement de cet épisode ?

A - Antibiothérapie probabiliste par amoxicilline
B - Antibiothérapie adaptée à l'antibiogramme
C - Vaccination antitétanique
D - Débridement et parage
E - Antisepsie locale, cicatrisation dirigée

QCM 8	Quelles thérapeutiques pourrez-vous lui proposer (en 1ère intention et à terme) pour sa dysfonction érectile ?

A - Sildénafil (VIAGRA®)
B - Auto-injection intra caverneuses
C - Inhibiteurs de la 5 alpha-réductase
D - Vardénafil (LEVITRA®)
E - Prothèse pénienne

QCM 9	Quelles sont les contre-indications aux biguanides ?

A - Insuffisance rénale
B - Traitement par insuline
C - Alcoolisme
D - Injection de produit de contraste iodé
E - Association aux sulfamides hypoglycémiants

__Question à réponse fermée (et non) 6 :__

L'HbA1c est à 9,1%. Il vous assure pour une fois avoir suivi scrupuleusement le traitement. Quel traitement antidiabétique de 2ème intention lui-proposez vous ?

__Question à réponse fermée (et non) 7 :__

A tort ou à raison, vous lui avez prescrit du glicazide (DIAMICRON®) et vous avez continué la metformine. Vous le revoyez plus tard aux urgences pour un syndrome confusionnel. Vous le trouvez en sueurs, tremblant et présentant des troubles de l'élocution. Sa femme vous apprend qu'il y a 2 jours ils ont vu un urologue car son mari a fait une prostatite aigüe qui a été traité par cotrimoxazole (BACTRIM®). Quel est votre diagnostic complet ?

__Question à réponse fermée (et non) 8 :__

Quel est votre traitement pour les 2 prochaines heures ?

__Question à réponse fermée (et non) 9 :__

Il revient 6 mois plus tard car sa vision s'est considérablement dégradée, à tel point qu'il aurait confondu un jour sa crème anti-hémorroïdaire avec le dentifrice. Quelles sont les 6 causes de baisse d'acuité visuelle sévère chez le diabétique ?

QCM 10	**Quel est le mécanisme d'action du glicazide (DIAMICRON®) ?**

A - Insulinosensibilisateur
B - Insulinosécréteur
C - Inhibiteur de l'alpha-glucosidase
D - Stimulation des cellules Bêta pancréatiques
E - Augmentation de la synthèse d'insuline

☑	QCM	Grille de correction QCM (Questions à choix multiples)
QCM 1	A - F B - V C - V D - F E - F	• Le diagnostic d'un diabète de type 2 repose sur 2 glycémies à jeûn à au moins 15 jours d'intervalle supérieures à 1,26g/L *ou* supérieure à 2 g/L n'importe quand *ou* sur un épisode d'hyperglycémie hyperosmolaire (une décompensation par exemple) • L'intervalle 1,1 – 1,26g/L correspond à une intolérance au glucose • L'HbA1c n'est PAS encore validée pour le diagnostic mais ça ne saurait tarder
QCM 2	A - F B - V C - F D - F E - F	• Nouvelles reco HAS janvier 2013-10-23 • En 1ère intention ≤ **7%** • On est plus laxiste en cas de comorbidités graves = 8% (ici coronaropathie mais peu d'autres complications sur le diabète. En plus on vient de le découvrir alors on essaie de diminuer l'HbA1c du mieux possible)
QCM 3	A - F B - F C - F D - V E - F	• HbA1c chez vieux ≤ 8% • HbA1c chez personne âgée malade dépendante ≤ 9% • HbA1c si comorbidité cardiovasculaire ≤ 8% • Grossesse < 6,5% (avant et après)
QCM 4	A - V B - F C - V D - V E - V	• Ca peut paraître un peu réducteur, mais le niveau d'éducation et socio-économique joue beaucoup sur l'observance: certains patients ne comprennent rien du tout • Effets indésirables (tolérance) = 1ère cause d'arrêt d'un médicament • Idem maladie chronique ou pauci symptomatique = observance difficile • Prise encadrée = observance assurée
QCM 5	A - F B - V C - F D - V E - V	• La metformine donne plutôt des nausées/vomissements ou des diarrhées avec douleurs abdominales, très fréquentes et dose-dépendantes, conduisant parfois à l'arrêt du traitement • Les crises hémorroïdaires donnent des constipation réactionnelle à la douleur
QCM 6	A - F B - V C - V D - V E - V	• Il s'agit d'une infection du pied diabétique • Toute la microbio est indispensable hémoc incluses même si pas de fièvre • La radiographie fait souvent le diagnostic et doit être BILATÉRALE
QCM 7	A - F B - V C - F D - V E - V	• Le VAT est à jour ici (<10ans). Mais il faut TOUJOURS y penser • L'antibiothérapie doit être d'emblée ADAPTÉE et à bonne diffusion osseuse (donc bof pour l'amoxicilline, on choisira des quinolones ou autres) • Au décours on prescrira des chaussures adaptées pour éviter les MPP et infections du pied
QCM 8	A - F B - V C - F D - F E - V	• Inhibiteur de la 5 alpha réductase = rien à voir utilisés dans l'HBP • Les inhibiteurs de la phosphodiestérase (VIAGRA & cie) sont tous contre-indiqués du fait des ATCD cardiovasculaires, de la prise de dérivés nitrés • A priori les auto-injection pourront être proposées en 1ère intention • A terme malheureusement seules les prothèses sont efficaces chez les diabétiques
QCM 9	A - V B - F C - V D - V E - F	• Ces contre-indication sont à connaître PAR COEUR • Il existe désormais des protocoles d'hyperhydratation qui permettent de passer un scanner injecter sous metformine sans l'arrêter mais il n'y a rien de consensuel donc pour l'instant aux ECN: on arrête tout
QCM 10	A - F B - V C - F D - V E - F	• Qcm de physiopath difficile • Les sulfamides hypoglycémiants ont une action prolongée (d'où les hypoglycémies parfois retardées) • Ils n'augmentent pas la synthèse de l'insuline mais stimulent sa libération

Chaque réponse est cotée 2 points
Total du dossier QCM sur 100

QRF QRNF	Grille de correction QRF & QRNF (Questions à réponses fermées et non fermées)	
1	*Grille par question du dossier QRF & QRNF* — Le sous-total de cette question est de ➧	**18**
• **Biguanide**		4
• **Metformine per os**		4
• Effets indésirables :		-
o **Troubles digestifs**		3
o **Acidose lactique**		2
o Malabsorption de B12		-
• Contre indications :		-
o **Insuffisance rénale**		3
o **Injection de produit de contraste iodé**		1
o **Alcoolisme**		1
o Grossesse		-
<u>Commentaires</u> : *"Quel traitement..." = quelle classe, quelle molécule, quelle posologie si demandée, quelles indications et contre-indications... Sortez couverts à l'ECN, on a vite fait d'oublier de marquer la classe médicamenteuse sur sa copie alors qu'on la connaît très bien*		
2	*Grille par question du dossier QRF & QRNF* — Le sous-total de cette question est de ➧	**14**
• Cardio-vasculaire :		-
o Mesure de l'IPS		1
o Echographie-doppler artérielle des membres inférieurs		3
o Echo-doppler de l'aorte abdominale		1
o Echo-doppler des troncs supéro-aortiques		2
o Echocardiographie		2
• Pied		-
o Test au monofilament		2
• Opthalmologie :		-
o Angiographie à la fluorescéine		1
o Champ visuel à prévoir car glaucome chronique		-
• Infectieux :		-
o Consultation dentiste + panoramique dentaire		2
<u>Commentaires</u> : *Voici un moyen mnémotechnique concernant les 6 organes cibles du diabète et donc le bilan systématique à réaliser chez tout diabétique. Bien évidemment tout le monde connaît par coeur ces complications mais il s'agit de gagner du temps pour toutes les questions 'paraclinique'* ***"PINCER"*** ***P****ied = examen clinique, test au monofilament, rechercher un MPP* ***I****mmunité = rechercher un foyer infectieux (BU, RxTx...), état buccodentaire avec panoramique* ***N****euro = examen clinique, test au monofilament, pas d'ENMG sauf mononeuropathie multiple / atypie* ***C****ardio-vasculaire = clinique, Echo-doppler des grands trons artériels,* *o****E****il = consultation, fond d'oeil 1x/an et angiographie si ischémie* ***R****ein = BU, microalbuminurie puis protéinurie, urée-créatinine*		
3	*Grille par question du dossier QRF & QRNF* — Le sous-total de cette question est de ➧	**9**
• Antalgique de palier 2		1
• Prescription inadaptée		4
• Car douleurs neuropathiques		3
• Antalgiques classiques inefficaces		1
• Préférer antidépresseur tricyclique/carbamazépine		-
4	*Grille par question du dossier QRF & QRNF* — Le sous-total de cette question est de ➧	**13**
• **INHIBITEUR DE L'ENZYME DE CONVERSION (PMZ)**		5
• Anti-aggrégant plaquettaire : Ticagrelor (BRILIQUE®)		4
• Analogue des prostaglandines en collyre		4
<u>Commentaires</u> : *Le PMZ le plus justifié de tout ce bouquin: Cardioprotection des IEC en post-infarctus (indispensable) et NÉPHROPROTECTION à obtenir absolument car début de protéinurie donc les reins commencent à flancher même si la clairance est normale. Ce patient est aussi atteint d'un glaucome chronique à angle ouvert et l'on va éviter la coprescription d'un bêta bloquant en 1ère intention (risque de bradycardie, d'hypotension et même d'hypoglycémies)*		

5	*Grille par question du dossier QRF & QRNF*	Le sous-total de cette question est de ➧	**10**
	• Ischémie / Athérosclérose		3
	• Neuropathie périphérique		3
	• Infection		2
	• Traumatisme local		2
	<u>*Commentaires*</u> : *Le mal perforant plantaire correspond à une ulcération sur les points de pressions plantaires qui se développent à cause de l'hypoesthésie (MPP= atteinte neuro sensitive PURE). Elle favorise les déformations ostéoarticulaires. On a une hyperkératose puis un durillon avec dilacération des tissus mous, entraînant des fissures voire des abcès. Le MPP se révèle par diffusion du pus à travers le durillon. Le pied diabétique est l'ensemble des lésions podologiques lié au diabète, incluant les lésions vasculaires ISCHÉMIQUES*		
6	*Grille par question du dossier QRF & QRNF*	Le sous-total de cette question est de ➧	**9**
	• Bithérapie		1
	• Association metformine-sulfamide hypoglycémiant per os		4
	• Education : risque d'hypoglycémies prolongées, pas d'automédication		2
	• Autosurveillances glycémiques 3x/jour		2
	• Maintien des règles hygiénodiététiques		-
	<u>*Commentaires*</u> : *En 2ème intention, après échec et si la metformine est bien tolérée, les recommandations sont d'ajouter un sulfamide hypoglycémiant . L'autosurveillance glycémique est de mise dès lors qu'un traitement à risque d'hypoglycémies sévères est prescrit (insuline, sulfamide, inhibiteurs de l'alpha-glucosidase). Attention il est désormais possible de prescrire D'EMBLÉE UNE INSULINOTHÉRAPIE si le patient apparaît très déséquilibré (HbA1c>10%), peu observant, le tout en accord avec l'endocrino*		
7	*Grille par question du dossier QRF & QRNF*	Le sous-total de cette question est de ➧	**11**
	• Hypoglycémie		4
	• Toxique		4
	• Par association d'un sulfamide hypoglycémiant avec un sulfamide antibiotique		3
8	*Grille par question du dossier QRF & QRNF*	Le sous-total de cette question est de ➧	**10**
	• Resucrage urgent		3
	• Bolus de G30 en IVD ou Per os		2
	• Puis G10 en IVL		2
	• Maintien d'une glycémie entre 1,5 et 2 g/l		1
	• Hospitalisation pour surveillance au moins 72h		3
	• **ZÉRO A LA QUESTION SI GLUCAGON**		0
	○ Contre-indication formelle car sulfamides		
	<u>*Commentaires*</u> : *Les médicaments qui potentialisent les sulafamides sont: AINS, autres sulfamides, Miconazole, AVK et digitaliques*		
9	*Grille par question du dossier QRF & QRNF*	Le sous-total de cette question est de ➧	**6**
	• Maculopathie ischémique		1
	• Œdème maculaire +/- cystoïde		1
	• Exsudats profonds fovéolaires		1
	• Décollement de rétine par traction		1
	• Hémorragie intravitréenne		1
	• Glaucome néo-vasculaire		1
	<u>*Commentaires*</u> : *Source: COUF. Il s'agit bien des causes de BAV SÉVÈRES dans la rétinopathie diabétique qui ne sont pas forcément BRUTALES*		

Total du dossier QRF & QRNF sur 100

Fiche SYNTHESE
Les antidiabétiques oraux (ADO)

- **BIGUANIDES**
  - Metformine (GLUCOPHAGE®)
  - Insulino-sensibilisateurs
  - Effets indésirables
    - x Intolérance digestive (nausées, douleurs, diarrhée) → changement d'ADO
    - x Acidose lactique
    - x Parfois malabsorption de itamine B12

- Contre indications
    - x Insuffisance rénale / injection de pdc iodé / acidose lactique
    - x Alcoolisme (induit acidose lactique)
    - x Grossesse
- ~~GLITAZONES~~ → retirés du marché français car responsables d'OAP cardiogéniques
- **SULFAMIDES**
- DAONIL®, DIAMICRON®
- Insulinosécréteurs indépendants du glucose, très efficaces
- EI = risque d'hyperglycémie prolongée
- CI = associations aux imidazolés / alcoolisme / IHC et IRC
- **INHIBITEURS D'ALPHA-GLUCOSIDASE**
- Acarbose (GLUCOR®), DIASTABOL®
- Diminution de l'absorption postprandiale de glucose
- Indiquées pour les hyperglycémies postprandiales
- Effets indésirables : digestifs (flatulences, prévenir le patient)
- **GLINIDES**
- Insulinosécréteur (NOVONORM®)
- Effets indésirables : hypoglycémie principalement
- Contre-indications : DT1, grossesse, IHC
- **INCRÉTINES**
- JANUVIA®, VICTOZA®
- Insulinosécréteurs oraux (biodisponibilité orale > IV !)
- Nouvelles molécules comprenant les analogues de la GLP-1 et les inhibiteurs de la DPP4
- Pas de prise de poids, pas d'hypoglycémie
- Très bonne tolérance mais coût très élevé donc pas en première intention…

Fiche CONSENSUS
Stratégie médicamenteuse dans le contrôle glycémique du diabète de type 2 - Messages clés (HAS, janvier 2013)

- Pour la plupart des patients diabétiques de type 2, **une cible d'HbA1c inférieure ou égale a 7 % est recommandée**
- Le traitement médicamenteux doit être instauré ou réévalué si l'HbA1c est supérieure à 7 %
- La mise en place de mesures hygiénodiététiques efficaces est un préalable nécessaire au traitement médicamenteux du contrôle glycémique
- La stratégie médicamenteuse repose sur l'écart par rapport à l'objectif d'HbA1c, l'efficacité attendue des autres traitements, leur tolérance, leur sécurité et leur coût
- **La metformine est le médicament de première intention en monothérapie**
- L'association **metformine + sulfamide est la bithérapie à privilégier**
- L'insuline est le traitement de choix lorsque les traitements oraux et non insuliniques ne permettent pas d'atteindre l'objectif glycémique
- L'autosurveillance glycémique n'est recommandée que si les résultats sont susceptibles d'entraîner une modification des mesures hygiéno-diététiques et/ou du traitement médicamenteux
- La réalisation systématique de **l'autosurveillance glycémique chez les patients sous antidiabétiques ne provoquant pas d'hypoglycémie n'est pas recommandée**

ITEMS TOMBES

Dossier QCM			Intitulé de l'item (Programme avant l'ECN 2015)
Partie	Module	N°	
II	M&GS	233	Diabète de type 1 et 2 de l'enfant et de l'adulte. Complications
I	11	206	Hypoglycémie
I	11	171	Terrain à risque, interactions médicamenteuses

Dossier QCM		Intitulé de l'item (Programme après l'ECN 2016)
UE	N°	
8	245	Diabète sucré de types 1 et 2 de l'enfant et de l'adulte. Complications
7	153	Infections ostéo articulaires (IOA) de l'enfant et de l'adulte

Vous voyez ce soir aux urgences un jeune homme de 33 ans pour dyspnée aigüe.

Il s'agit de M. JELLECI Damien, artiste-peintre. Il a commencé à avoir des difficultés pour respirer il y a quelques jours, après avoir toussé en continu pendant une dizaine de jours, et vous dit avoir beaucoup maigri ces derniers temps.

Le patient est dyspnéique avec quelques signes de lutte. Vous notez un tirage susternal, les extrêmités sont froides et cyanosées. L'auscultation pulmonaire est normale. Vous notez une toux sèche non productive. Vous palpez de multiples adénopathies symétriques dans toutes les aires ganglionnaires. La tension est à 144/78 mmHg, SpO_2 87%, T°C 38,5°C, fréquence cardiaque 110/min.

Dans ses antécédents vous relevez une infection par le VIH diagnostiquée 5 ans plus tôt. Il a refusé de continuer le traitement initialement entrepris car il le faisait vomir. Il vous explique qu'il est homosexuel et qu'il a eu plusieurs partenaires. Il n'a aucune relation stable pour le moment et son diagnostic de VIH a fait fuir tout son entourage, alors il préfère ne rien dire quant à sa séropositivité. Il présente comme autre antécédent une syphillis traitée il y a 10 ans. Il n'a pas d'allergie. Il ne prend aucun médicament. Il ne boit pas, ne fume pas, et dit ne jamais toucher aux stupéfiants.

L'ECG est normal. Les gaz du sang montrent : pH 7,24, PaO_2 62 mmHg, PaCO2 48 mmHg, HCO3- 26mmol/L. Vous avez prescrit un prélèvement pour un lymphotypage des CD4 et une charge virale. La radiographie thoracique montre des opacités réticulonodulaires bilatérales, alvéolo-interstitielles, à prédominance péri-hilaire ; les culs-de-sac pleuraux sont libres.

Dossier QCM
(Questions à choix multiples)

QCM 1 — Comment a été fait le diagnostic formel d'infection par le VIH à l'époque ?

A - Antigénémie p24

B - Sérologie par WESTERN-BLOT seul

C - Sérologie ELISA confirmée par WESTERN-BLOT

D - Sérologie ELISA seule

E - ARN viral > 100 000 copies

QCM 2 — Quels sont les schémas de traitement anti-rétroviral de première intention ?

A - 1 Inhibiteur Nucléosidique de la Reverse Transcriptase (INRT) + 1 Non Nucléosidique (INNRT)

B - 2 INNRT + 1 INRT

C - 2 INRT + 1 INNRT

D - 2 INRT + 1 inhibiteur de protéase (IP) potentialisé par le Ritonavir

E - 1 IP associé au Ritonavir

QCM 3 — Quels paramètres font partie du bilan pré-thérapeutique d'un VIH ?

A - Anomalies du bilan lipidique

B - Glycémie à jeûn

C - Sérologies VHB et VHC

D - IDR Tuberculine

E - Urée, créatinine, BU

QCM 4 — Quels sont les effets indésirables des INRT ?

A - Tératogénicité

B - Lipoatrophie

C - Ostéopénie

Dossier QRF & QRNF
(Questions à réponses fermées et non fermées)

Question à réponse fermée (et non) 1 :
Quel est votre diagnostic complet sur l'épisode actuel (sans justifier) ?

Question à réponse fermée (et non) 2 :
Comment traitez-vous cet épisode ?

Question à réponse fermée (et non) 3 :
Votre bilan retrouve des CD4 à 34/mm3. Hormis les antirétroviraux, quelles sont les 2 molécules que vous prescrivez et pourquoi ?

Question à réponse fermée (et non) 4 :
Si le patient avait été allergique aux sulfamides, quelle mesure auriez-vous du prendre ?

Question à réponse fermée (et non) 5 :
Au moment de réaliser les prélèvements, l'infirmière du service se pique avec l'aiguille ayant servi à la ponction veineuse de M. JELLECI. Quelle est votre conduite à tenir dans les 48 heures ?

Question à réponse fermée (et non) 6 :
Finalement, il revient un peu plus tard car il présente des douleurs à types de picotements au niveau de la paupière supérieure droite et du front. Vous notez quelques vésicules et quelques érosions qui ont tendance à se regrouper. Comment traitez-vous cet épisode ?

D - Syndrome de Fanconi (tubulopathie proximale)
E - Oedèmes

QCM 5 — Quels sont les effets indésirables des inhibiteurs de la protéase ?

A - Inhibition enzymatique
B - Nausées
C - Lipodystrophie
D - Intolérance au glucose voire diabète
E - Convulsions

QCM 6 — Quels sont les vaccins recommandés chez votre patient ?

A - Grippe saisonnière
B - PN-23
C - BCG
D - Hépatite B
E - Hépatite A

QCM 7 — Quelle est votre attitude en cas de charge virale détectable sous traitement ?

A - Changer d'emblée de molécule
B - Doser les antirétroviraux
C - Réévaluer l'observance
D - Faire un test génotypique de résistance
E - Ne rien faire

QCM 8 — Vous souhaitez mettre le patient sous cotrimoxazole (BACTRIM®). De quels effets indésirables informez-vous votre patient ?

A - Anémie macrocytaire
B - Agranulocytose immuno-allergique
C - Urticaire allergique
D - Syndrome de Lyell
E - Hyperkaliémie

QCM 9 — Quels sont les manifestations dermatologiques autre que l'exanthème devant faire réaliser une sérologie VIH ?

A - Zona du sujet jeune
B - Psoriasis résistant
C - Dermatite séborrhéique
D - Champignon floride et multirécidivant
E - Sarcome de Kaposi

QCM 10 — Quels sont les cancers classants "SIDA" ?

A - Lymphome non hodgkinien
B - Maladie de Hodgkin
C - Cancer du col de l'utérus HPV-induit
D - Cancer pulmonaire
E - cancer du canal anal HPV-induit

<u>Question à réponse fermée (et non) 7 :</u>

1 mois plus tard, les boutons ont disparus mais il persiste certaines douleurs à type de décharges électriques qui gènent beaucoup le patient. Vous suspectez des algies post-zostériennes. Quelle échelle utilisez-vous pour vous aider dans votre diagnostic (1 seule réponse) et quelle classe médicamenteuse lui proposez-vous (1 seule réponse) ?

<u>Question à réponse fermée (et non) 8 :</u>

Vous retrouvez un compte rendu d'hospitalisation qui relate du diagnostic de VIH chez M. JELLECI, avec un nombre de CD4 égal à 630/mm^3. Un traitement antirétroviral avait été introduit. Quelles sont les 7 indications aux antirétroviraux lorsque les CD4 sont supérieurs à 500 ?

☑		QCM	Grille de correction QCM (Questions à choix multiples)
QCM 1	A -	F	• L'Ag p24 ne fait pas un diagnostic formel mais détecte une antigénémie pour un diagnostic plus précoce, AVANT positivation des anticorps anti-VIH • L'ARN viral peut théoriquement faire le diagnostic, mais la PCR coûte cher donc il est est utilisé pour quantifier l'activité de la maladie, pas pour le diagnostic
	B -	F	
	C -	V	
	D -	F	
	E -	F	
QCM 2	A -	F	• Les autres schémas ne sont pas validés en 1 ère intention • Vous n'avez pas à connaître les molécules • Le piège entre la B et la C n'est pas sympa mais on a vite fait de confondre les deux et de se manger un zéro (croyez-en ma triste expérience en concours blanc)
	B -	F	
	C -	V	
	D -	V	
	E -	F	
QCM 3	A -	V	• Tout est vrai • Ce bilan est très complet et doit être su • On recherche des pathologies associées (toutes les sérologies virales), les paramètres modifiés par les ARV (notemment les facteurs de risques cardiovasculaires) • On n'oublie pas le typage lymphocytaire, la charge virale, la recherche de résistance
	B -	V	
	C -	V	
	D -	V	
	E -	V	
QCM 4	A -	V	• Question hyperspécialisée certes, mais pouvant se prêter à la transversalité • **Lipoatrophie = fonte caractéristique des boules de Bichat** (joue creusées) liées aux ARV, par toxicité mitochondriale • Le syndrome de fanconi est rare mais existe = Tubulopathie proximale où l'on pisse tout = protéinurie, glycosurie, aminoacidurie....
	B -	V	
	C -	V	
	D -	V	
	E -	F	
QCM 5	A -	V	• 1 truc à retenir = INHIBITEUR ENZYMATIQUE • Tous les inhibiteurs des protéases donnent des troubles métaboliques types dyslipidémies et hyperglycémie donc **AUGMENTATION DU RISQUE CARDIOVASCULAIRE !!** • Cf moyen mnémo global pour les effets secondaires des antirétroviraux
	B -	V	
	C -	V	
	D -	V	
	E -	F	
QCM 6	A -	V	• **!!! JAMAIS DE BCG CHEZ UN VIH !!!** • Relisez la phrase du dessus • Encore une fois • Vaccination anti-VHA recommandée car patient homosexuel
	B -	V	
	C -	F	
	D -	V	
	E -	V	
QCM 7	A -	F	• Charge virale détectable malgré traitement = **ECHEC VIROLOGIQUE** • Il faut réévaluer l'observance en premier lieu. C'est la cause la plus fréquente d'échec, n'oubliez pas que les ARV sont plein d'effets indésirables • On recherche une résistance vraie aux ARV et on les dose pour évaluer l'observance réelle
	B -	V	
	C -	V	
	D -	V	
	E -	F	
QCM 8	A -	V	• Très important, à connaître car fréquents • Vous croiserez des cas de toxidermies graves au cotrimoxazole pendant votre D4 • **Carence en B9 = anémie mégalocytaire = supplémentation** pour tout traitement prolongé • L'allergie va de l'urticaire à l'hépatite en passant par le choc anaphylactique • Il est également responsable d'hypoglycémie (surtout si sulfamide hypoglycémiant) • Il faut savoir que les effets indésirables sont **plus fréquents chez le VIH**
	B -	V	
	C -	V	
	D -	V	
	E -	V	
QCM 9	A -	V	• Toutes les propositions sont vraies • Source: collège de dermato • On peut rajouter les IST (ex: gale, syphillis) et la porphyrie cutanée tardive
	B -	V	
	C -	V	
	D -	V	
	E -	V	
QCM 10	A -	V	• Seulement 3 cancers classant SIDA = **LNH, COL DE L'UTÉRUS et SARCOME DE KAPOSI**
	B -	F	
	C -	V	
	D -	F	
	E -	F	

Chaque réponse est cotée 2 points
Total du dossier QCM sur 100

Grille de correction QRF & QRNF
(Questions à réponses fermées et non fermées)

1	*Grille par question du dossier QRF & QRNF* — Le sous-total de cette question est de ➡	**10**
	• Pneumocystose pulmonaire	6
	• Compliquant une infection à VIH	1
	• Stade SIDA	3
	Commentaires : *La pneumocystose fait partie des infections opportunistes classantes SIDA et est déjà tombée à l'ECN. Le différentiel peut parfois se faire avec la tuberculose mais l'hypoxémie est caractéristique (la tuberculose est peu hypoxémiante)*	
2	*Grille par question du dossier QRF & QRNF* — Le sous-total de cette question est de ➡	**15**
	• **Hospitaliation**	1
	• **Antibiothérapie** après confirmation diagnostique	1
	• **Cotrimoxazole à fortes doses** (per os ou IV)	4
	o **Pendant 3 semaines**	2
	• **Corticothérapie orale** (prednisone 1mg/kg)	3
	o Car PaO2 < 70 mmHg	-
	• **Oxygénothérapie**	2
	• Surveillance :	-
	o **Cutanée**	1
	o **NFS**	1
	Commentaires : *La corticothérapie est essentielle en cas d'hypoxémie. Après l'épisode on continue le cotrimoxazole PO en prévention secondaire, à faibles doses, tant que les CD4 sont inférieurs à 200/mm3*	
3	*Grille par question du dossier QRF & QRNF* — Le sous-total de cette question est de ➡	**15**
	• Cotrimoxazole	5
	o Avec supplémentation en folates	2
	o Prévention de la toxoplasmose et de la pneumocystose	1
	• Azitromycine	4
	o Prévention des infections à mycobactéries atypiques	3
	Commentaires : *En dessous de 50, la prophylaxie primaire est toujours indiquée même si on n'est pas infecté. On peut arrêter ces molécules lorsque les CD4 remontent au dessus de 200. Attention interactions des antibio avec les antirétroviraux !*	
4	*Grille par question du dossier QRF & QRNF* — Le sous-total de cette question est de ➡	**5**
	• Désensibilisation aux sulfamides	5
	Commentaires : *Ok, ça il fallait quand même l'avoir lu quelque part, et vous allez me dire qu'on s'en fout pour l'ECN. Partons quand même du principe qu'il vaut mieux en savoir trop que pas assez. En fait la prophylaxie est tellement importante qu'on doit désensibiliser le patient*	
5	*Grille par question du dossier QRF & QRNF* — Le sous-total de cette question est de ➡	**16**
	• **Nettoyage au savon**	2
	• Puis **antisepsie pendant 10 min**	2
	o Ne pas faire saigner	-
	• Contacter **médecin référent de l'AES**	3
	• **SÉROLOGIES (PMZ)** après consentement	2
	o VIH, VHC, Ac anti-HBs	-
	• **Bilan préthérapeutique** des antirétroviraux : NFS, BHC, créatinine, bêta-hCG	1
	• **Trithérapie prophylactique urgente** : 2 INRT + 1 IP	3
	o **Dans les 4h dans l'idéal**	1
	o Avant 72h sinon	-
	o Réévaluation à 4 semaines par le médecin référent	-
	• **Déclaration en accident de travail < 24h**	2
	• Information : rapports sexuels protégés, effets indésirables etc.	-
	Commentaires : *Se faire une réponse la plus complète possible. Jamais tombé à l'ECN et pourtant hautement tombable*	

6	*Grille par question du dossier QRF & QRNF* Le sous-total de cette question est de ➧	**15**
	• Hospitalisation • **ISOLEMENT (PMZ)** • Traitement général : Aciclovir IV en urgence pendant 8 à 10 jours • Traitement local : pommade cicatrisante (vitamine A) • Antisepsie, soins locaux • Antalgie Commentaires : *Attention au zona ophtalmique → Kératite avec possible mise en jeu du pronostic fonctionnel etc. Il faut connaître les quelques indications à un traitement antiviral dans le zona. Le Zovirax® pommade ne se fait plus (très délétère pour la cornée = aggrave la kératite)* *Pourquoi isolement sachant que le zona n'est PAS contagieux ? En fait, on isole tous les zonas hospitalisés car les sujets immunodéprimés sont fragiles et sont à risque de contagion de ce zona, qui peut alors entraîner des formes graves (risque non retrouvé chez les sujets immunocompétents)*	1 2 5 3 2 2
7	*Grille par question du dossier QRF & QRNF* Le sous-total de cette question est de ➧	**10**
	• Questionnaire DN4 • Antidépresseur tricyclique (amitryptilline) Commentaires : *Le questionnaire DN4 est une bonne aide au diagnostic des douleurs neuropathiques. Les questions concernent les caractérisqtiques sémiologiques de la douleur mais ne permet pas une évaluation quantitative de l'intensité de la douleur*	4 6
8	*Grille par question du dossier QRF & QRNF* Le sous-total de cette question est de ➧	**14**
	• Charge virale > 100 000 • Co infection VHB / VHC • Néphropathie liée au VIH (HIVAN) • Age > 50 ans • Facteurs de risque cardiovasculaires • Baisse rapide des CD4 • Risque de transmission sexuelle (patient 'incontrôlable') Commentaires : *Ces indications sont à connaître par coeur, voici donc un autre petit moyen mnémotechnique à prendre ou à laisser… **"Ivan Charge Car l'Age Baisse** le **Risque** de **Baiser**"* *Ivan = **HIVAN*** *Charge = **CV>100 000*** *C = **Co-infection VHB/VHC*** ***Age > 50ans*** ***Baisse rapide des CD4*** ***Risque cardiovasculaire élevé*** *Baiser = **Risque de transmission sexuelle*** ***Attention !! Les recommandations risquent de changer d'ici peu (courant 2014). Même si le rapport Yéni fait encore foi, plusieurs commissions d'experts sur le VIH ont suggéré de "proposer un traitement antirétroviral à TOUTE personne vivant avec le VIH, quels que soient leurs indicateurs biologiques". Le but étant de diminuer la transmission du virus dans la population générale mais tous les cliniciens ne sont pas d'accord sur le fait de traiter TOUS les VIH notemment en regard de la tolérance aux ARV… Affaire à suivre de près !***	2 2 2 2 2 2 2

Total du dossier QRF & QRNF sur 100

Fiche CONSENSUS

Indications à un traitement antirétroviral chez un sujet porteur du VIH (Yéni, 2010)

Situation	Recommandation*
Patients symptomatiques (catégories B ou C), Patients asymptomatiques ayant un nombre de lymphocytes CD4 < 350/mm³ (ou < 15 %)	Débuter un traitement antirétroviral sans délai (AIa)
Patients asymptomatiques ayant un nombre de lymphocytes CD4 compris entre 350 et 500/mm³	Débuter un traitement antirétroviral (BIIa), sauf si le patient exprime qu'il n'est pas prêt (BII)
Patients asymptomatiques ayant un nombre de lymphocytes CD4 ≥ 500/mm³	Données insuffisantes pour recommander l'instauration systématique d'un traitement antirétroviral (C) Il est toutefois possible de l'envisager dans les circonstances suivantes (BII) : – charge virale plasmatique > 100 000 copies/mL – baisse rapide et confirmée des lymphocytes CD4 – co-infection par le VHC ou par le VHB – âge > 50 ans – facteurs de risques cardio-vasculaires – souhait de réduction du risque de transmission sexuelle

Tenez-vous informés de l'évolution de ce rapport Yéni !

ITEMS TOMBES

Dossier QRF et QRNF			Intitulé de l'item (Programme avant l'ECN 2015)
Partie	Module	N°	
I	7	85	Infection à VIH
I	6	65	Bases neurophysiologiques et évaluation d'une douleur aiguë et d'une douleur chronique
I	7	84	Infections à herpès virus

Dossier QCM		Intitulé de l'item (Programme après l'ECN 2016)
UE	N°	
6	165	Infections à VIH
6	143	Vaccinations
4	112	Exanthème et érythrodermie de l'adulte et de l'enfant

N° 20 Après 2016 Avant 2015

MON DOSSIER PASSERELLE

Je choisis mon type d'évaluation en fonction de la date de mon concours

	ECN avant 2015	ECN après 2016
QRF QRNF	+++	+ /- Pour comprendre ! Pour certains partiels !
QCM	-	+++

Vous êtes jeune chef de clinique en hématologie.

Vous voyez en consultation Mlle Anne AIMY, 27 ans, pour une anémie évoluant depuis quelques mois. Votre confrère médecin généraliste vous l'envoie devant la réalisation d'un bilan la semaine dernière qui a révélé une hémoglobine à 8,4 g/dl. Elle est accompagnée par sa grand-mère.

Elle a d'abord été traitée comme une carence martiale par TARDYFÉRON®. Elle l'a a arrêté d'elle-même devant une mauvaise tolérance du traitement. Le bilan d'il y a 3 mois retrouvait : Hb 9,8g/dl, VGM 72u^3, CCMH 28%, réticulocytes 45 000/mm^3.

L'examen retrouve un teint cireux avec une pâleur marquée, un essouflement lorsque qu'elle prend la parole pour vous expliquer qu'elle se sent très fatiguée. L'examen neurologique est normal.

Vous décidez de l'hospitaliser.

Dossier QCM
(Questions à choix multiples)

QCM 1 — Quels examens complémentaires vous paraissent indispensables pour orienter la cause de cette anémie ?

A - Ferritinémie
B - Réticulocytes
C - CRP
D - TSH
E - TCMH

QCM 2 — Vous décidez de la transfuser. Avant la transfusion, l'infirmière réalise le test de Beth-vincent. A quoi correspond-t-il ?

A - Détection par immunofluorescence des anticorps dirigés contre l'antigène A ou B
B - Détection par immunofluorescence des anticorps dirigés contre le rhésus
C - Recherche de virus dans la poche du donneur
D - Identification des antigènes des hématies du receveur grâce à des sérums-test anti-A anti-B et anti-AB
E - Test d'une petite quantité de la poche du donneur vers le receveur pour évaluer la tolérance

QCM 3 — Au début de la transfusion, la température est mesurée à 38,6°C. Quels sont les diagnostics à évoquer ?

A - Hémolyse aigüe
B - TRALI
C - Syndrome frissons-hyperthermie
D - Infection bactérienne
E - Œdème pulmonaire de surcharge

Dossier QRF & QRNF
(Questions à réponses fermées et non fermées)

Question à réponse fermée (et non) 1 :
Quels sont les effets indésirables du TARDYFÉRON® ?

Question à réponse fermée (et non) 2 :
Si vous suspectez une hémoglobinopathie, quel examen de première intention est indiqué ?

Question à réponse fermée (et non) 3 :
Votre interne suggère de transfuser 4 culots globulaires en urgence, car Mlle AIMY se dit gênée par cette dyspnée. Qu'en pensez-vous ?

Question à réponse fermée (et non) 4 :
Vous déléguez une partie de votre travail à vos externes, notemment la tenue du dossier transfusionnel. Quels éléments doit contenir le dossier transfusionnel ?

Question à réponse fermée (et non) 5 :
Contente de vos soins, elle vous emmène sa grand-mère de 70ans. Cette dernière se plaint se plaint d'un prurit généralisé. L'examen dermatologique complet ne retrouve aucune lésion cutanée ou muqueuse, mais vous notez une splénomégalie. Citez au moins 6 causes de prurit *sine materia*.

Question à réponse fermée (et non) 6 :
Le bilan biologique retrouve : Hb 19,4 g/dl, GR 550.10^6/mm^3, GB 13900/mm3, plaquettes 630 000/mm^3, hématocrite 61%, VGM 98u3, CRP 4mg/l. Gaz du sang = PaO2 88 mmHg, PaCO2 38mmHg. Quel est votre diagnostic ? Justifiez.

QCM 4	Vos bilans montrent un VGM à 74u³. Quelles sont les causes d'anémie microcytaire ?

A - Drépanocytose
B - Thalassémie
C - Carence martiale
D - Inflammation
E - Hypothyroïdie

QCM 5	Quelles sont les complications au long terme des transfusions répétées ?

A - Insuffisance cardiaque
B - Hémochromatose transfusionnelle
C - Infection virale
D - Allo-immunisation
E - Lymphopénie

QCM 6	Que doit contenir obligatoirement le dossier transfusionnel ?

A - Résultats des groupages ABO, rhésus
B - Numération formule sanguine
C - Fiche de traçabilité
D - Fiche d'incidents transfusionnels
E - Fiche de consentement signée

QCM 7	Finalement, Mlle AIMY tombe enceinte. Très angoissée, elle vous demande quels sont les médicaments qui sont formellement contre-indiqués pendant la grossesse ?

A - Héparine
B - AVK
C - AINS
D - Sulfamides antibiotiques
E - Paracétamol supérieur à 1g/24H

QCM 8	La grossesse se complique d'une HTA associée à une protéinurie. A 30 SA, elle ressent des contractions violentes douloureuses et régulières. Vous supectez une menace d'accouchement prématuré. L'électrocardiotocogramme montre un rythme foetal à 145bpm, normo oscillant et normo-réactif avec quelques décélérations précoces. Quels traitements sont indiqués ?

A - Sulfate de Mn2+
B - Antagonsite de l'ocytocyne
C - Sulfate de magnésium
D - Corticothérapie
E - Extraction fœtale en urgence

Question à réponse fermée (et non) 7 :
Quel est votre traitement d'attaque pour normaliser son hémoglobine ?

Question à réponse fermée (et non) 8 :
Un traitement par hydroxyurée (HYDREA®) est débuté au long cours. Quels sont les effets et les risques liés à l'hydroxyurée ?

QCM 9	**Vous avez choisi de traiter la patiente par salbutamol. Peu de temps après, celle-ci dit ressentir de fortes céphalées. Quelles sont les causes possibles de ces céphalées ?**

A - Pré-éclampsie sévère
B - Hypoglycémie
C - Effets secondaires des bêta2-mimétiques
D - Thrombose veineuse cérébrale
E - Hémorragie méningée

QCM 10	**Quelles sont les contraceptions indiquées dans le post-partum ?**

A - Oestro-progestatif
B - Micro-progestatif
C - Dispositif intra-utérin
D - Implant sous-cutanée
E - Aucune

Grille de correction QCM
(Questions à choix multiples)

QCM	A	B	C	D	E	Commentaires
QCM 1	V	F	V	F	F	• Les bilans coûtent cher: pas de TSH en 1ère intention devant une anémie microcytaire… • Les réticulocytes seront faits en pratique dans la numération mais n'ont aucun interêt: les anémies microcytaires sont arégénratoves dans tous les cas • Le TCMH ne sert à rien
QCM 2	F	F	F	V	F	• Le sang de l'individu, contenant ses globules rouges, est mis en présence de sérums tests, possédant chacun un type d'anticorps précis, dirigé contre un antigène du système ABO. Il s'agit donc d'un test d'agglutination des globules rouges avec des sérums tests.
QCM 3	V	F	V	V	F	• L'hémolyse donne de la fièvre !!!
QCM 4	F	V	V	V	F	• L'hypothyroïdie donne des anémies normocytaires arégénératives • On rajoute à ces causes des étiologies rares comme l'intoxication au plomb (saturnisme)
QCM 5	F	V	V	V	F	• On ne décompese pas un coeur en chronique juste avec de la surcharge • Plus on répète les transfusions, plus on augmente le risque d'une infection virale • UNE complication à retenir = HÉMOCHROMATOSE inévitable que l'on traite par chélateur du fer
QCM 6	V	V	V	V	V	• Le consentement doit être délivré sauf urgence extrême • Voici un moyen mnémotechnique pour retenir ces données pénibles: **"PILOTI"** o **P**araclinique: NFS, groupe sanguin… o **I**ncidents transfusionnels (fiche) o **L**ivraison des PSL o **O**rdonnance des PSL o **T**raçabilité (fiche) o **I**nfo et consentement délivrés
QCM 7	F	V	V	V	F	• A connaître par coeur • Les AVK contre-indiquent aussi l'allaitement • La coumadine est exceptionnellement utilisable pendant l'allaitement (seul AVK utilisable), mais à l'ECN et dans les dossiers on retient GROSSESSE = PAS D'AVK • Paracétamol = même limites toxiques que la population générale
QCM 8	V	V	V	V	F	• PRE-ECCLAMPSIE = SULFATE DE MAGNIESIUM IV • On tocolyse car il y a une menace d'accouchement prématuré • Il n'y a aucun critère à l'extraction foetale car aucun signe d'hypoxie foetale (le terme de "souffrance" est anxiogène et à bannir) et on préfère en générale atteindre au moins 34 SA de maturation (d'où la corticothérapie pour la maturation pulmonaire au cas où prématurité) • Dans les autres tocolytiques, on peut utiliser du salbutamol et un inhibiteur calcique
QCM 9	V	F	V	V	F	• La patiente a une pré-ecclampsie définie au QCM précédent par HTA + protéinurie. Les céphalées sont un signe de pré-ecclampsie sévère • Céphalées per ou post-partum = thrombophlébite jusqu'à preuve du contraire (état d'hypercoagulabilité pendant la grossesse) • A priori après du salbutamol, c'est la cause des céphalées qu'on retient (bénin et transitoire)
QCM 10	F	V	V	F	F	• Cette question doit être sue et comprise, il y a des recommandations HAS et même OMS sur la contraception • Une femme peut ne choisir aucune contraception mais le risque de grossesse reste alors élevé après quelques semaines du post-partum

Chaque réponse est cotée 2 points
Total du dossier QCM sur 100

Grille de correction QRF & QRNF
(Questions à réponses fermées et non fermées)

1	*Grille par question du dossier QRF & QRNF* — Le sous-total de cette question est de ➡	**13**
•	Coloration noire des selles	4
•	Coloration noire des dents	3
•	Constipation	2
•	Douleurs abdominales	2
•	Vomissements	1
•	Acidose métabolique	1

<u>Commentaires</u> : *Prévenir le patient que ses selles vont changer de couleur et que ce n'est pas anormal (il ne s'agit pas d'un méléna)*

2	*Grille par question du dossier QRF & QRNF* — Le sous-total de cette question est de ➡	**8**
•	Electrophorèse de l'hémoglobine	8

3	*Grille par question du dossier QRF & QRNF* — Le sous-total de cette question est de ➡	**16**
•	Non / injustifié / discutable *(termes équivalents)*	4
•	Pas d'urgence	3
o	Anémie chronique	2
•	Pas d'indication à la transfusion	3
o	Pas d'antécédent cardiovasculaire	1
o	Objectifs Hb > 8g/dl	-
•	Tolérance de la dyspnée correcte	1
•	Nombre de culots trop élevé : risque iatrogène de surcharge	2

<u>Commentaires</u> : *Anémie = Transfusion. Soyez prudent dans vos prescriptions de CGR car on corrige toujours le strict minimum pour le confort du patient ou le risque cardiovasculaire dans un premier temps (sauf dossiers d'urgence avec par ex. Hémorragie massive), il faut bien connaître les objectifs selon les antécédents de vos patients. De plus si la cause de l'anémie est curable le traitement est ÉTIOLOGIQUE*

4	*Grille par question du dossier QRF & QRNF* — Le sous-total de cette question est de ➡	**12**
•	Résultats des examens paracliniques	2
o	NFS-plaquettes, groupage ABO Rhésus, RAI...	-
•	Fiche de traçabilité	2
•	Fiche d'incident transfusionnel	2
•	Information et consentement à la transfusion	2
•	Prescription des PSL	2
•	Livraison validée des PSL	2

<u>Commentaires</u> : *cf aussi réponse du QCM 4 pour un petit moyen mnémotechnique avec "ce que doit contenir le dossier transfusionnel"*

5	*Grille par question du dossier QRF & QRNF* — Le sous-total de cette question est de ➡	**12**
•	**MÉDICAMENTEUSE (PMZ)**	2pts x6
•	Cholestase	
•	Insuffisance rénale chronique / Hémodialyse	
•	Hémopathies malignes	
•	Dysthyroïdie	
•	SIDA	
•	Carence martiale et/ou vitaminique	
•	Parasitoses	
•	Grossesse	
•	Psychogène (diagnostic d'élimination)	
•	*2 points par étiologie, maximum 12 points*	

<u>Commentaires</u> : *Voici les 10 causes de prurit sans lésion dermatologique (selon le collège de dermato)*

6	*Grille par question du dossier QRF & QRNF* — Le sous-total de cette question est de ➡	**18**
•	Polyglobulie primitive ou maladie de Vaquez	5
•	Polyglobulie :	-
	o Hématocrite > 47% chez une femme	2
	o Hb > 16,5 g/dl	-
	o Vraie car hématocrite > 60%	2
•	Primitive :	-
	o Age élevé	1
	o Pas de signe de polyglobulie secondaire	1
	o Splénomégalie	2
	o Thrombocytose	3
	o Hyperleucocytose	2
	<u>Commentaires</u> : *Le diagnostic sera formel après recherche d'une mutation de JAK-2 (V617F sur les PNN circulants). Si cette dernière est négative on réalisera une me. Pas besoin du volume globulaire total par mesure isotopique car l'hématocrite est très élevée donc il ne s'agit probablement pas d'une polyglobulie secondaire à une hypoxie, une tumeur…*	
7	*Grille par question du dossier QRF & QRNF* — Le sous-total de cette question est de ➡	**9**
•	Saignée	6
•	Ou érythraphérèse	ou6
•	Objectif hématocrite < 45%	3
•	Aspirine	-
	o Prévention secondaire des thromboses	-
	<u>Commentaires</u> : *Le traitement à proprement parler de la maladie de Vaquez n'est pas à connaître mais vous devez cependant savoir que dans l'urgence, le risque lié à l'hyperviscosité sanguine est la thrombose artérielle ou veineuse. On doit donc diminuer cette surcharge volémique rapidement*	
8	*Grille par question du dossier QRF & QRNF* — Le sous-total de cette question est de ➡	**12**
•	Pancytopénie	3
•	Hyperuricémie	3
•	Nausées et vomissements	2
•	Stomatite	2
•	Augmentation du VGM	2
	<u>Commentaires</u> : *Question un peu spécialisée mais l'hydroxyurée fait partie de l'item "chimiothérapies". Il faut savoir que l'augmentation du VGM est un signe biologique classique d'imprégnation et d'observance du traitement. La pancytopénie est fréquente avec une réversibilité classique en 2 semaines*	

Total du dossier QRF & QRNF sur 100

Fiche SYNTHESE
Transfusion de produits sanguins labiles

- **<u>Concentrés de globules rouges (CGR)</u>**
  - Indications : *!! TOUJOURS selon tolérance clinique*
    - x Anémie aigüe : <7g/dl ou <8g/dl si antécédents cardiovasculaires ou <10g/dl si coronarien
    - x Anémie chronique : <6g/dl ou <8g/dl sujets âgés ou <10g/dl si insuffisant cardiaque/respi
  - Type :
    - x Standard (groupé ABO et déleucocyté)
    - x Phénotypé (rhésus et Kell), si RAI+ ou polytransfusions ou femme jeune
    - x Irradié chez immunodéprimés
  - Modalités :
    - x 1 CGR = +1g/dl environ
    - x Attention aux surcharges
    - x Isogroupe isorhésus sauf urgence (à préciser sur l'ordinnance)
    - x Après 2 déterminations sur 2 prélèvements et RAI < 72h
    - x Info et consentement si possible
    - x Test de Beth-Vincent au lit du patient (« épreuve globulaire)
    - x Surveillance : NFS et RAI à 3 mois
- **<u>Concentrés de plaquettes activées</u>**
  - Indications :
    - x Syndrome hémorragique

x Thrombopénie centrale <20 000/mm3
x Avant tout acte invasif si <50 000/mm3
- Type :
  x Aphérèse si transfusions répétées
- Modalités :
  x Dans les 6h après arrivée du culot
  x Gamma-globuline anti-D si femme jeune
- Surveillance : NFS et RAI à 3 mois

• **Plasma Frais Congelé**
- Indications : CIVD / MAT / Choc hémorragique
- Type :
  x Viroatténués
- Modalités :
  x Dans les 6h après arrivée du culot
- Surveillance : TP et TCA à 3 mois

ITEMS TOMBES			
Dossier QCM			Intitulé de l'item (Programme avant l'ECN 2015)
Partie	Module	N°	
I	11	178	**Transfusion sanguine et produits dérivés du sang : indications, complications. Hémovigilance**
III	OD	297	**Anémie**
III	OD	329	**Prurit (avec le traitement)**
Dossier QRF et QRNF			Intitulé de l'item (Programme après l'ECN 2016)
UE	N°		
10	325		**Transfusion sanguine et produits dérivés du sang : indications, complications. Hémovigilance**
7	209		**Anémie**
2	32		**Allaitement maternel**

N° 21 Après 2016 ECN Avant 2015

MON DOSSIER PASSERELLE

Je choisis mon type d'évaluation — en fonction de la date de mon concours

	ECN avant 2015	ECN après 2016
QRF QRNF	+++	+ /- Pour comprendre ! Pour certains partiels !
QCM	-	+++

Un jeune homme vous est adressé en hospitalisation d'hématologie pour un bilan de dyspnée.

Il s'agit de M. Colin FAUME, 23 ans. Cela fait maintenant trois semaines qu'il se sent essouflé. Il est très fatigué et ne peut plus suivre ses cours à la fac car il a mal à la tête. Il rapporte des sueurs nocturnes. Dans ses antécédents, on retrouve une allergie à la pénicilline, une appendicectomie dans l'enfance, un strabisme secondaire à une hypermétropie traité par correction optique.

A l'examen, vous êtes frappé d'emblée par son aspect : son visage est bouffi, le cou est large, vous ne distinguez plus ses clavicules, vous notez de petites veines visibles sur son thorax. Il est dyspnéique au moindre mot, l'auscultation pulmonaire révèle un souffle tubaire. La SpO2 est à 92%. Vous notez une adénopathie épitrochléenne droite dure et fixée et les autres aires ganglionnaires sont libres. L'ECG montre un bloc de branche droit.

A la radiographie thoracique, vous notez une large opacité arrondie sus hilaire à droite. Les examens biologiques ne révèlent pas d'anémie ni d'autre anomalie.

Dossier QCM
(Questions à choix multiples)

QCM 1 — Quel diagnostic vous semble le plus probable au vu du terrain, de la vignette clinique et de la radiographie pulmonaire ?

A - Epanchement pleural droit cloisonné
B - Pneumothorax droit
C - Syndrome cave supérieur
D - Pneumopathie franche lobaire aigüe droite
E - Corps étranger bronchique

QCM 2 — Quels examens complémentaires vous semblent indispensables à ce stade ?

A - Créatinine sanguine
B - TDM thoracique injectée
C - Echographie cardiaque
D - Biopsie-exérèse de la masse
E - Ponction lombaire

QCM 3 — Une biopsie ganglionnaire retrouve des cellules de reed-sternberg. Quel est le lymphotypage des cellules de reed-sternberg ?

A - CD 19+, CD20+
B - CD 15+, CD 30+
C - CD 5+, CD 23+
D - CD 10- CD 30-
E - CD21 + CD 22 +

QCM 4 — Vous prévoyez une chimiothérapie par anthracycline. Quels éléments indispensables font partie de votre bilan préthérapeutique ?

A - Biopsie ostéo-médullaire
B - Consultation CECOS pour conservation du sperme
C - Pet-TDM
D - Sérologie VIH
E - Ponction lombaire

Dossier QRF & QRNF
(Questions à réponses fermées et non fermées)

Question à réponse fermée (et non) 1 :
Quel syndrome est responsable de sa dyspnée ? Justifiez.

Question à réponse fermée (et non) 2 :
Comment pouvez-vous traiter ce syndrome dans l'immédiat ?

Question à réponse fermée (et non) 3 :
La biopsie de la masse thoracique révèle à l'anapath des cellules de reed-sternberg. Quel est alors votre diagnostic complet ?

Question à réponse fermée (et non) 4 :
Vous décidez de démarrer rapidement un protocole de chimiothérapie « ABVD ». Il s'agit d'Adriamycine, de Bléomycine, de Vincristine et de Dacarbazine. A quelles classes (et sous-classes) thérapeutiques appartiennent ces molécules ?

Question à réponse fermée (et non) 5 :
A J2 du premier cycle de chimiothérapie, le bilan sanguin montre : Hb 10,1g/dL, GB 3900/mm3, PNN 1800/mm3, lymphocytes 1900/mm3, plaquettes 140 000/mm3, Na+ 143mmol/L, K+ 6,1mmol/L, Ca2+ 1,8 mmol/L, HPO3- 2,35mmol/L, urée 7mmol/L créatinine 168umol/L, uricémie et LDH 890 UI. Quel est votre diagnostic ? Justifiez.

Question à réponse fermée (et non) 6 :
Quels sont les 2 moyens de prévention de cette complication ?

QCM 5	**Votre chef de service suggère une radiothérapie thoracique. Quels effets indésirables redoutez-vous ?**

A - Myélite
B - Pneumopathie radique
C - Péricardite
D - Embolie pulmonaire
E - Oesophagite

QCM 6	**Quelles sont les posologies correctes des anti-émétiques que vous utilisez à J1 de votre chimiothérapie ?**

A - Métoclopramide 10mgx3 PO
B - Prednisolone 40mg PO
C - Aprépitant (Emend®) 125mg PO
D - Odansétron 8mg PO
E - Dompéridone 60mg PO

QCM 7	**Quelles sont les 3 tableaux d'urgence devant faire évoquer une maladie lymphomateuse ?**

A - Syndrome cave supérieure
B - Thrombopénie
C - Hyperlymphocytose
D - Masse abdominale d'augmentation rapide
E - Syndrome de compression médullaire

QCM 8	**A J15, alors que le patient est en aplasie, il présente de la fièvre sans point d'appel clinique. Le cathéter central semble un peu sale et les constantes sont correctes. Quels antibiotiques utilisez-vous ?**

A - Augmentin® Per Os
B - Ceftazidime (FORTUM®) IV
C - Aminoside (Amikacine) IV
D - Quinolone (ciprofoxacine) PO
E - Glycopeptide (Vancomycine®) IV

QCM 9	**De façon générale, quel sont les traitements possibles pour un lymphome ?**

A - Chirurgie d'exérèse
B - Polychimiothérapie
C - Corticoïdes
D - Radiothérapie locale
E - Anticorps monoclonaux

QCM 10	**Quelle a pu être sa "correction optique" il y a quelques années pour traiter son strabisme ?**

A - Verres sphériques concaves
B - Verres sphériques convexes
C - Verres cylindriques
D - Verres progressifs
E - Verres plans

Question à réponse fermée (et non) 7 :

Comment traitez-vous l'hyperkaliémie ?

Question à réponse fermée (et non) 8 :

Il revient vous voir 6 mois plus tard, lors d'une consultation de contrôle. Vous lui trouvez de nouveau des difficultés pour respirer. Il n'y a pas de fièvre. Quelles sont les 4 causes que vous évoquez en priorité devant cette dyspnée (sans justifier) ?

☑		QCM	Grille de correction QCM (Questions à choix multiples)
QCM 1	A -	F	• Question à réponse unique, les points sont faciles à prendre • Syndrome cave = détresse respiratoire + oedème en pèlerine + circulation veineuse collatérale
	B -	F	
	C -	V	
	D -	F	
	E -	F	
QCM 2	A -	V	• Pas de scanner sans créat (pour l'instant) ! • L'écho cardiaque n'a pas vraiment sa place car le diagnostic sera posé avec le scanner • Biopsie indispensable • La PL est réalisée s'il existe des signes neurologiques ou si il s'agit d'une tumeur maligne aggressive (ex: lymphome T)
	B -	V	
	C -	F	
	D -	V	
	E -	F	
QCM 3	A -	F	• Question de cours. Ne retenez peut-être que ces 2 clusters qui caractérisent typiquement les cellules de sernberg
	B -	V	
	C -	F	
	D -	F	
	E -	F	
QCM 4	A -	V	• Le bilan de lymphome doit être complet • LYMPHOME = VIH ? • La PL est réalisée seulement si lymphome agressif, ce n'est pas le cas ici • Attention ce n'est pas demandé ici mais ANTHRACYCLINE = BILAN CARDIAQUE
	B -	V	
	C -	V	
	D -	V	
	E -	F	
QCM 5	A -	V	• En pratique ces effets indésirables sont aujourd'hui mieux contrôlés, dépendent de la dose reçue, du nombres de séances, du fractionnement des séances… • Dans une question de radiothérapie, il peut y avoir inflammation de tous les trajets anatomiques
	B -	V	
	C -	V	
	D -	V	
	E -	V	
QCM 6	A -	V	• A connaître par coeur • Le domperidone n'est pas recommandé en prévention des vomissements liés aux chimiothérapies
	B -	V	
	C -	V	
	D -	V	
	E -	F	
QCM 7	A -	V	• Selon le polycopié de la SFH • Un lymphome ne comporte pas d'hyperleucocytose sauf s'il s'agit d'une forme "leucémisée" (leucocytes tumoraux dans le sang)
	B -	F	
	C -	F	
	D -	V	
	E -	V	
QCM 8	A -	F	• QCM très difficile mais à connaître • Si vous vous mélangez les pinceaux sur Per Os/IV les spectres etc → faites le cas clinique sur les antibiotiques • Il s'agit ici d'une aplasie considérée **à haut risque** infectieux car sa durée prévisible est >7jours (c'est le cas des chimiothérapies en général) • A haut risque on donne une **monothérapie IV** qui couvre le **Pseudomonas** = C3G ou C4G anti-pseudomonas (ceftazidime, céfépime) ou de la TAZOCILLINE® (pipéracilline/tazobactam) • Suspicion **d'infection de cathéther** = on doit couvrir le **staph doré** = on ajoute un glycopeptide (la vancomycine) • Enfin on retient AMINOSIDES = SI SIGNE DE GRAVITÉ
	B -	V	
	C -	F	
	D -	F	
	E -	V	
QCM 9	A -	F	• Toujours connaître les grandes lignes même si le traitement du lymphome n'est pas à savoir • On n'opère pas un lymphome… • La chimiothérapie est très efficace, la radiothérapie se discute dans les formes évoluées et selon le terrain • Les corticoïdes sont utilisés en tant qu'immunosupresseurs • Le problème est la récidive •
	B -	V	
	C -	V	
	D -	V	
	E -	V	

QCM 10			
	A -	F	• Hypermétropie = Oeil trop faible
	B -	V	• Il faut donc AUGMENTER LA PUISSANCE DE L'OEIL
	C -	F	• Donc mettre des dioptries POSITIVES
	D -	F	• Donc les verres sont CONVERGENTS (on augmente la réfraction)
	E -	F	• La convexité signifie que les rayons convergent (***mémo: CONV = CONV***)

Chaque réponse est cotée 2 points
Total du dossier QCM sur 100

Grille de correction QRF & QRNF
(Questions à réponses fermées et non fermées)

1	Grille par question du dossier QRF & QRNF — Le sous-total de cette question est de ➧	**15**
	• Syndrome cave supérieur	8
	• Dyspnée subaigüe	2
	• Céphalées	2
	• Oedème en pèlerine	3
	• Circulation veineuse collatérale thoracique	2
	• Opacité compressive à la radiographie	-
	Commentaires : *Il peut y avoir une prise de poids, donc la pesée est indispensable pour le diagnostic notemment chez les patients obèses chez qui il est difficile de dicerner l'oedème. Les étiologies des SCS sont tumorales principalement*	
2	Grille par question du dossier QRF & QRNF — Le sous-total de cette question est de ➧	**11**
	• Oxygénothérapie	5
	• Anticoagulation	5
	• Si persistance de la cause étiologique: Discuter la mise en place d'une prothèse endoluminale	1
	• **SI CORTICOTHÉRAPIE = ZÉRO À LA QUESTION**	
	o *Pas de corticoïdes avant preuve diagnostique car fait fondre la masse tumorale et rend plus difficile d'accès la biopsie !*	
	Commentaires : *Dans les cancers du poumon inopérables par ex, on décide de mettre en place une prothèse vasculaire pour le confort du patient. Ici dans le cas d'un lymphome, la masse va fondre très vite fondre avec la chimiothérapie (quelques jours!) donc le syndrome cave supérieur régressera tout seul*	
3	Grille par question du dossier QRF & QRNF — Le sous-total de cette question est de ➧	**10**
	• Lymphome de Hodgkin (ou maladie de hodgkin)	5
	• Thoracique	2
	• Compliqué d'un syndrome cave supérieur	2
	• Chez un jeune homme de 25 ans	1
	Commentaires : *Une petite question diagnostique simple pour vous faire passer le message que quand on précise "complet" on s'attend à une phrase résumant le diagnostic, le côté, les complications, le terrain… entraînez-vous à le faire de façon systématique*	
4	Grille par question du dossier QRF & QRNF — Le sous-total de cette question est de ➧	**13**
	• Adriamycine	-
	o Anthracycline	5
	o Agent intercalant / inhibiteur de la topoisomérase II	1
	• Bléomycine	-
	o Agent scindant	3
	• Vincristine	-
	o Alcaloïde de pervenche	2
	o Poison du fuseau	2
	• Dacarbazine	-
	o Analogue structural / alkylant	-
	Commentaires : *adriamycine = doxorubicine. Faites-vous un énorme tableau pour les différentes chimio à connaître avec classe → sous classes → molécules → toxicités spécifiques et moyens de prévention*	

5	*Grille par question du dossier QRF & QRNF* — Le sous-total de cette question est de ➧	**16**
	• Syndrome de lyse tumorale	5
	• Hypocalcémie	2
	• Hyperphosphorémie	2
	• Hyperkaliémie	2
	• Hyperuricémie	2
	• Contexte de chimiothérapie	3
	Commentaires : *En réalité le syndrome de lyse tumorale est plutôt rare dans le Hodgkin et se rencontre dans les leucémies, les LNH, les LLC*	
6	*Grille par question du dossier QRF & QRNF* — Le sous-total de cette question est de ➧	**10**
	• Hyperhydratation	5
	• Traitement hypouricémiant: Rasburicase (FASTURTEC®)	5
	Commentaires : *On utilise l'uricase® en prévention du syndrome de lyse dans une chimio chez les patients à haut risque, c'est à dire les leucémies et les LNH*	
7	*Grille par question du dossier QRF & QRNF* — Le sous-total de cette question est de ➧	**9**
	• Gluconate de calcium	3
	• Insuline-Glucose10%	3
	• Bicarbonate de sodium	2
	• Epuration extra-rénale à envisager si hyperkaliémie résistante	1
	Commentaires : *Il s'agit du tiroir "traitement d'une hyperkaliémie", mais assurez-vous avant de l'utiliser que vous ayez bien compris pourquoi chaque traitement est utilisé, il peut exister des contre-indications*	
8	*Grille par question du dossier QRF & QRNF* — Le sous-total de cette question est de ➧	**14**
	• Récidive avec syndrome compressif	3
	• Insuffisance cardiaque / cardiomyopathie dilatée	4
	• Fibrose pulmonaire / Pneumopathie interstitielle toxique	3
	• Anémie / Insuffisance médullaire	4
	• **PLUS DE 4 CAUSES = ZÉRO A LA QUESTION**	
	Commentaires : *L'anémie est multi factorielle = aplasie sur la chimio, infiltration lymphomateuse (stade IV...) etc. La cardiomyopathie dilatée est une complication classique liée aux anthracyclines. La fibrose pulmonaire est une complication de la bléomycine (la seule à retenir). Enfin on retient que pour tout cancer, SYMPTÔME APRÈS GUÉRISON = RÉCIDIVE JUSQU'À PREUVE DU CONTRAIRE*	

Total du dossier QRF & QRNF sur 100

Fiche SYNTHESE
Le syndrome de lyse tumorale

- Syndrome métabolique lié à la libération brutale de toxiques après lyse de cellules malignes
- Le plus souvent post-chimiothérapie mais parfois spontané
- Diagnostic
  - Syndrome cardinal biologique: **Hyperuricémie, Hyperphospahtémie, Hyperkaliémie, Hypocalcémie**
  - Insuffisance rénale, acidose, complications liées aux troubles hydroelectrolytiques
- Chez qui ?
  - Leucémies surtout (LAL, LAM, LMC, LLC...)
  - LNH, lymphome de Burkitt
  - Selon protocole de chimiothérapie
- Prévention et traitement
  - **HYPERHYDRATATION**
  - Rasburicase parfois (haut risque)

Fiche CONSENSUS
Prévention et traitement des vomissements induits par la chimiothérapie (SFC, octobre 2009)

- Aprépitant (EMEND®): voie orale, 125mg à J1 puis 80mg le matin de J2 et J3
- Odansétron (ZOPHREN®): voie orale, 8mgx2 à J1 seulement
- Corticoïde (Prednisolone): voie orale, 40 à 60mg à J1 et J2/J3 si chimiothérapie hautement émétisante
- Métoclopramide (PRIMPÉRAN®): Jamais en préventif → perfusion IV continue 10 à 30mg à la prochaine cure si vomissement

ITEMS TOMBES			
Dossier QRF et QRNF			Intitulé de l'item (Programme avant l'ECN 2015)
Partie	Module	N°	
I	10	164	Lymphomes malins
I	10	141	Traitement des cancers
I	11	198	Dyspnée aigüe et chronique

Dossier QCM		Intitulé de l'item (Programme après l'ECN 2016)
UE	N°	
9	291	Traitement des cancers
7	187	Fièvre chez un patient immunodéprimé
9	316	Lymphomes malins

MON DOSSIER PASSERELLE

Je choisis mon type d'évaluation en fonction de la date de mon concours

	ECN avant 2015	ECN après 2016
QRF QRNF	+++	+ /- Pour comprendre ! Pour certains partiels !
QCM	-	+++

Mlle SUISSE Ida est adressée dans votre service de réanimation par le SAMU.

Il s'agit d'une jeune femme de 28 ans qui a été retrouvée inconsciente chez elle. Les boîtes de médicaments vides retrouvées dans sa chambre suggèrent qu'elle a avalé 9 comprimés de bromazépam (LEXOMIL®), 12 comprimés de fluoxétine (PROZAC®), 20 comprimés de DUPHALAC®, 3 comprimés d'aténolol et 3 comprimés de Clomipramine (ANAFRANIL®). Elle vivait seule et personne ne sait à quelle heure a eu lieu l'ingestion. Elle n'a pas d'antécédent connus.

A l'arrivée, la patiente est Glasgow 3, les réflexes ostéo-tendineux sont absents, elle est globalement hypotone. Vous notez quelques myoclonies. Les constantes montrent : TA 87/47 mmHg, fréquence cardiaque 72/min, fréquence respiratoire à 8/min, Sp02 96%. Vous ne connaissez aucun de ses antécédents et il n'y a pas d'entourage pour vous aider. Vous avez lancé une série de prélèvements biologiques dont vous attendez le résultat.

L'avis du centre antipoison a été donné. L'ECG réalisé par le SAMU montre cet aspect :

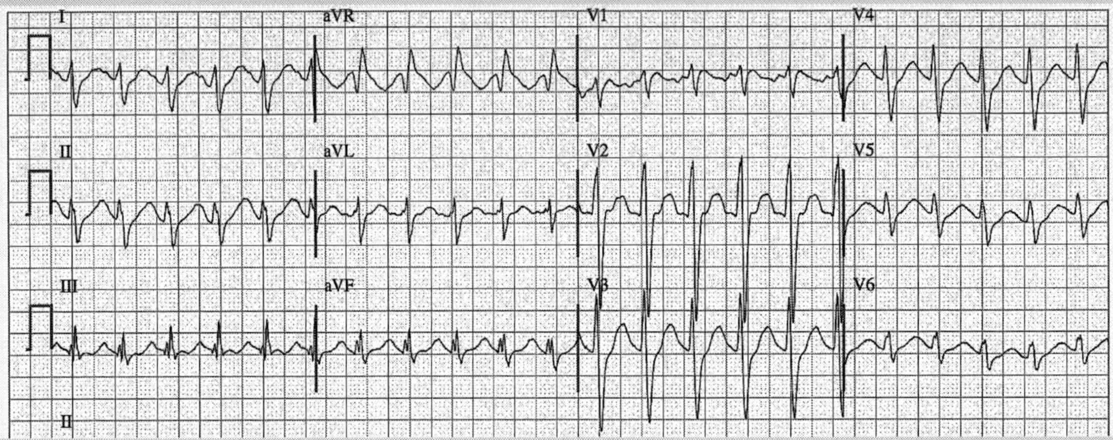

Dossier QCM (Questions à choix multiples)	Dossier QRF & QRNF (Questions à réponses fermées et non fermées)

QCM 1 — Parmi les suivants, quels sont les couples intoxication⇔antidote corrects ?

A - Héroïne ⇔ Naloxone
B - Benzodiazépines ⇔ Bicarbonates de Na hypertoniques
C - Bêta-bloquants ⇔ Insuline
D - Benzodiazépines ⇔ Fluazénil
E - Paracétamol ⇔ N-acétyl cystéine

QCM 2 — Quel est votre diagnostic toxidromique ?

A - Syndrome d'hyperthermie maligne
B - Syndrome opioïde
C - Syndrome sérotoninergique
D - Syndrome de myorelaxation
E - Syndrome atropinique

Question à réponse fermée (et non) 1 :
Quel est le toxidrome principal qui prédomine dans le tableau clinique ? Justifiez.

Question à réponse fermée (et non) 2 :
A quelles classes médicamenteuses appartiennent chacun des médicaments ingérés ?

Question à réponse fermée (et non) 3 :
Quel est l'antidote des benzodiazépines ?

Question à réponse fermée (et non) 4 :
L'utilisez-vous dans ce cas-là ? Si oui, précisez le délai et la voie d'administration, si non, justifiez.

QCM 3	**Si la patiente avait présenté de la fièvre à 40°C, avec une rigidité extra-pyramidale et collapsus vasculaire dans un même contexte d'intoxication, quel(s) médicament(s) auriez-vous du mettre en cause ?**

A - IRS
B - Neuroleptiques
C - IMAO-A
D - Antidépresseurs tricycliques
E - Inhibiteurs calciques

QCM 4	**Parmi les suivants, quels médicaments peuvent être responsables d'un effet stabilisant de membrane ?**

A - Digitaliques
B - Bêta-bloquants
C - Benzodiazépines
D - Antidépresseurs tricycliques
E - Paracétamol

QCM 5	**Parmi les suivants, quels toxiques sont habituellement dosés dans le sang ?**

A - Paracétamol
B - Benzodiazépines
C - Anti-dépresseurs tricycliques
D - Digitaliques
E - Phénobarbital

QCM 6	**Quelle est la voie d'administration la plus utilisée du Naloxone (NARCAN®) ?**

A - Intra-veineux
B - Per Os
C - Intra-osseux
D - Intra-rectal
E - Intra-nasal

QCM 7	**Quels sont les risques d'une intoxication par les antidépresseurs tricycliques ?**

A - Effets anticholinergiques
B - Syndrome opioïde
C - Effet quinidine like
D - Rétention aigüe d'urine
E - Peu de risques notables

QCM 8	**Chez cette patiente, quels examens complémentaires vous semblent justifiés ?**

A - Ionogramme sanguin
B - Bilan hépatique
C - Radiographie thoracique
D - TDM cérébrale injectée
E - CPK et LDH

Question à réponse fermée (et non) 5 :

Réalisez-vous une décontamination digestive ? Justifiez.

Question à réponse fermée (et non) 6 :

Interprêtez l'ECG. Quel est votre diagnostic ? Quels sont les deux médicaments responsables de ce trouble de la conduction ?

Question à réponse fermée (et non) 7 :

Quels sont les principes de votre traitement ?

Question à réponse fermée (et non) 8 :

Finalement, la patiente s'en sort sans séquelle. Vous souhaitez la transférer dans un service de médecine. Quelles sont les précautions à prendre dans les jours qui suivent ?

QCM 9	**Parmi les suivantes, quelle est la benzodiazépine comportant la demi-vie la plus longue ?**

A - Oxazépam (SERESTA®)
B - Bromazépam (LEXOMIL®)
C - Clorazépate (TRANXENE®)
D - Zopiclone (IMOVANE®)
E - Zolpidem (STILNOX®)

QCM 10	**Si elle avait été amenée pour une intoxication au monoxyde de carbone dans un état comateux avec score de glasgow = 10, quel aurait été votre traitement ?**

A - Oxygénothérapie au masque
B - Oxygénothérapie hyperbare
C - Intubation orotrachéale pour ventilation mécanique
D - Eviction de la source contaminante en urgence
E - Conditionnement avec oxygénothérapie avant éviction de la source contaminante

<table>
<tr><th>☑</th><th></th><th>QCM</th><th>Grille de correction QCM
(Questions à choix multiples)</th></tr>
<tr><td rowspan="5">QCM 1</td><td>A -</td><td>V</td><td rowspan="5">• La naloxone est à utiliser en urgence pour toute overdose d'héroïne chez les toxicomanes (syndrome opioïde: myosis serré bradypnée bradycardie…)
• Attention le flumazénil (ANEXATE®) comporte son lot de contre-indications qu'il faudra dépister et notemment pour toute suspicion de polyintoxication (cf plus loin)
• Bêta-bloquant + Insuline = meilleur moyen de se tuer en 30sec… l'antidote est le glucagon mais son efficacité est relative</td></tr>
<tr><td>B -</td><td>F</td></tr>
<tr><td>C -</td><td>F</td></tr>
<tr><td>D -</td><td>V</td></tr>
<tr><td>E -</td><td>V</td></tr>
<tr><td rowspan="5">QCM 2</td><td>A -</td><td>F</td><td rowspan="5">• Coma calme, hypotonique, hyporéflexique avec +/- dépression respiratoire
• Une intoxication alcoolique donne le même type de toxidrome . Une intoxication aux benzo est souvent associée à l'alcool</td></tr>
<tr><td>B -</td><td>F</td></tr>
<tr><td>C -</td><td>F</td></tr>
<tr><td>D -</td><td>V</td></tr>
<tr><td>E -</td><td>F</td></tr>
<tr><td rowspan="5">QCM 3</td><td>A -</td><td>F</td><td rowspan="5">• Syndrome d'hyperthermie maligne
• Il s'agit du seul toxidrome relativement spécifique d'un seul toxique</td></tr>
<tr><td>B -</td><td>V</td></tr>
<tr><td>C -</td><td>F</td></tr>
<tr><td>D -</td><td>F</td></tr>
<tr><td>E -</td><td>F</td></tr>
<tr><td rowspan="5">QCM 4</td><td>A -</td><td>V</td><td rowspan="5">• Aussi appelé effet "quinidine-like"
• Inhibition des canaux sodiques des cellules cardiaques donc augmentation des potentiels d'actions électriques
• Tous les cardiotropes peuvent entraîner cet effet, ainsi que le lithium et la carbamazépine
• Risques de trouble du rythme ventriculaire et supraventriculaire</td></tr>
<tr><td>B -</td><td>V</td></tr>
<tr><td>C -</td><td>F</td></tr>
<tr><td>D -</td><td>V</td></tr>
<tr><td>E -</td><td>F</td></tr>
<tr><td rowspan="5">QCM 5</td><td>A -</td><td>V</td><td rowspan="5">• Paracétamolémie = médicolégal
• Les autres = peu pertinents</td></tr>
<tr><td>B -</td><td>F</td></tr>
<tr><td>C -</td><td>V</td></tr>
<tr><td>D -</td><td>F</td></tr>
<tr><td>E -</td><td>V</td></tr>
<tr><td rowspan="5">QCM 6</td><td>A -</td><td>F</td><td rowspan="5">• Voie d'urgence efficace
• Accessible à n'importe qui aux états-unis…</td></tr>
<tr><td>B -</td><td>F</td></tr>
<tr><td>C -</td><td>F</td></tr>
<tr><td>D -</td><td>F</td></tr>
<tr><td>E -</td><td>V</td></tr>
<tr><td rowspan="5">QCM 7</td><td>A -</td><td>V</td><td rowspan="5">• TriCycliques = AntiCholinergiques (IRS = Sérotoninergique)
• RAU constipation, sècheresse buccale… = tous les signes du syndrome anticholinergique</td></tr>
<tr><td>B -</td><td>F</td></tr>
<tr><td>C -</td><td>V</td></tr>
<tr><td>D -</td><td>V</td></tr>
<tr><td>E -</td><td>F</td></tr>
<tr><td rowspan="5">QCM 8</td><td>A -</td><td>V</td><td rowspan="5">• Bilan de rhabdomyolyse indispensable au vu de la toxicité des médicaments
• Bilan d'une intoxication: toujours hépatique, rénal et ionogramme surtout
• Radio thorax = indispensable dès que coma = Pneumopathie d'inhalation ?
• TDM cérébale = Pas en première intention car pas de signe de localisation ni de notion de TC… ne jamais retenir que Troubles de la conscience = coma d'autant plus si l'on a un contexte précis !</td></tr>
<tr><td>B -</td><td>V</td></tr>
<tr><td>C -</td><td>V</td></tr>
<tr><td>D -</td><td>F</td></tr>
<tr><td>E -</td><td>V</td></tr>
<tr><td rowspan="5">QCM 9</td><td>A -</td><td>F</td><td rowspan="5">• A connaître car largement prescrit en médecine générale
• Faire attention aux benzodiazépines comportant les demi vies les plus longues</td></tr>
<tr><td>B -</td><td>F</td></tr>
<tr><td>C -</td><td>V</td></tr>
<tr><td>D -</td><td>F</td></tr>
<tr><td>E -</td><td>F</td></tr>
<tr><td rowspan="5">QCM 10</td><td>A -</td><td>V</td><td rowspan="5">• Des principes simples de bon sens
• D'abord éviction de la source d'emblée (= maison)
• Puis oxygénothérapie au masque dans le transport en général
• Et ici, oxygénothérapie hyperbare indiquée car troubles de la conscience</td></tr>
<tr><td>B -</td><td>V</td></tr>
<tr><td>C -</td><td>F</td></tr>
<tr><td>D -</td><td>V</td></tr>
<tr><td>E -</td><td>F</td></tr>
</table>

Chaque réponse est cotée 2 points

QRF QRNF	Grille de correction QRF & QRNF (Questions à réponses fermées et non fermées)	
1	*Grille par question du dossier QRF & QRNF* — **Le sous-total de cette question est de ➧**	**14**
	• Syndrome de myorelaxation	5
	• Coma calme hypotonique	2
	• Hyporéflexie	2
	• Dépression respiratoire	2
	• Intoxication par benzodiazépines	3
	<u>Commentaires</u> : *Connaître les 3 ou 4 principaux toxidromes pouvant faire l'objet de cas cliniques (cf fiche synthèse). Les myoclonies peuvent être multifactorielles et ne sont pas très spécifiques = hypoxie cérébrale sur bas débit, effets des IRS…*	
2	*Grille par question du dossier QRF & QRNF* — **Le sous-total de cette question est de ➧**	**10**
	• Fluoxétine = inhibiteur sélectif de recapture de la sérotonine	2
	• Aténolol = Bêta-bloquant	2
	• DUPHALAC® = laxatif osmotique	2
	• Bromazépam = Benzodiazépine	2
	• Clomipramine = Antidépresseur tricyclique	2
	• ***Pas de point si classe non complète***	
	<u>Commentaires</u> : *Dans les sujets d'ECN, par convention les noms de médicaments sont donnés en DCI. Mais il n'est indiqué nulle part que dans vos réponses ces médicaments doivent impérativement apparaître en DCI donc on peut raisonnablement penser qu'une DCI suffisamment connue du correcteur (Doliprane®…) soit valable en terme de points*	
3	*Grille par question du dossier QRF & QRNF* — **Le sous-total de cette question est de ➧**	**8**
	• Flumazénil (ANEXATE®)	8
4	*Grille par question du dossier QRF & QRNF* — **Le sous-total de cette question est de ➧**	**14**
	• **NON**	5
	• Car contre-indiqué	2
	• Polyintoxication	3
	• Antidépresseurs tricycliques	2
	• Risque de convulsions	2
	• **Si réponse positive = ZÉRO À LA QUESTION**	0
	<u>Commentaires</u> : *Le risque principal lié à une polyintoxication est l'abaissement du seuil épileptogène lié aux autres substances (tricycliques+++). Ne vous posez pas la question, même si vous avez l'impression que les autres toxiques n'abaissent pas le seuil épileptogène, ne prescrivez jamais du flumazénil en cas de polyintoxication et réservez-le aux intoxications par benzodiazépines ISOLÉES avec FR< 8 cycles/min*	
5	*Grille par question du dossier QRF & QRNF* — **Le sous-total de cette question est de ➧**	**10**
	• NON	5
	• Car délai inconnu	3
	• Pas de signes de gravité majeurs	2
	<u>Commentaires</u> : *La décontamination digestive ("lavage d'estomac") ne se fait presque plus et reste indiquée dans les intoxs engageant le pronostic vital (cardiotropes+++) et si la personne est vue dans l'heure suivant l'ingestion des médicaments*	

6	*Grille par question du dossier QRF & QRNF*	Le sous-total de cette question est de ➡	**20**
	Tachycardie sinusale		2
	130/min		1
	Augmentation de l'espace PR		1
	QRS > 120ms		3
	Augmentation du QT corrigé		2
	Effet stabilisant de membrane (ou "quinidine-like")		5
	Bêta-bloquants		4
	Antidépresseurs tricycliques		4

<u>Commentaires</u> : *Tachycardie en inadéquation avec l'énoncé mais ECG du SAMU donc antérieur. Les bêta bloquants ont pu faire effet ensuite. En V1 on peut constater que l'espace PR fait pratiquement 200ms même s'il n'y a pas de BAV1 à proprement parler. Attention les QRS sont augmentés mais il ne s'agit pas d'un bloc de branche ! Le risque est un phénomène P sur T avec troubles du rythme ventriculaire. A retenir: Intox + trouble de la conduction = effet stabilisant de membrane !!!*

7	*Grille par question du dossier QRF & QRNF*	Le sous-total de cette question est de ➡	**15**
	Intubation orotrachéale		3
	Oxygénothérapie		2
	Pose d'une voie veineuse centrale		1
	Remplissage vasculaire en prévention du collapsus		2
	Si échec : catécholamine (adrénaline)		1
	Bicarbonates de sodium hypertoniques IV		5
	Surveillance		1

<u>Commentaires</u> : *Les bicarbonates de sodium sont indiscutables car l'apport massif de sodium favorisent le passage transmembranaire des ions Na+ en saturant les canaux et donc réduisent l'effet stabilisant de membrane*

8	*Grille par question du dossier QRF & QRNF*	Le sous-total de cette question est de ➡	**9**
	Prévention du risque suicidaire		4
	Entretien psychiatrique		3
	Dépister et prendre en charge une **pathologie psychiatrique sous-jacente**		2

<u>Commentaires</u> : *Ne jamais oublier en fin de dossier... IMV = TS = risque de récidive immédiate*

Total du dossier QRF & QRNF sur 100

Fiche SYNTHESE

Toxidromes, intoxications par les psychotropes et les cardiotropes

ou l'item 214 pour les nuls

- <u>Toxidromes = *ensemble des signes évocateurs d'une intoxication*</u>
  - Syndrome de myorelaxation = coma calme, hypotonique et hyporéflexique
    → **BZD +++ / OH ++** / Barbituriques
  - Syndrome opioïde = coma calme avec bradypnée, bradycardie et myosis serré punctiforme
    → **Opiacés +++**
  - Syndrome Anticholinergique = mydriase bilat, tachycardie, RAU – constipation – sècheresse buccale
    → **Tricycliques +++** / Anti-H1
  - Syndrome sérotoninergique = Confusion, agitation hyperthermie avec hyperréflexie et myoclonies
    → **Antidépresseurs** (IRS, Lithium et IMAO)
  - Hyperthermie maligne = Rigidité extrapyramidale avec fièvre et collapsus
    → Spécifique des **neuroleptiques** !!
- <u>Psychotropes</u>
  - BZD : peu grave, Sd de myorelaxation, **!! ANTIDOTE Flumazénil SI** intox <u>isolée</u> avec coma (l'Anexate® augmente le seuil épileptogène donc contre-indiqué si co-intoxication par tricycliques par exemple)
  - Tricycliques: grave si effet quidine-like
  - Neuroleptiques: syndrome malin des neuroleptiques (hyperthermie maligne)
  - Autres antidépresseurs: peu grave. **!! si LITHIUM** doser la lithémie et réhydratation massive
- <u>Cardiotropes</u>
  - Digitaliques: signes digestifs et visuels précoces, risque d'effet stabilisant de membrane, si grave ANTIDOTE par Ac anti-digitaliques (Digidot®)
  - Bêta-bloquants: choc cardiogénique / ttt hémodynamique
  - Inhibiteurs calciques: toujours graves, vasoplégie massive / TTT = insuline-glucose

ITEMS TOMBES			
Dossier QRF et QRNF			Intitulé de l'item (Programme avant l'ECN 2015)
Partie	Module	N°	
I	11	214	Principales intoxications aiguës
I	11	177	Prescription et surveillance des psychotropes
I	11	189	Conduite suicidaire chez l'enfant et l'adulte

Dossier QCM		Intitulé de l'item (Programme après l'ECN 2016)
UE	N°	
11	332	Principales intoxications aiguës
3	72	Prescription et surveillance des psychotropes

N° 23

Après 2016

Avant 2015

MON DOSSIER PASSERELLE

Je choisis mon type d'évaluation en fonction de la date de mon concours

	ECN avant 2015	ECN après 2016
QRF QRNF	+++	+ /- Pour comprendre ! Pour certains partiels !
QCM	-	+++

Vous voyez en consultation d'ophtalmologie un homme de 56 ans, Ivoirien d'origine et vivant en France depuis 20 ans.

Il se plaint de sa vue qui a baissé ces derniers temps, ce qui le gène beaucoup notamment pour lire son journal ou écrire des sms. Il trouve cela curieux d'autant qu'il avait une excellente vue de près avant, lui qui a toujours été myope.

Dans ses antécédents, on note un diabète de type 2 récemment diagnostiqué, sous metformine (GLUCOPHAGE®), un syndrome de raynaud sans étiologie retrouvée, un cancer de la prostate opéré sous hormonothérapie, un tabagisme non sevré. Son père avait « de la tension aux deux yeux ».

Vous souhaitez faire le bilan de cette baisse d'acuité visuelle.

Image 1 (QRF&QRNF 5)

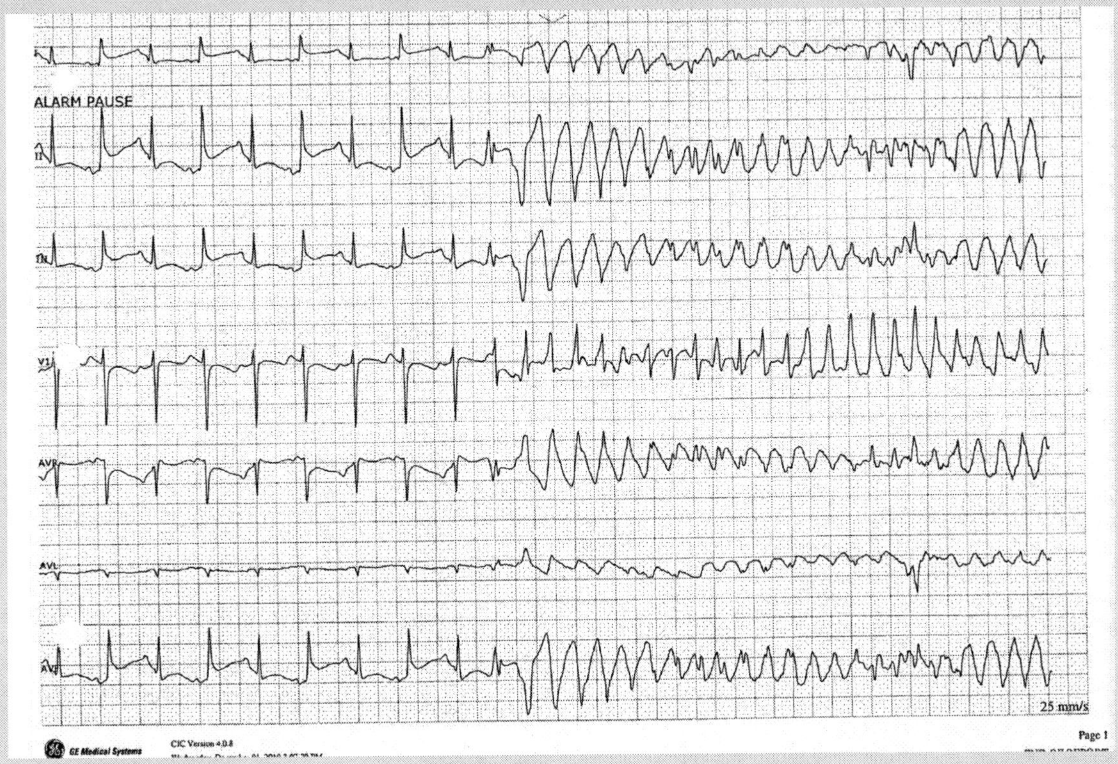

Dossier QCM
(Questions à choix multiples)

QCM 1	Quelle(s) pathologie(s) peuvent expliquer sa baisse de vision de près ?

A - Presbytie
B - Cataracte
C - Rétinopathie diabétique
D - Syndrome de Raynaud
E - Dégénérescence maculaire liée à l'âge

QCM 2	Vous suspectez un glaucome chronique. Quels sont les éléments que l'on retrouve dans la définition du glaucome primitif à angle ouvert ?

Dossier QRF & QRNF
(Questions à réponses fermées et non fermées)

Question à réponse fermée (et non) 1 :
Quels sont les facteurs de risque de glaucome chronique à angle ouvert présents chez ce patient ?

Question à réponse fermée (et non) 2 :
La tension oculaire est à 27mmHg aux deux yeux. Vous suspectez un glaucome chronique. Quels sont les 2 examens complémentaires que vous demandez ?

A - Hypertonie oculaire
B - Neuropathie optique
C - Altération du champ visuel
D - Anomalies cristaliniennes
E - Dégénérescence du trabéculum

QCM 3 **Quels collyres hypotonisants sont utilisables chez ce patient ?**

A - Bêta-bloquants
B - Alpha-2 adrénergiques
C - Analogues des prostaglandines
D - Sympathicomimétiques
E - Pas de traitement en première intention

QCM 4 **Votre chef vous suggère un traitement par Acétazolamide (DIAMOX®). Quelles sont les contre-indications de ce médicament ?**

A - Hypernatrémie
B - Insuffisance rénale
C - Insuffisance hépatique sévère
D - Allergie aux sulfamides
E - Alcalose métabolique

QCM 5 **Quel(s) est (sont) le(s) mécanisme(s) d'action de ce médicament ?**

A - Inhibiteur de l'anhydrase carbonique
B - Inhibiteur de la production de rénine
C - Diminution de la sécrétion des plexus choroïdes
D - Diurétique avec élimination des bicarbonates urinaires
E - Diminution de la sécrétion d'humeur aqueuse

QCM 6 **Hospitalisé, le patient subit une série d'examens dont un scanner injecté, la mesure de sa tension oculaire au tonomètre à l'aplanation et une angiographie à la fluorescéine. Vous êtes appelé par l'infirmière car le patient présente une perte de contact. Sachant qu'il n'a pas modifié son traitement, quelles sont les causes possibles de ce malaise ?**

A - Trouble du rythme sur hypokaliémie
B - Hypoglycémie toxique
C - Acidose lactique
D - Malaise vagal
E - Choc anaphylactique

QCM 7 **Il s'agissait en fait d'un malaise vagal. Le fond d'oeil retrouve des lésions de rétinopathie diabétique non proliférante sévère. Quelles sont-elles ?**

A - Microanévrismes
B - Hémorragies punctiformes diffuses
C - Anomalies veineuses (dilatations/boucles)
D - Excavation papillaire pathologique
E - Anomalies microvasculaires intrarétiniennes (AMIR)

Question à réponse fermée (et non) 3 :
Quel est votre traitement médicamenteux de première intention ?

Question à réponse fermée (et non) 4 :
La tension est incontrôlée et ce malgré une bi- puis une trithérapie. Vous envisagez une trabéculoplastie au laser dans 15 jours. Quel médicament prescrivez-vous en attendant (sans justifier) ?

Question à réponse fermée (et non) 5 :
Une semaine plus tard, votre patient est hospitalisé en médecine interne car un bilan biologique a mis en évidence un syndrome inflammatoire avec une hypergammaglobulinémie polyclonale. Il a été mis sous prednisolone 1mg/kg/j. Vous êtes appelé en urgence par l'infirmière du service car votre patient fait un malaise avec perte de contact. L'image 1 vous est fournie. Décrivez-la. Quel est votre diagnostic ?

Question à réponse fermée (et non) 6 :
Quels sont les deux médicaments probablement responsables de cet épisode aigu et par quel mécanisme ?

Question à réponse fermée (et non) 7 :
Quel est le traitement urgent de cet épisode ?

Question à réponse fermée (et non) 8 :
L'épisode rentre dans l'ordre et les examens complémentaires vous font évoquer une sclérodermie systémique. Le patient est traité par corticoïdes oraux au long cours. 5 ans plus tard, vous le revoyez en consultation d'ophtalmologie. L'acuité visuelle de près et de loin a baissé. Quelles sont les 3 pathologies à évoquer qui ont pu être favorisées par la corticothérapie (sans justifier) ?

QCM 8	**Vous décidez d'explorer son syndrome de raynaud. Vous notez des calcifications sous-cutanées et il vous explique qu'il a une dysphagie oesophagienne qui s'aggrave ces derniers temps. Que suspectez-vous ?**

A - Lupus érythémateux disséminé
B - CREST syndrome
C - Achalasie
D - Sarcoïdose
E - Maladie de Behçet

QCM 9	**Vous voulez le traiter par corticothérapie au long cours. Quelles sont vos prescriptions associées ?**

A - Supplémentation potassique
B - Insulinothérapie
C - Ivermectine
D - Arrêt de la metformine
E - Inhibiteurs de la pompe à protons

QCM 10	**Quelles sont les autres causes d'un syndrome de raynaud secondaire ?**

A - Microtraumatismes répétés
B - Cryoglobulinémie
C - Lupus érythémateux disséminé
D - Maladie de Buerger
E - Bêta-bloquants

☑		QCM	Grille de correction QCM (Questions à choix multiples)
QCM 1	A -	V	• Toutes les rétinopathies peuvent entraîner une baisse d'acuité visuelle (BAV) de près, d'autant plus si elles touchent la macula • Une cataracte entraîne d'abord une BAV de loin puis de près à terme (la lumière ne passe plus du tout à travers le cristallin opacifié) • La presbytie est un phénomène physiologique à partir de 45ans qui correspond à la perte d'accomodation par le cristallin, ce qui empêche de focaliser en vision de près. Après une opération de la cataracate, l'acuité visuelle de loin revient mais on a une presbytie induite par la pseudophakie (=implant cristallinien) d'où la prescription de lunettes pour voir de près
	B -	V	
	C -	V	
	D -	F	
	E -	V	
QCM 2	A -	V	• Question de physiopathologie "classique" • Glaucome = Hypertonie intraoculaire par dégénérescence du trabéculum = Neuropathie optique • Neuropathie optique = altération du champ visuel
	B -	V	
	C -	V	
	D -	F	
	E -	V	
QCM 3	A -	F	• On traite toujours une hypertonie oculaire ou en cas de suspicion de glaucome chronique à angle ouvert même si il n'y a pas de retentissement visuel ! • Bêta-bloquant: peut valoir un beau ZÉRO même en QCM car syndrome de raynaud donc contre-indiqués • Quel que soit le collyre = large passage systémique
	B -	V	
	C -	V	
	D -	V	
	E -	F	
QCM 4	A -	F	• Attention à l'allergie • L'acétazolamide induit une acidose et élimine les bicarbonates urinaires, on doit donc aussi faire attention en cas d'antécédent de colique néphrétique • Sa prescription ne doit pas excéder 1 mois
	B -	V	
	C -	V	
	D -	V	
	E -	F	
QCM 5	A -	V	• Historiquement le DIAMOX est utilisé dans le traitement de l'épilepsie pour son action sur le SNC • Action principale: diminue la sécrétion d'humeur aqueuse donc diminue la pression intra-oculaire (et seule AMM aujourd'hui avec le mal des montagnes pour lequel il ne présente que peu d'efficacité…)
	B -	F	
	C -	V	
	D -	V	
	E -	V	
QCM 6	A -	V	• QCM difficile, se servir du contexte • 1 cp de DIAMOX® = 1 cp de DIFFU-K® ! L'acétzolamide entraîne des hypokaliémies • Acidose lactique possible devant produit de contraste iodé + metformine • Pas d'hypoglycémie avec la metformine • Malaise vagal = très fréquent quand on touche les yeux (afférences du X) • Choc anaphylactique = message de l'ANSM concernant les allergies à la fluoréscéine qui sont rares mais existent !
	B -	F	
	C -	V	
	D -	V	
	E -	V	
QCM 7	A -	V	• Classification à connaître pour l'ECN car déjà tombée en 2004 (pas d'impasse inutile)
	B -	V	
	C -	V	
	D -	F	
	E -	V	
QCM 8	A -	F	• **Syndrome CREST** = sclérodermie avec **C**alcifications sous-cutanées, **R**aynaud, troubles moteurs o**E**sophagiens, **S**clérodactylie, **T**élangiectasies • Peu tombable en diagnostic principal à l'ECN mais savoir l'évoquer dans un dossier de maladie de raynaud secondaire
	B -	V	
	C -	F	
	D -	F	
	E -	F	
QCM 9	A -	V	• Mesures associées à la corticothérapie classiques • Ivermectine en prévention de l'anguilulose • Pas d'IPP car pas d'indication (pas d'antécédent d'ulcère, Age moyen, pas d'association aux AINS…)
	B -	V	
	C -	V	
	D -	V	
	E -	F	

QCM 10			
	A -	V	• UNE RÈGLE À RETENIR = lorsque l'on vous demande d'énumérer certaines étiologies, **TOUJOURS évoquer une cause MÉDICAMENTEUSE** • Les étiologies des raynaud sont multiples: Vascularite, connectivite, médicamenteuses, professionnelles (traumatiques), artériopathie telle que la maladie de buerger (= raynaud chez un homme jeune tabagique)
	B -	V	
	C -	V	
	D -	V	
	E -	V	

Chaque réponse est cotée 2 points
Total du dossier QCM sur 100

Grille de correction QRF & QRNF
(Questions à réponses fermées et non fermées)

1 *Grille par question du dossier QRF & QRNF* — Le sous-total de cette question est de ➡ **10**

- Age — 2
- Ethnie mélanoderme — 3
- Diabète — 2
- Antécédent familial — 3

Commentaires : *Le glaucome chronique est asymptomatique et doit être dépisté. Attention la BAV de près ici est avant tout une presbytie et non un glaucome, la maladie glaucomateuse donnant principalement des altérations du champ visuel (scotomes)*

2 *Grille par question du dossier QRF & QRNF* — Le sous-total de cette question est de ➡ **12**

- Champ visuel de goldmann (périmétrie statique) — 6
- OCT (Tomographie à cohérence optique) du nerf optique — 6
- **PLUS DE 2 ÉTIOLOGIES = ZÉRO A LA QUESTION**

Commentaires : *on considère le fond d'oeil et la gonioscopie comme des éléments de l'examen clinique. On recherche au fond d'oeil une excavation papillaire qui peut correspondre à une raréfaction des fibres optiques (et qui sera de toute façon confirmée ou infirmée par l'OCT) ainsi que l'étude de l'angle irido-cornéen à l'aide du verre à 3 miroirs*

3 *Grille par question du dossier QRF & QRNF* — Le sous-total de cette question est de ➡ **15**

- Collyre hypotonisant — 3
- 1x/jour dans les deux yeux — 1
- Monothérapie — 1
- Analogue des prostaglandine (ex: XALATAN®) — 4
- **ZÉRO A LA QUESTION SI COLLYRE BÊTA-BLOQUANT** — 0
- Surveillance — 1
- Tension oculaire — 2
- Excavation papillaire au fond d'oeil — 1
- Champ visuel — 2

Commentaires : *Passage systémique des bêta-bloquants → les même contre-indications s'appliquent (et donc syndrome de raynaud inclut). En première intention, les prostaglandines on de toute façon supplanté aujourd'hui l'utilisation de collyre bêta-bloquant*

4 *Grille par question du dossier QRF & QRNF* — Le sous-total de cette question est de ➡ **11**

- **ACÉTAZOLAMIDE (DIAMOX®) (PMZ)** — 8
- Per os — 3

Commentaires : *en cas d'hypertonie incontrôlée ou quand le traitement revêt un caractère urgent, on peut utiliser du mannitol qui est un diurétique osmotique*

5 *Grille par question du dossier QRF & QRNF* — Le sous-total de cette question est de ➡ **16**

- ECG 12 dérivations — 2
- Aplatissement des ondes T — 2
- Sous-décalage du ST — 1
- Tachycardie ventriculaire — 3
- Torsion autour de l'axe — 1
- Torsades-de-pointe — 5
- Sur hypokaliémie — 2

Commentaires : *donner le nom de l'examen, décrire point par point, conclure avec un diagnostic même de probabilité (si signes ECG d'hypokaliémie = diagnostic d'hypokaliémie)*

6	*Grille par question du dossier QRF & QRNF* Le sous-total de cette question est de ➡	**11**

	• Acétazolamide
	  ○ Excrétion urinaire de potassium
	• Prednisone
	  ○ Pertes urinaires
	Commentaires : *Diamox = diurétique, avec hypokaliémie comme tous les diurétiques quoique modérée (n'expliquerait pas à lui seul une hypokaliémie profonde). La physiopathologie des hypokaliémies sous corticoïdes est débattue, elle est surtout présente en cas de non supplémentation potassique et d'association à un traitement diurétique*
		5
		1
		5
		-

7	*Grille par question du dossier QRF & QRNF* Le sous-total de cette question est de ➡	**10**
	• Isoprénaline IV en prévention du BAV3 • Pose d'une sonde d'entraînement électro-systolique • **SUPPLÉMENTATION POTASSIQUE URGENTE (PMZ)** ○ Per os voire KCL IV • **ARRÊT DU DIAMOX (PMZ)** • Diminution de la corticothérapie Commentaires : *Sous corticoïdes depuis 7 jours = pas de risque d'insuffisance corticotrope. L'attitude de la corticothérapie n'est pas tranchée vu le délai d'action, c'est la supplémentation qui prime*	3 3 - 2 - 2
8	*Grille par question du dossier QRF & QRNF* Le sous-total de cette question est de ➡	**15**
	• Glaucome chronique à angle ouvert • Cataracte • Rétinopathie diabétique Commentaires : *Rétinopathie diabétique par déséquilibre du diabète, glaucome cortisonique (forme secondaire) et cataracte iatrogène (sous-capsulaire postérieure)*	5 5 5

Total du dossier QRF & QRNF sur 100

Fiche SYNTHESE
Carte d'identité de l'Acétalozamide (DIAMOX®)

- **Inhibiteur de l'anhydrase carbonique**
- **Indications**
  - Hypertonies oculaires résistantes au traitement local
  - Alcaloses métaboliques
  - Traitement symptomatique du mal des montagnes
- **Contre-indications**
  - Allergie aux sulfamides
  - Insuffisance hépatique
  - Antécédent de colique néphrétique
- **Effets secondaires**
  - x Hyperuricémie
  - x Hypokaliémie et acidose métabolique
  - x Lithiase rénale
  - x Décompensation d'une myopie
  - x Réactions allergiques sévères

ITEMS TOMBES

Dossier QRF et QRNF			Intitulé de l'item
Partie	Module	N°	(Programme avant l'ECN 2015)
I	11	171	**Recherche d'un terrain à risque et adaptation thérapeutique. Interactions médicamenteuses**
II	M&GS	240	**Glaucome chronique**
I	11	219	**Troubles de l'équilibre acido-basique et désordres hydro-électrolytique**

Dossier QCM		Intitulé de l'item
UE	N°	(Programme après l'ECN 2016)
10	319	Décision thérapeutique personnalisée : bon usage des situations à risque
4	82	Glaucome chronique
11	337	Malaise, perte de connaissance, crise comitiale chez l'adulte

N° 24 Après 2016 Avant 2015

MON DOSSIER PASSERELLE

Je choisis mon type d'évaluation en fonction de la date de mon concours

	ECN avant 2015	ECN après 2016
QRF QRNF	+++	+ /- Pour comprendre ! Pour certains partiels !
QCM	-	+++

Il est 21h, et vous ne voyez pas encore le bout de votre journée de D4.

Vous êtes en conférence, et cette fois-ci c'est de l'infectiologie avec un sujet « spécial antibiotique ». La conférencière très branchée ECN vous tourne son topo d'une façon didactique avec des petits cas cliniques et des questions pour faire le tour de l'item sans trop vous perdre.

Dossier QCM
(Questions à choix multiples)

QCM 1 — Parmi les suivants, quels sont les antibiotiques à métabolisme hépatique ?

A - Bêta-lactamines
B - Fluoroquinolones
C - Aminosides
D - Macrolides et apparentés
E - Cyclines

QCM 2 — Quels sont les antibiotiques à métabolisme rénal ?

A - Bêta-lactamines
B - Fluoroquinolones
C - Aminosides
D - Macrolides et apparentés
E - Cyclines

QCM 3 — M. Ange INE est traité par Augmentin® pour une pneumopathie. Quel est le principal effet indésirable de l'acide clavulanique ?

A - Toux
B - Urticaire allergique
C - Diarrhée motrice
D - Alcalose métabolique
E - Immunodépression

QCM 4 — Quels sont les effets secondaires des quinolones ?

A - Syndrome confusionnel
B - Tendinopathies
C - Phototoxicité
D - Augmentation du segment QT
E - Troubles digestifs

QCM 5 — Parmi les suivantes, quelles bactéries ont une résistance naturelle aux céphalosporines ?

A - Méningocoque
B - Entérocoque
C - Listeria
D - Pneumocoque
E - Staphylococcus epidermidis

Dossier QRF & QRNF
(Questions à réponses fermées et non fermées)

Question à réponse fermée (et non) 1 :
Votre premier cas concerne M. Ange INE qui a une angine à streptocoque A. Il est traité par amoxicilline 1gx2/jour per os. Justifiez ce choix.

Question à réponse fermée (et non) 2 :
Si le patient avait été allergique aux bêtalactamines (hypersensibilté immédiate), quels auraient été l'antibiotique et la durée du traitement ?

Question à réponse fermée (et non) 3 :
Vous faites désormais un cas d'endocardite infectieuse. Malgré l'antibiothérapie votre patient reste fébrile. D'une façon générale, quelles sont les causes de récidive fébrile sous antibiotique ?

Question à réponse fermée (et non) 4 :
Vous traitez votre patient par perfusion continue de vancomycine et gentamycine devant un profil de staphylocoque doré oxa-R. Pourquoi la vancomycine est-elle prescrite en continu sur 24h ? Quelles toxicités souhaitez-vous dépister en dosant la concentration résiduelle de ces antibiotiques ?

Question à réponse fermée (et non) 5 :
Les questions s'orientent vers les fluoroquinolones systémiques. Quelle quinolone est la seule active contre *Pseudomonas Aeruginosa* ?

Question à réponse fermée (et non) 6 :
Vous souhaitez traiter Mlle Lulu RINAIRE pour un 5ème épisode de cystite. L'antibiogramme est le suivant : « *Acide nalixidique R, Norfloxacine I, Ciprofloxacine S, Ofloxacine S, Lévofloxacine S* » (avec R = Résistant, I = Intermédiaire et S = Sensible). Prescrivez-vous une des molécules ci-dessus ? Si oui, laquelle et si non, justifiez.

QCM 6	**Quels antibiotiques peuvent être responsables d'une colite à Clostridium difficile ? Comment la traitez-vous ?**

A - Amoxicilline / Métronidazole 10 jours
B - Amoxicilline / Métronidazole 5 Jours
C - Clindamycine / Métronidazole 10 jours
D - Ofloxacine / Cotrimoxazole 7 jours
E - Céfotaxime / Métronidazole 10 jours

QCM 7	**Vous traitez une ostéomyélite. Quels antibiotiques ont une bonne diffusion osseuse ?**

A - Bêta-lactamines
B - Fluoroquinolones
C - Aminosides
D - Cyclines
E - Vancomycine

QCM 8	**Quels sont les antibiotiques contre-indiqués pendant la grossesse ?**

A - Bêta-lactamines
B - Fluoroquinolones
C - Aminosides
D - Macrolides
E - Cyclines

QCM 9	**Devant une pneumonie grave, pour quelle raison prescrivez vous une antibiothérapie en association (C3G + lévofloxacine) ?**

A - Effet synergique
B - Elargir le spectre
C - Diminuer la durée du traitement
D - Diminuer le rique de résistance
E - Eviter les récidives

QCM 10	**Devant une tuberculose confirmée, pour quelle raison prescrivez-vous une quadrathérapie en association ?**

A - Effet synergique
B - Elargir le spectre
C - Diminuer la durée du traitement
D - Diminuer le rique de résistance
E - Eviter les récidives

Question à réponse fermée (et non) 7 :

Vous faites un cas d'otite moyenne aigüe ou vous souhaitez traiter Hugo, 6 ans, par amoxicilline per os. La maman s'oppose rapidement « ah non, surtout pas, il est très allergique à l'amoxicilline ». Quelles sont les 3 données cliniques que vous recherchez en faveur d'une allergie sévère et qui contre-indiqueraient à la fois les pénicillines et les céphalosporines ?

Question à réponse fermée (et non) 8 :

Vous diagnostiquez chez un jeune jardinier une maladie de Lyme. Vous le traitez par doxycycline pendant 3 semaines. Il revient au milieu du traitement car il présente des lésions érythémateuses du visage des mains et des avant-bras. Que suspectez-vous ? Justifiez.

		Grille de correction QCM (Questions à choix multiples)
QCM 1	A - F B - F C - F D - V E - V	• Comprendre la pharmacodynamie et la pharmacocinétique d'un médicament est essentiel pour connaître les interactions, les effets indésirables...
QCM 2	A - V B - V C - V D - F E - F	• La ciprofloxacine est la seule quinolone dont l'élimination n'est pas rénale
QCM 3	A - F B - F C - V D - F E - F	• Le principal parmis peu d'autres • Attention, c'est une pathologie très fréquente de la personne âgée, et l'on est facilement iatrogène avec un risque de déshydratation si la diarrhée est sévère, donc dans ce genre de dossier faites bien préciser que vous surveillez la TOLÉRANCE de votre antibiothérapie
QCM 4	A - V B - V C - V D - V E - V	• A bien connaître, surtout les 3 premiers • Une tendinopathie induite contre-indique à vie cette classe d'antibiotique • L'ECG est systématique
QCM 5	A - F B - V C - V D - F E - F	• De nouveau question de cours à connaître
QCM 6	A - V B - F C - V D - F E - V	• Ne jamais oublier l'arrêt de l'antibiothérapie !!!! C'est le traitement principal • Tous les antibiotiques sont potentiellement responsables d'une diarrhée à clostridium diffilile sauf le Flagyl® (c'est le traitement) • Ne pas confondre avec la diarrhée motrice et peu grave liée à l'augmentin®
QCM 7	A - F B - V C - F D - V E - V	• Attention, certaines infections osseuse se traitent tout de même par Oxacilline + gentamycine (on ne veut pas de résistance car elles sont dures à traiter)
QCM 8	A - F B - V C - V D - F E - V	• *"Tes amis qui soulent nicole"*: Tétracycline, Aminosides, Quinolones, Sulfamides (premier trismestre), phénycolés
QCM 9	A - F B - V C - F D - F E - F	• On est en traitement probabiliste: on ne sait pas sur quoi taper donc on élargit avec une quinolone pulmonaire. La synergie est peu utile car chaque traitement est efficace en lui-même avec une bonne diffusion pulmonaire
QCM 10	A - F B - F C - F D - V E - F	• On connaît le germe (M. tuberculosis) et on sait qu'il existe différents niveaux de résistance, donc on optimise l'antibiothérapie pour diminuer l'apparition de ces résistances • Ici pas de traitement probabiliste ni de synergie

Chaque réponse est cotée 2 points
Total du dossier QCM sur 100

QRF QRNF	Grille de correction QRF & QRNF (Questions à réponses fermées et non fermées)	
1	*Grille par question du dossier QRF & QRNF* — Le sous-total de cette question est de ➡	**12**
	• Bonne biodisponibilité orale • Streptocoque A sensible à l'amoxicilline • Peu de toxicité du traitement / bonne tolérance • Peu de résistances • Moindre durée, moindre coût *Commentaires* : *Voilà les questions que l'on se pose avant toute prescription antibiotique*	3 3 2 2 2
2	*Grille par question du dossier QRF & QRNF* — Le sous-total de cette question est de ➡	**7**
	• Azithromycine 3 jours • Ou Clarythromycine 5 jours • Ou Télithromycine 5 jours *Commentaires* : *Connaître et marquer TOUTES les antibiothérapies indiquées en cas d'allergie car tombe systématiquement à l'ECN*	7
3	*Grille par question du dossier QRF & QRNF* — Le sous-total de cette question est de ➡	**17**
	• Traitement inadapté / Posologies trop faibles, mauvaise diffusion, germe résistant • Inobservance • Maladie thrombo-embolique veineuse • Intolérance aux antibiotiques • **PORTE D'ENTRÉE NON TRAITÉE (PMZ)** • Foyers septiques secondaires • Extension ou complication locale (collection, abcès...) • Infection au point de ponction *Commentaires* : *Un tiroir à savoir ressortir au bon moment. Chaque cause est bien spécifique. Ne jamais négliger la probabilité d'une EP chez tout patient hospitalisé*	4 3 3 2 2 1 1 2
4	*Grille par question du dossier QRF & QRNF* — Le sous-total de cette question est de ➡	**14**
	• Glycopeptide **bactéricide temps-dépendant** • Néphrotoxicité • Ototoxicité *Commentaires* : *La vancomycine a une activité bactéricide temps-dépendant (lent) donc l'antibiotique doit rester le plus longtemps possible en contact avec le germe, à l'instar de la gentamycine qui a une activié bactéricide concentration-dépendante et qu'on aura tendance à perfuser en bolus*	5 5 4
5	*Grille par question du dossier QRF & QRNF* — Le sous-total de cette question est de ➡	**10**
	• Ciprofloxacine (CIFLOX®) *Commentaires* : *La ceftazidime (FORTUM®) est une céphalosporine de 3ème génération et celle généralement utilisée pour éliminer une infection à pyocyanique suspectée ou confirmée*	10
6	*Grille par question du dossier QRF & QRNF* — Le sous-total de cette question est de ➡	**10**
	• **NON (PMZ)** • Dépiste un début de résistance aux quinolones • Eviter la pression de sélection antibiotique *Commentaires* : *si résistance aux quinolones (antibio qui ont le spectre le plus large) = catastrophe car perte des opportunités thérapeutiques*	6 2 2
7	*Grille par question du dossier QRF & QRNF* — Le sous-total de cette question est de ➡	**12**
	• Réaction précoce moins d'une heure après la prise • Signes de gravité (oedème de quincke, choc...) • Tests épicutanés positifs *Commentaires* : *La présence d'un de ces 3 critères contre-indique l'ensemble des bêta-lactamines. Une simple réaction prurigineuse retardée et non explorée ne contre-indique par les céphalosporines*	4 4 4
8	*Grille par question du dossier QRF & QRNF* — Le sous-total de cette question est de ➡	**18**

• Photoxicité	5
• Iatrogène liée à la tétracycline	3
• Imputabilité intrinsèque :	2
o Score sémiologique :	-
• Eruption érythémateuse	2
• Zones photo-exposées	2
o Score chronologique : apparition après introduction du médicament	3
• Imputabilité extrinsèque	1
o Médicament connu de la littérature pourvoyeur de lésions photo-induites	-
Commentaires : *Les quinolones sont egalement photosensibilisantes*	

Total du dossier QRF & QRNF sur 100

Fiche SYNTHESE
Colite pseudo-membraneuse à Clostridium Difiicile

- Souche Toxinogène de C. Difficile / Fréquent
- Toute diarrhée post-antibiotique jusqu'à preuve du contraire
- Diagnostic
  - Diarrhée fébrile glaireuse mais non sanglante (syndrome dysentérique atypique)
  - AEG, douleur abdominale
  - Rectosgmoïdoscopie : colite pseudo-membraneuse
  - Coprocultures avec ELISA pour recherche des toxines de Clostridium Difficile
  - Complication: translocation bactérienne avec sepsis, colectasie, perforation
- Traitement
  - Arrêt de l'antibiotique en cause
  - **Métronidazole per os 10 jours**

ITEMS TOMBES

Dossier QRF et QRNF			Intitulé de l'item (Programme avant l'ECN 2015)
Partie	Module	N°	
I	11	173	**Prescription et surveillance des anti-infectieux**

Dossier QCM		Intitulé de l'item (Programme après l'ECN 2016)
UE	N°	
6	173	**Prescription et surveillance des anti-infectieux chez l'adulte et l'enfant**

N° 25 Après 2016 Avant 2015 ECN

Mon dossier Passerelle

Je choisis mon type d'évaluation en fonction de la date de mon concours

	ECN avant 2015	ECN après 2016
QRF QRNF	+++	+ /- Pour comprendre ! Pour certains partiels !
QCM	-	+++

Vous voyez aux urgences M. Yassir OZE, 68 ans, pour fièvre évoluant depuis 4 jours.

Ce patient présente comme antécédents un AVP avec fractures multiples et polytransfusions en 1981, une allergie aux bêta-lactamines, une hypothyroïdie (maladie d'Hashimoto) bien équilibrée sous Levothyrox® 75mg, une insomnie pour laquelle il prend parfois ½ Stilnox®, un tabagisme à 30 paquet-années et une hospitalisation pour hémorragie digestive l'an passé. Il ne consomme que rarement de l'alcool et ne rapporte aucune toxicomanie. Il est sportif et est marié depuis 35 ans avec sa femme qui l'accompagne.

Vous retrouvez le courier d'un confrère hépatologue qui lui avait diagnostiqué une cirrhose l'an dernier. M. OZE n'est pas retourné aux consultations de contrôle et n'a pris aucun traitement. Il aurait eu une séance de ligature élastique de varices oesophagiennes à l'époque.

Il se plaint de douleurs abdominales intermittentes depuis une semaine. Il dit avoir pris 2kg en une semaine alors qu'il fait très attention à son alimentation (il pèse actuellement 64kg pour 1m74). La fièvre et ensuite apparue sans contage viral de son entourage.

La température est à 38,6°C, la TA à 79/57mmHg, fréquence cardiaque 110/min, Sp02 97%. A l'examen, vous le trouvez très somnolent, un peu désorienté mais il n'existe pas de signe de localisation. Vous constatez un abdomen tendu avec perte de la matité péri-hépatique à la percussion, ainsi que quelques angiomes stellaires en regard. Les bruits hydro-aériques sont perçus. L'abdomen est sensible mais il n'y a pas de défense. Le patient est polypnéique à 33/min. L'auscultation pulmonaire est claire.

La NFS montre les résultats suivants : 17.600 GB/ml, Hb 10,6g/dl, plaquettes 122.000/ml, ferritinémie 125ug/ml. Gazométrie: PaO2 92 mmHg, PaCO2 25 mmHg, pH 7,22, HCO3- 12mmol, CRP 304 mg/l, lactate 7,2 mmol/l, urée 11 mmol/l, créatinine 95 umol/l, TP 65%, ASAT = 2N / ALAT = 1,5N, bilirubine totale = 60 umol/l. Ionogramme sang: Na+ = 131 mmol/l / K+ = 4,7 mmol/l, Cl-= 91 mmol/l. Albuminémie 33 g/l. L'alcoolémie est négative. La radiographie thoracique et l'ECG sont normaux.

Dossier QCM
(Questions à choix multiples)

QCM 1 — Parmi les suivantes, quelles sont les étiologies de cirrhose à évoquer chez ce patient ?

A - Alcoolique
B - Virale
C - NASH
D - Hépatite auto-immune
E - Hémochromatose

QCM 2 — De quel(s) traitement(s) aurait-il du bénéficier après son hospitalisation il y a un an ?

A - Régime désodé
B - TIPS
C - Furosémide
D - Spironolactone
E - Bêta-bloquants

QCM 3 — Parmi les suivants, quels médicaments seraient responsables d'une augmentation isolée des gamma-GT ?

A - Ibuprofène
B - Anti-épileptiques
C - Rifampicine
D - Prednisone
E - Aucun, une cytolyse est systématiquement associée

Dossier QRF & QRNF
(Questions à réponses fermées et non fermées)

Question à réponse fermée (et non) 1 :
Quel est votre diagnostic pour l'épisode actuel ? Justifiez.

Question à réponse fermée (et non) 2 :
Quel est votre traitement symptomatique à court terme ?

Question à réponse fermée (et non) 3 :
Quel(s) traitement(s) antibiotique(s) pouvez-vous proposer chez ce patient ?

Question à réponse fermée (et non) 4 :
Comment définissez-vous sa somnolence ? Quel médicament a pu la favoriser ?

Question à réponse fermée (et non) 5 :
Les sérologies que vous avez prescrites retrouvent : Antigénémie p24 (-), Anticorps anti-VIH (-), IgM anti-VHC (-), IgG anti-VHC (+), Ag HBs (-), Ac anti-HBs (+), Ac anti-HBc (-), Ac anti-HBe (-).
Quelle est votre interprétation de ces sériologies et quel est alors votre diagnostic complet ?

QCM 4	Quels sont les signes clinico-biologiques de l'insuffisance hépato-cellulaire ?

A - Ascite
B - Ictère
C - Angiomes stellaires
D - Astérixis
E - Diminution du TP et du facteur V

QCM 5	Votre bilan sérologique retrouve: Anticorps (Ac) anti-HBc positifs, Antigène HBs positif, Ac anti-HBs négatifs, Ag HBe positif, ADNviral positif. Quelle est votre interprétation ?

A - Hépatite B chronique incative
B - Hépatite B chronique active mutant pré-C
C - Hépatite B chronique active forme sauvage
D - Profil vaccinal
E - Hépatite B guérie

QCM 6	Quels sont les effets indésirables de l'Interféron alpha ?

A - Syndrome dépressif
B - Syndrome grippal
C - Anémie hémolytique
D - Oncogène
E - Hyperthyroïdie

QCM 7	A combien évaluez-vous le score de CHILD-PUGH chez M. OZE, sachant que son ascite est contrôlée par votre traitement ?

A - 11
B - 10
C - 9
D - 8
E - 7

QCM 8	Parmi les toxiques suivants, lesquels déconseillez-vous fortement à votre patient ?

A - Paracétamol
B - Stilnox®
C - Alcool
D - Tabac
E - Amoxicilline

QCM 9	Votre patient est finalement inscrit sur une liste de transplantation hépatique. Quels examens font partie de votre bilan pré-greffe ?

A - Sérologies virales
B - Bilan hépatique complet
C - Typage HLA
D - ECBU
E - Cross-match

__Question à réponse fermée (et non) 6 :__
Vous décidez de traiter le patient pour son infection par l'hépatite C sachant qu'il s'agit d'un génotype 2. Quel est votre bilan pré-thérapeutique ?

__Question à réponse fermée (et non) 7 :__
Quel est votre traitement pour cette hépatite C (sans la surveillance ni les mesures associées) ?

__Question à réponse fermée (et non) 8 :__
Après l'instauration de votre traitement, vous retrouvez une anémie à 9,8g/dl. La dernière fibroscopie oesogastroduodénale est normale. Quelles sont les deux hypothèses étiologiques que vous évoquez en priorité ? Quel dosage va permettre de trancher ? (Ne pas justifier).

__Question à réponse fermée (et non) 9 :__
Quels seront les deux médicaments indispensables à introduire en prévention secondaire chez ce patient ?

QCM 10	**Quels traitements sont indiqués immédiatement après une transplantation hépatique ?**

A - BACTRIM® forte
B - Aciclovir
C - Fungizone
D - Ciclosporine
E - Corticoïdes

☑			Grille de correction QCM (Questions à choix multiples)
QCM 1	A -	F	• "A évoquer": il ne boit pas. Si on vous dit qu'il ne boit pas, ce n'est pas pour vous poignarder dans le dos ! C'est dans un bilan étiologique complet qu'on vous en voudra de ne pas rechercher une prise de toxiques ou médicamenteuse… • Terrain auto-immun car hashimoto = évoquer une hépatite auto-immune • NASH = très peu probable car sportif, alimentation saine, pas de syndrome métabolique • Hémochromatose = ferritine normale donc formellement éliminée
	B -	V	
	C -	F	
	D -	V	
	E -	F	
QCM 2	A -	V	• Spironolactone indiqué dans le traitement de l'ascite • Furosémide seulement si ascite réfractaire résistante à l'aldactone et aux ponctions • Bêta-bloquant en prévention primaire et secondaire de l'hypertension portale donc des varices oesophagiennes, à vie
	B -	F	
	C -	F	
	D -	V	
	E -	V	
QCM 3	A -	F	• Question un peu trop spécialisée. Retenir INDUCTEURS ENZYMATIQUES = AUGMENTATION DES GAMMA-GT
	B -	V	
	C -	V	
	D -	V	
	E -	F	
QCM 4	A -	F	• Parmis d'autres: ongles blancs, hypogonadisme, erythrose palmaire, foetor • Diminution du TP ET du facteur V = pas de doute possible • La cholestase n'est PAS systématique, tout comme la cytolyse • Attention ascite = résulte de l'hypertension portale
	B -	V	
	C -	V	
	D -	V	
	E -	V	
QCM 5	A -	F	• Ag HBe = forme sauvage = signifie une hépatite active (réplication) • La forme pré-C n'exprime jamais l'Ag HBe MAIS on peut retrouver des anticorps anti-HBe • Ac anti-HB**c** = **c**ontact avec le virus à un moment donné (guérie ou non)
	B -	F	
	C -	V	
	D -	F	
	E -	F	
QCM 6	A -	V	• Difficile et malheureusement à connaître
	B -	V	
	C -	F	
	D -	F	
	E -	V	
QCM 7	A -	F	• Un des nombreux scores à connaître • Savoir qu'un child-pugh s'évalue aussi en situation décompensée • $\geq$10 = stade C
	B -	V	
	C -	F	
	D -	F	
	E -	F	
QCM 8	A -	V	• Bah oui, le tabac n'apporte aucun avantage alors même si c'est pas le contexte on lui dit d'arrêter de fumer… • Tout le reste = métabolsime hépatique donc contre-indiqué
	B -	V	
	C -	V	
	D -	V	
	E -	V	
QCM 9	A -	V	• Bien classer les examens complémentaires en cas de graffe = Bilan infectieux avec sérologies, bilan immuno, bilan d'organe et bilan pré-opératoire
	B -	V	
	C -	V	
	D -	V	
	E -	V	
QCM 10	A -	V	• Tout est vrai de nouveau. • Ce sont les médicaments "classiques" chez tout transplanté et à connaître pour l'ECN. On ne vous demandera jamais de choisir entre tacrolimus et ciclosporine etc…
	B -	V	
	C -	V	
	D -	V	
	E -	V	

Chaque réponse est cotée 2 points
Total du dossier QCM sur 100

Grille de correction QRF & QRNF
(Questions à réponses fermées et non fermées)

QRF QRNF

1	Grille par question du dossier QRF & QRNF — Le sous-total de cette question est de ➡	19
	• Décompensation oedémato-ascitique de cirrhose	4
	○ Diagnostic de cirrhose	-
	○ Tympanisme hépatique	2
	○ Abdomen tendu	2
	○ Hyponatrémie de dilution	1
	• Avec infection du liquide d'ascite	6
	○ Fièvre	1
	○ Syndrome inflammatoire biologique	1
	• Compliquée d'un sepsis sévère	2

2	Grille par question du dossier QRF & QRNF — Le sous-total de cette question est de ➡	11
	• Hospitalisation en soins intensifs de gastrologie	1
	• Oxygénothérapie	1
	• Remplissage vasculaire urgent	3
	• Catécholamines IV si échec	-
	• Ponction évacuatrice d'ascite	3
	○ Examen direct, culture et antibiogramme	-
	• **ALBUMINE HUMAINE IV (PMZ)** 1,5mg/kg puis 1mg/kg	3
	• *Pas de zéro si oubli de la ponction évacuatrice*	-
	Commentaires : *Vous trouverez parfois des zéros sur des ponctions évacuatrices en cas de choc… Je trouve ça sévère, il faut remettre les choses dans leur contexte on corrige bien évidemment le choc hypovolémique avant mais on n'oublie pas que le patient ne pourra pas s'améliorer s'il reste en état d'hyperhydratation globale*	

3	Grille par question du dossier QRF & QRNF — Le sous-total de cette question est de ➡	12
	• Antibiothérapie urgente	2
	• Probabiliste	1
	• À large spectre	1
	• Secondairement adaptée à l'antibiogramme	1
	• Active sur les bacilles gram négatifs et notemment E. Coli	2
	• Ciprofloxacine	4
	• IV	1
	• Ou Ofloxacine	ou3
	• Per Os	1
	• **ZÉRO À LA QUESTION SI PRESCRIPTION DE BÊTA-LACTAMINE**	
	Commentaires : *Il s'agit souvent de translocations bactériennes. Attention résistances à l'Augmentin® désormais donc en 1ère intention C3G (céfotaxime IV) et sinon ofloxacine/ciprofloxacine*	

4	Grille par question du dossier QRF & QRNF — Le sous-total de cette question est de ➡	8
	• Encéphalopathie hépatique	4
	• Benzodiazépine / Stilnox®	4
	Commentaires : *L'encéphalopathie hépatique apparaît chez toute cirrhose décompensée (a minima: astérixis, …). Les psychotropes la favorisent fortement et sont contre-indiqués donc attention dans un dossier de sevrage OH, ils ne sont jamais la priorité thérapeutique*	

5	Grille par question du dossier QRF & QRNF — Le sous-total de cette question est de ➡	12
	• Hépatite C chronique	3
	• Profil vaccinal contre le VHB	2
	• Décompensation de cirrhose	1
	○ Secondaire à une hépatite C	2
	○ Post-transfusionnelle	4
	Commentaires : *Un peu difficile mais étiologie à ne pas méconnaître. VHC: transmission sexuelle rare, essentiellement intra-veineuse donc soit toxicomanie soit toute personne transfusée avant 1992 (loi d'hémovigilance concernant les transfusions). Ce n'est pas une situation si rare que ça. Attention lorsque l'on vous demande un diagnostic "complet": ne pas hésiter à mettre l'étiologie la plus probable !*	

6	*Grille par question du dossier QRF & QRNF* Le sous-total de cette question est de ➧	10
	• **TSHus (PMZ),** T3, T4l (bilan thyroïdien accepté) • NFS-plaquettes • Urée-créatininémie • ECG • Anticorps anti-nucléaires • Evaluation psychiatrique <u>Commentaires</u> : *connaître les effets indésirables et les contre-indications de l'interféron et de la ribavirine*	3 2 1 1 2 1
7	*Grille par question du dossier QRF & QRNF* Le sous-total de cette question est de ➧	9
	• Interféron-pégylé • Ribavirine • Pendant 6 mois (24 semaines)	4 4 1
8	*Grille par question du dossier QRF & QRNF* Le sous-total de cette question est de ➧	9
	• Anémie hémolytique auto-immune • Hypothyroïdie • Réticulocytes <u>Commentaires</u> : *Un peu de raisonnement. On recherche une anémie secondaire au traitement. Il faut donc connaître les effets indésirables de la ribavirine (AHAI) et de l'interféron (dysthyroïdie notemment chez ce patient à terrain auto-immun, 40% d'hyperthyroïdie et 60% d'hypothyroïdie). Le reste est une question bateau sur l'anémie (différencier une anémie périphérique d'une anémie centrale).*	4 3 2
9	*Grille par question du dossier QRF & QRNF* Le sous-total de cette question est de ➧	10
	• Bêta-bloquant / propanolol • Prévention de l'hypertenion portale • Norfloxacine • Prévention secondaire d'une infection • **ZÉRO SI PLUS DE 2 MÉDICAMENTS PRESCRITS** <u>Commentaires</u> : *Savoir trancher à la formulation "essentielle". Le spironolactone est prescrit à titre symptomatique en cas d'ascite seulement*	5 - 5 - 0

Total du dossier QRF & QRNF sur 100

Fiche CONSENSUS
Traitement antiviral d'une hépatite C virale (HAS, 2006)

- Indiqué si Hépatite C chronique avec transaminases élevées et signes d'activités (METAVIR ≥ A2 ou F2)
- **BITHERAPIE par INTERFERON PEGYLÉ (1 injection sous-cutanée/sem) + RIBAVIRINE (PO)**
  - 1 an si génotype 1 et 4 ou fibrose importante ou co-infection VIH
  - 6 mois si génotype 2 ou 3 et pas de fibrose importante et infection isolée
  - Objectif = Eradication VHC
- Surveillance:
  - Efficacité : signes d'IHC, **PCR ARN du VHC doit être (-) à 6 mois**
  - Tolérance : Syndrome dépressif, dysthyroïdie, cytopénies = NFS + TSH /3mois
- Transplantation si cirrhose stade Child Pugh C ou carcinome hépatocellulaire

De nouvelles molécules sont en train de voir le jour (biothérapie)

ITEMS TOMBES

Dossier QRF et QRNF			Intitulé de l'item (Programme avant l'ECN 2015)
Partie	Module	N°	
II	M&GS	228	**Cirrhose et complications**
I	11	177	**Prescription et surveillance des psychotropes**

Dossier QCM		Intitulé de l'item (Programme après l'ECN 2016)
UE	N°	
8	276	**Cirrhose et complications**
10	326	**Prescription et surveillance des psychotropes**

N° 26 — Après 2016 / Avant 2015

MON DOSSIER PASSERELLE

Je choisis mon type d'évaluation en fonction de la date de mon concours

	ECN avant 2015	ECN après 2016
QRF QRNF	+++	+/- Pour comprendre ! Pour certains partiels !
QCM	-	+++

M. Jean TREMBLENCORE, 73 ans, vous consulte pour tremblements anormaux.

Il s'agit d'un chirurgien à la retraite. Sa femme lui a fait plusieurs fois la réflexion qu'il tremblait des mains sans s'en rendre compte. Ce dernier signale qu'il n'est pourtant pas gêné pour réaliser sa 2ème passion après la chirurgie : les maquettes de bateaux en bois. Il sent par contre que certains de ses mouvements sont plus maladroits, plus lents, surtout lorsqu'il fait des courriers : il a l'impression d'écrire tout petit « en pattes de mouche ». Il a aussi l'impression depuis 1 an de marcher avec moins d'aisance, en traînant les pieds.

Il présente comme seuls antécédents une hypertension artérielle équilibrée par amlodipine (AMLOR 10mg), un adénome prostatique non traité. Il est en bon état général.

A l'examen physique, les réflexes ostéo-tendineux sont normaux et symétriques, le réflexe cutanéo-plantaire est en flexion. A la marche, vous constatez des petits pas avec un bras gauche qui reste collé au corps. Il existe une rigidité de l'hémicorps gauche cédant par à-coups lorsqu'on exerce une force opposée, présente à droite de façon plus réduite. L'examen cardio-vasculaire est normal, la TA est à 134/78mmHg. L'évaluation cognitive est parfaitement normale.

Dossier QCM
(Questions à choix multiples)

QCM 1 — Quels sont les traitements possibles d'un adénome prostatique symptomatique ?

A - Bêta-bloquants
B - Inhibiteurs de la 5-alpha réductase
C - Alpha-bloquants
D - Anticholinergique
E - Extraits de plante

QCM 2 — Vous diagnostiquez finalement une maladie de Parkinson idiopathique. Quels signes cliniques avez-vous du éliminer ?

A - Paralysie oculomotrice
B - Asymétrie de la roue dentée
C - Syndrome cérébelleux
D - Chutes précoces
E - Dysarthrie

QCM 3 — Quels sont les effets indésirables de la L-Dopa ?

A - Mouvements anormaux
B - Vomissements
C - Dystonie
D - Hypotension orthostatique
E - Signes Neuropsychiques

QCM 4 — Quelles sont les possibilités thérapeutiques quand les effets de la L-Dopa diminuent ou fluctuent ?

A - Fractionner les prises
B - Introduire une forme retard
C - Associer un agoniste dopaminergique
D - Associer un inhibiteur enzymatique
E - Proposer un traitement chirurgical d'emblée

Dossier QRF & QRNF
(Questions à réponses fermées et non fermées)

Question à réponse fermée (et non) 1 :
Quels sont les arguments sémiologiques en faveur d'un syndrome parkinsonien ?

Question à réponse fermée (et non) 2 :
Quel serait le meilleur argument clinique en faveur d'une maladie de parkinson idiopathique ?

Question à réponse fermée (et non) 3 :
Quels sont les autres diagnostics à évoquer devant ce tremblement parkinsonien et quels signes recherchez-vous ?

Question à réponse fermée (et non) 4 :
Votre diagnostic est confirmé. Quelles sont les 2 classes médicamenteuses possibles en 1ère intention ? Laquelle choisissez-vous et pourquoi ?

Question à réponse fermée (et non) 5 :
Quelques mois plus tard, le patient revient vous voir car il ne tolère pas très bien le traitement. Il vous explique qu'il a quotidiennement des nausées allant parfois jusqu'aux vomissements. Quel(s) médicament(s) pouvez-vous utiliser ?

Question à réponse fermée (et non) 6 :
Sa maladie évolue, vous augmentez les doses de L-Dopa. Vous le revoyez 1 mois plus tard en urgence. Il dit apercevoir ses parents morts à ses côtés dans la journée. Il sait qu'il n'est pas « fou » et n'explique pas leur présence. Il reste orienté. Quel est votre diagnostic ? Que faites-vous ?

QCM 5	Quelles molécules pouvez-vous utiliser en cas d'épisode dépressif en lien avec la maladie ?

A - IMAO-A
B - Neuroleptiques atypiques
C - Inhibiteur de recapture de la sérotonine
D - Antidépresseurs tricycliques
E - IMAO-B

QCM 6	Parmi les suivants, quels sont les signes neurologiques évoquant un effet "OFF" dans les fluctuations dopaminergiques ?

A - Mouvements anormaux
B - Freezing
C - Dysarthrie
D - Hypertonie
E - Akinésie de fin de dose

QCM 7	Sa maladie évolue sous traitement. Les chutes se font de plus en plus fréquentes. Lorsque vous le voyez, vous le trouvez agité, non orienté dans le temps et l'espace avec une somnolence marqué. Il se plaint également de céphalées. Sa femme vous dit qu'il est dans cet état depuis 10 jours. Quel sont vos diagnostics syndromiques et/ou étiologiques ?

A - Démence parkinsonienne
B - Effets « ON » du traitement
C - Hématome sous-dural aigu
D - Syndrome confusionnel
E - Bouffée délirante aigüe

QCM 8	Quels examens complémentaires vous semblent appropriés ?

A - IRM cérébrale
B - TDM cérébrale non injectée
C - Ionogramme
D - Glycémie
E - Bilan rénal

QCM 9	Il se met à vomir brutalement, en jet. Quel(s) médicament(s) allez-vous utiliser ?

A - Métoclopramide
B - Dompéridone
C - Mannitol
D - Furosémide
E - Odansétron

QCM 10	Vous vous intéressez à son traitement antihypertenseur. Quels sont les médicaments à prendre en compte dans les interactions avec l'amlodipine ?

A - Inhibiteurs de pompe à proton
B - Simvastatine
C - Bêta-bloquants
D - Alfusozine (XATRAL®)
E - Aucune interaction

Question à réponse fermée (et non) 7 :

L'épisode est passé. Il en a profité pour vous faire part de récents problèmes urinaires. Depuis quelques semaines, il se plaint d'une pollakiurie avec nycturie ainsi que d'impériosités. Au toucher rectal, vous retrouvez une prostate globalement augmentée de volume, lisse et non douloureuse, évaluée à la même taille que lors des derniers contrôles. Quelles propositions thérapeutiques pouvez-vous faire chez ce patient ?

Question à réponse fermée (et non) 8 :

Vous le perdez de vue pendant plusieurs années puis il revient en consultation avec sa femme. Elle vous explique que les chutes se font de plus en plus fréquentes, que ses mouvements sont devenus extrêmement lents. Parfois un de ses gros orteils se retrouve plié en flexion à son réveil, et cela lui fait très mal. Elle vous signale que son traitement hypotenseur ne lui semble plus adapté car il fait des malaises en position debout et que « lorsqu'elle lui prend la tension, il est parfois en dessous de 100mmHg de systolique ». Que vous évoque ce tableau sur l'évolution de sa maladie (justifiez) ? Comment pouvez-vous adapter son traitement ?

☑		QCM	Grille de correction QCM (Questions à choix multiples)
QCM 1	A -	F	• Les anticholinergiques sont théoriquements contre-indiqués en cas d'adénome de prostate (risque de rétention aigüe d'urine). Cependant, en cas de signes irritatifs majeurs et sous réserve d'un traitement bien mené de la composante obstructive de l'hypertrophie bénigne, on peut introduire avec prudence cette classe médicamenteuse
	B -	V	
	C -	V	
	D -	F	
	E -	V	
QCM 2	A -	V	• La maladie est au contraire souvent asymétrique au début, c'est un bon argument • A un stade évolué la rigidité induit une dysarthrie • Les autres signes sont ceux des autres syndromes parkinsoniens à éliminer systématiquement par l'examen clinique (*cf moyen mnémotechnique, QRNF 2*)
	B -	F	
	C -	V	
	D -	V	
	E -	F	
QCM 3	A -	V	• Vous commencez à les connaitre maintenant...! • Signes neuropsy = dépression surtout, délire, compulsion au jeu et hypersexualité
	B -	V	
	C -	V	
	D -	V	
	E -	V	
QCM 4	A -	V	• A connaître par coeur et comprendre pourquoi • Quand il y a une répétition des effets OFF = dose insuffisante = allonge la durée basale de la prise (forme LP, évite les dystonie de fin de dose) • Lorsqu'il y a des effets ON (mouvements anormaux) = saturation de la dose = fractionner les prises, ajouter un inhibiteur enzymatique
	B -	V	
	C -	V	
	D -	V	
	E -	V	
QCM 5	A -	F	• IMAO-A + L-DOPA: Potentialisation des effets pharmacologiques, et notamment tensionnels, par inhibition du métabolisme des catécholamines formées dans le secteur extra-cérébral, donc on évite • IMAO-B: augmentation du risque d'hypotension orthostatique, donc on évite • Neuroleptiques contre-indiqués (et pas antidépresseurs) = effets extra pyamidaux
	B -	F	
	C -	V	
	D -	V	
	E -	F	
QCM 6	A -	F	• Dysarthrie = évolution de la maldie • Mouvements anormaux = effets "ON"
	B -	V	
	C -	V	
	D -	F	
	E -	V	
QCM 7	A -	F	• Question facile • Le parkinson est très transversal avec d'autres questions notemment traumato-neuro-géria... et même uro !
	B -	F	
	C -	V	
	D -	V	
	E -	F	
QCM 8	A -	F	• Si on suspecte un hématome sous dural ou une contusion intra-cranienne quelle qu'elle soit, un scanner est plus indiqué qu'une IRM et s'obtient en urgence • Iono et glycémie = de principe devant le syndrome confusionnel • Bilan rénal = inutile car scanner non injecté (à discuter devant l'âge / le risque de déshydratation etc... mais ce n'est pas le contexte !!)
	B -	V	
	C -	V	
	D -	V	
	E -	F	
QCM 9	A -	F	• Sémiologie évocatrice d'une hypertension intra-cranienne : le mannitol est justifié (après confirmation scanner bien sûr...) • Métoclopramide = neuroleptique = zéro à la question
	B -	V	
	C -	V	
	D -	F	
	E -	F	
QCM 10	A -	F	• Les interactions ne doivent pas vous faire peur : le raisonnement est logique • Tous les antihyertenseurs "interagissent" entre eux (risque d'hypotension) • Tous les antihyertenseurs interagissent avec les alphabloquants urologiques (hypotension orthostatique) • Augmente le risque de rhabdomyolyse avec cette statine (difficile mais maintenant vous le savez)
	B -	V	
	C -	V	
	D -	V	
	E -	F	

Chaque réponse est cotée 2 points
Total du dossier QCM sur 100

QRF QRNF	Grille de correction QRF & QRNF (Questions à réponses fermées et non fermées)	
1	*Grille par question du dossier QRF & QRNF* — Le sous-total de cette question est de ➧	**15**
	• Tremblement de repos	3
	○ Diminué par la volonté	1
	• Akinésie	3
	○ Mouvements lents	1
	○ Micrographie	2
	• Hypertonie plastique	3
	○ Roue dentée / rigidité extra-pyramidale / troubles de la marche	2
	<u>Commentaires</u> : *La triade classique du Parkinson*	
2	*Grille par question du dossier QRF & QRNF* — Le sous-total de cette question est de ➧	**8**
	• Sensibilité à la L-Dopa	8
3	*Grille par question du dossier QRF & QRNF* — Le sous-total de cette question est de ➧	**11**
	• Démence à Corps de Lewy diffus	2
	○ Hallucinations	1
	• Atrophie multi-systématisée	2
	○ Syndrome cérébelleux	1
	• Paralysie supra-nucléaire progressive	2
	○ Paralysie oculomotrice	1
	• Dégénérescence cortico-basale	2
	○ Apraxie, myoclonies	-
	<u>Commentaires</u> : *Ces diagnostics sont cliniques. Si on les infirme, on retient la maladie de Parkinson idiopathique. Voici un moyen mnémotechnique pour ces autres syndromes parkinsoniens (diagnostics différentiels) =* ***LAPIDÉ*** ***L****éwy = troubles cognitifs, hallucinations* ***A****trophie multisystématisée = Syndrome cérébelleux, dysautonomie* ***P****aralysie supra-nucléaire progressive = chutes précoces, paralysie oculomotrice* ***I****atrogène = Neuroleptiques +++* ***Dé****générescence cortico-basale = Apraxie, myoclonies*	
4	*Grille par question du dossier QRF & QRNF* — Le sous-total de cette question est de ➧	**15**
	• Agoniste Dopaminergique	4
	• L-Dopa	4
	• Première intention: L-Dopa car	3
	• Sujet âgé	2
	• Rententissement fonctionnel de la maladie	2
	<u>Commentaires</u> : *Le rapport bénéfices/risques est en faveur de l'instauration d'un traitement*	
5	*Grille par question du dossier QRF & QRNF* — Le sous-total de cette question est de ➧	**5**
	• Dompéridone (Motilium®)	5
	• **ZÉRO A LA QUESTION SI MÉTOCLOPRAMIDE / AUTRE NEUROLEPTIQUE**	0
	<u>Commentaires</u> : Tous les neuroleptiques (sauf la clozapine LEPONEX®) sont déconseillés voire contre-indiqués dans le Parkinson	
6	*Grille par question du dossier QRF & QRNF* — Le sous-total de cette question est de ➧	**13**
	• Hallucinations visuelles	2
	• Dopa induites / Iatrogènes	3
	• Traitement ambulatoire	3
	• TDM cérébrale pour éliminer une autre cause	2
	• Diminuer la dose de fond de L-Dopa	2
	• Anxiolyse non médicamenteuse	1
	• Si délire sévère: hospitalisation et neuroleptique per os (LEPONEX®)	-
	• **ZÉRO A LA QUESTION SI BOUFFÉE DÉLIRANTE AIGÜE / ORIGINE PSYCHIATRIQUE**	
	<u>Commentaires</u> : *Les hallucinations visuelles sont extrêmement rares en psychiatrie. Si vous avez un délire avec hallucinations visuelles à l'ECN ou dans la vraie vie, il s'agit d'une origine purement neurologique (ou d'une simulation hystérique…). Il faut aussi se mouiller et ne pas hospitaliser un délire calme et bien critiqué… aucun facteur de gravité ici !*	

7	*Grille par question du dossier QRF & QRNF* Le sous-total de cette question est de ➨	**10**
	• Antispasmodique urinaire (Ditropan®, Céris®, Detrusitol®)	5
	• Hormone antidiurétique (Minirin®)	1
	• Boissons abondantes / lutte contre la constipation / règles hygiéno-diététiques	2
	• Optimisation du traitement anti-parkinsonien	2
	• **SI ALPHA-BLOQUANT / INHIBITEUR 5-ALPHA RÉDUCTASE = ZÉRO À LA QUESTION**	0
	<u>Commentaires</u> : *Il s'agit typiquement d'une vessie neurologique, on ne vous oriente pas du tout vers le syndrome obstructif de son hypertrophie bénigne prostatique. Il faut bien comprendre la physiopath ici avec l'hyperactivité détrusorienne: aider le col vésical pour la vidange n'y changerait rien.* *Le premier traitement est étiologique = équilibre de la dopathérapie*	
8	*Grille par question du dossier QRF & QRNF* Le sous-total de cette question est de ➨	**23**
	• Phase de déclin thérapeutique	4
	• Complications motrices dopa-induites	3
	o Fluctuations OFF / Augmentation de l'hypertonie	2
	o Dystonie de fin de dose	2
	• Dysautonomie / Hypotension orthostatique	3
	• Fractionner les prises	2
	• Utilisations de formes retard de dopa ("LP")	3
	• Associer un inhibiteur enzymatique (ICOM-T ou IMAO)	2
	• Associer un agoniste dopaminergique	1
	• Traitement de l'hypotension artérielle: Hydratation +/- Minirin®	1
	<u>Commentaires</u> : *le "gros orteil coincé" est classique de la dystonie de fin de dose. En fait, il signifie simplement que le niveau basal de dopamine n'est plus suffisant en fin de nuit. Il faut imaginer la concentration nécessaire en dopamine comme une courbe situé entre 2 niveau: en dessous du premier, le niveau est insuffisant, c'est la rigidité akinétique, parfois les concentrations fluctuent au dessus du 2ème palier avec des effets "on/off": mouvements anormaux,...*	

Total du dossier QRF & QRNF sur 100

Fiche SYNTHESE
Complications Dopa-induites

- ***<u>Agonistes dopaminergiques</u>***
  - Signes neuropsychiques surtout
  - Troubles du comportement
    - x Jeu pathologique
    - x Hypersexualité
    - x Achats compulsifs, hyperactivité
- ***<u>L-DOPA</u>***
  - Fluctuations d'efficacité: effets ON/OFF
  - Dyskinésie (surtout de milieu de dose)
  - Neuropsychiques: Dépression > hallucinations
  - Neurovégétatives: nausées/vomissements, hypotension orthostatique, troubles mictionnels et du transit

ITEMS TOMBES

Dossier QRF et QRNF			Intitulé de l'item
Partie	Module	N°	(Programme avant l'ECN 2015)
II	M&GS	261	Maladie de Parkinson
III	OD	345	Vomissements
II	M&GS	247	Hypertrophie Bénigne de Prostate

Dossier QCM		Intitulé de l'item
UE	N°	(Programme après l'ECN 2016)
4	104	Maladie de Parkinson
10	319	La décision thérapeutique personnalisée : bon usage des situations à risque
5	123	Hypertrophie Bénigne de la prostate

N° 27

Après 2016

Avant 2015

MON DOSSIER PASSERELLE

Je choisis mon type d'évaluation en fonction de la date de mon concours

	ECN avant 2015	ECN après 2016
QRF QRNF	+++	+ /- Pour comprendre ! Pour certains partiels !
QCM	-	+++

M. Jacques DANIEL est admis dans votre service de soins intensifs de gastrologie pour une Pancréatite aigüe Balthazar E.

Il s'agit d'un homme de 57 ans qui présente dans ses antécédents une obésité de grade I, des lombalgies chroniques invalidantes traitées par DAFALGAN CODEINE® (500mg de paracétamol + 30mg de codéine) à la demande, un alcoolisme chronique évalué à 1 bouteille de whysky + 1 bouteille de vin / jour, un tabagisme actif, une cholecystectomie il y a 6 mois, une dyslipidémie traitée par statine et une hypertension artérielle traitée par Losartan. Il signale une allergie aux sulfamides. Il vous dit qu'il ne travaille plus depuis peu et qu'il n'a pas de famille dans les environs.

Il vous explique qu'il a l'habitude d'avoir « mal au ventre » et que ça fait maintenant quelques mois que ça dure, surtout pendant les repas. Cette fois ci la douleur a été intense, épigastrique et transfixiante, sans position antalgique, associée à des nausées et des vomissements importants.

Les constantes vitales sont correctes en dehors d'une tachycardie et d'une hypertension en rapport avec la douleur. L'ECG réalisé est normal. Un bilan biologique aux urgences a retrouvé une lipasémie à 6x la normale, une hémoconcentration avec Hb 16g/dl et hématocrite 57%, une CRP à 123 mg/l, PNN 18 000/mL, Na+ 133 mmol/l, K+ 3,6mmol /l, urée 6 créatinine 96umol/l, ASAT et ALAT 1,5N, LDH 2N, glycémie 2,7g/l et alcoolémie à 1,16g/l. Il pèse 57kg. La TDM est en faveur d'une pancréatite aigüe sévère.

Dossier QCM
(Questions à choix multiples)

QCM 1 — Quelles sont les effets indésirables possibles liés à la prise de DAFALGAN CODEINE® ?

A - Sédation
B - Troubles mictionnels
C - Tachypnée
D - Convulsions
E - Dépendance

QCM 2 — Quel est le score de RANSON de cette pancréatite aigüe à l'admission du patient ?

A - 1
B - 2
C - 3
D - 4
E - 5

QCM 3 — Parmi les suivants, quels sont les 2 médicaments ayant une toxicité pancéatique ?

A - Amoxicilline
B - Codéine
C - Paracétamol
D - Losartan
E - Bisoprolol

Dossier QRF & QRNF
(Questions à réponses fermées et non fermées)

Question à réponse fermée (et non) 1 :
Quelles sont les causes possibles de sa pancréatite aigüe (sans justifier) ?

Question à réponse fermée (et non) 2 :
Quelles sont vos prescriptions médicamenteuses, sans les justifier ?

Question à réponse fermée (et non) 3 :
L'épisode aigu est passé. Il sort avec la même ordonnance que vous avez prescrite pendant la durée d'hospitalisation. Vous l'envoyez en centre de convalescence pour le remettre d'aplomb. La-bas, il se plaint de tremblements, de céphalées, de nausées, se trouve nerveux et agité. Quel est votre diagnostic syndromique et quels sont les 3 toxiques que vous incriminez ?

Question à réponse fermée (et non) 4 :
Vous le revoyez en consultation de contrôle quelques semaines plus tard. Il vous reparle des douleurs abdominales, transfixiantes qui l'accompagnent désormais lors de tous ses repas à tel point qu'il mange moins et a perdu du poids. Quelles sont les 2 étiologies de ces douleurs à évoquer en prorité chez M. DANIEL (ne pas justifier) ?

QCM 4	Quels sont les complications possibles tardives d'une pancréatite aigüe ?

A - Pseudokyste nécrotique
B - Pseudokyste rétentionnel
C - Hémorragie digestive
D - Diabète
E - Dénutrition

QCM 5	Vous diagnostiquez finalement une pancréatite chronique chez M. DANIEL. Vous organisez un suivi régulier. Vous finissez par dépister une insuffisance pancréatique endocrine que vous traitez par antidiabétique oraux. Lesquels pouvez-vous lui proposer ?

A - Metformine
B - Sulfamides
C - Glinides
D - Glitazones
E - Incrétines

QCM 6	Les années passent et son diabète ne s'équilibre pas bien. L'HbA1c est chiffrée à 11,7%. Un bilan ophtalmologique retrouve une rétinopathie diabétique non proliférante sévère aux deux yeux. Un confrère endocrinologue souhaite rapidement l'équilibrer par insulinothérapie. Quels sont les risques liés à ce traitement ?

A - Hypoglycémies
B - Décompensation de la rétinopathie diabétique
C - Réaction au site d'injection
D - Tachycardie
E - Neuropathie périphérique douloureuse

QCM 7	Les nausées sont toujours ressenties au quotidien. Vous lui prescrivez des anti-émétiques. Votre externe vous demande s'il existe des contre-indications aux antiémétiques. Parmi les couples "antiémétique ⇔ contre-indication associée", lesquels sont exacts ?

A - Métoclopramide ⇔ Association à un morphinique
B - Métoclopramide ⇔ Hémorragie digestive
C - Domperidone ⇔ Hypertrophie bénigne prostatique
D - Domperidone ⇔ Tumeur hypophysaire à Prolactine
E - Zophren® ⇔ Antécédent de syndrome occlusif

QCM 8	Finalement votre patient reste très dénutri du fait de sa maladie. Vous mesurez un TP à 57% avec un facteur V normal. Quels mécanismes ont contribué à la baisse du TP ?

A - Insuffisance pancréatique exocrine
B - Insuffisance hépatocellulaire
C - Traitement par paracétamol
D - Malabsorption
E - Traitement par antivitamine K

Question à réponse fermée (et non) 5 :
Vous concluez à une origine pancréatique de ces douleurs et vous imputez l'alcool. Malgré vos bons conseils, le sevrage en alcool s'avère difficile. Comment organisez-vous ce sevrage ?

Question à réponse fermée (et non) 6 :
Dans son suivi, il se plaint de selles liquides et graisseuses devenues fréquentes. Donnez le traitement étiologique et citez au moins 2 exemples de molécule pour le traitement symptomatique de cette diarrhée.

Question à réponse fermée (et non) 7 :
Après quelques années de suivi, il perd rapidement du poids (-12kg en 2 mois). Les vomissements sont devenus pluriquotidiens. Le bilan biologique montre une albuminémie à 32g/L, une transthyrétine diminuée en dessous de la norme. Comment qualifiez-vous le patient sur le plan nutritionnel ? Justifiez.

Question à réponse fermée (et non) 8 :
Un bilan complet ne retrouve pas de cause néoplasique à cet amaigrissement. Vous décidez de l'hospitaliser. Détaillez votre prise en charge nutritionnelle : objectif, posologie, mode d'administration.

QCM 9	**Vous souhaitez lui proposer une prise en charge nutritionnelle. Quelles sont les complications d'un traitement par nutrition entérale ?**

A - Infection de cathéter
B - Œdème aigu pulmonaire cardiogénique
C - Hyperglycémie
D - Refeeding syndrome
E - Pneumopathie d'inhalation

QCM 10	**Quelles sont les complications d'un traitement par nutrition parentérale ?**

A - Infection de cathéter
B - Œdème aigu pulmonaire cardiogénique
C - Hyperglycémie
D - Refeeding syndrome
E - Pneumopathie d'inhalation

☑		QCM	Grille de correction QCM (Questions à choix multiples)
QCM 1	A -	V	• Ne pas sous-estimer le risque de dépendance • Les troubles mictionnels sont fréquents même chez le sujet jeune
	B -	V	
	C -	F	
	D -	F	
	E -	V	
QCM 2	A -	F	• Question de cours, score GALLA(admission)-BOUCHE(à 48h) à connaître • Le Ranson est d'emblée $\geq$3 donc il s'agit d'une pancréatite aigüe grave
	B -	F	
	C -	F	
	D -	V	
	E -	F	
QCM 3	A -	F	• Pour ce QCM, on raisonne par élimination: paracétamol non connu pour être pourvoyeur de pancréatite mais plutôt de cytolyse, etc... • Savoir que la codéïne induit des spasmes du sphincter d'Oddi • Ne pas connaître la liste exhaustive, pour plus d'infos www.pancreatox.org
	B -	V	
	C -	F	
	D -	V	
	E -	F	
QCM 4	A -	F	• Petit piège, les pseudokystes nécrotiques sont liés aux coulées de nécrose donc à la phase aigüe et peuvent induire leurs complications propres (compression VBP, compression duodénale...) • Dénutrition multifactorielle: Vomissements, malabsorption, diminution des apports, hypermétabolisme....
	B -	V	
	C -	V	
	D -	V	
	E -	V	
QCM 5	A -	V	• Patient allergique aux sulfamides... • Glitazones retirés du marché • Le reste peut se prescrire car la fonction rénale est a priori bonne
	B -	F	
	C -	V	
	D -	F	
	E -	V	
QCM 6	A -	V	• !! ATTENTION: une équilibration trop rapide de la glycémie transforme une rétinopathie diabétique non proliférante en proliférante voire compliquée (l'insuline peut faire passer l'HbA1c de 12 à 6% en 3 mois) donc l'équilibration doit être PROGRESSIVE • De même une équilibration trop rapide donne des neuropathie douloureuse qui régressent spontanément • Les deux autre contre-indications sont classiques
	B -	V	
	C -	V	
	D -	F	
	E -	V	
QCM 7	A -	F	• Voici les quelques contre indications à retenir des antiémétiques les plus prescrits • 2 principales à retenir pour l'ECN concernant le métoclopramide (PRIMPERAN®): Maladie de parkinson (dyskinésies) et toute situation où la stimulation de la motricité digestive présente un risque (hémorragie, perforation) • Le domperidone est bien toléré (*Attention une demande de retrait du marché a été récemment engagé en 2014 car il induirait des troubles du rythme: affaire à suivre*) • Le Zophren® est bien toléré. Attention même si peu de contre indications, il n'est valable qu'en prévention des vomissements chimio-induits (seule AMM) et il peut augmenter le QT
	B -	V	
	C -	F	
	D -	V	
	E -	F	
QCM 8	A -	V	• Il n' y a pas d'insuffisance hépatique car le facteur 5 est normal • Le paracétamol donne des cytolyses • Ce tableau peut être expliqué par un défaut de synthèse des facteurs vitamine-K dépendant (2, 7, 9 et 10, ***mémo "19h27"***). Donc s'il y a une insuffisance pancréatique exocrine, il y a malabsorption des vitamines liposolubles (ADEK) donc hypovitaminose K donc défaut des facteurs sus-cités avec diminution du TP • Un traitement par AVK abaisse le TP mais il n'en prend pas !
	B -	F	
	C -	F	
	D -	V	
	E -	F	
QCM 9	A -	F	• Risque d'inhalation permanent donc bien marquer le niveau de chaque sonde nasogastrique posée • Peu de risque d'hyperglycémie • Refeeding syndrome: troubles ioniques graves induits par une renutrition trop rapide
	B -	F	
	C -	F	
	D -	V	
	E -	V	
QCM 10	A -	V	• Nutrition parentérale: en intraveineux, à l'aide d'un catéther. Bonne indication en cas de pathologie du tube digestif (malabsorption, grêle court) où la nutrition entérale • !! INFECTION FREQUENTE +++ = hémocultures d'emblée si fièvre
	B -	V	
	C -	V	

	D -	V	• Risque d'OAP par hypervolémie • Risque d'occlusion
	E -	F	• Hyperglycémie et refeeding syndrome plus fréquents qu'avec la nutrition parentéral

Chaque réponse est cotée 2 points
Total du dossier QCM sur 100

Grille de correction QRF & QRNF
(Questions à réponses fermées et non fermées)

1	*Grille par question du dossier QRF & QRNF* — Le sous-total de cette question est de ➡	**13**
	• Alcoolique • Biliaire • **MEDICAMENTEUSE (PMZ)** • Tumorale <u>Commentaires</u> : *Une lithiase biliaire est toujours possible même après cholecystectomie… Même si le but de la chirurgie est d'éviter les récidives (prévention secondaire), certains patients peuvent garder un ou plusiqueurs calculs cachés dans la voie biliaire principale.* *Ne pas oublier l'imputabilité des médicaments notemment les dérivés codéinés qui peuvent être pancréatotoxiques et provoquer des spasmes du sphincter d'Oddi*	6 3 2 2
2	*Grille par question du dossier QRF & QRNF* — Le sous-total de cette question est de ➡	**15**
	• **ARRÊT DE LA CODÉINE (PMZ)** • Hyperhydratation IV / 3L de NaCl 0,9% IV • Métoclopramide IV ou dompéridone • Oméprazole 40mg IV • Paracétamol 1g IV • Sonde nasojéjunéale pour nutrition entérale • Morphine si douleurs réistantes / EVA > 6 • Vitamines B1 B6 PP • Benzodiazépine • **ZERO A LA QUESTION SI PRESCRIPTION PAR VOIE ORALE** • Surveillance <u>Commentaires</u> : *Le traitement est purement symptomatique. L'hyperhydratation a prouvé son efficacité. Le tube digestif doit être mis au repos. La fonction hépatique est bonne donc pas de souci avec le paracétamol, la morphine s'envisage en cas de douleur très intense (c'est quasiment toujours le cas pour les pancréatites aigües)*	0 4 3 1 2 1 - 2 1 0 1
3	*Grille par question du dossier QRF & QRNF* — Le sous-total de cette question est de ➡	**12**
	• Syndrome de sevrage • Alcool • Benzodiazépines • Codéïne	4 3 3 3
4	*Grille par question du dossier QRF & QRNF* — Le sous-total de cette question est de ➡	**12**
	• Pancréatite chronique calcifiante • Angor mésentérique <u>Commentaires</u> : *Les deux diagnostics à évoquer en priorité devant des douleurs abdos perprandiales, surtout chez un homme obèse aux facteurs de risques cardiovasculaires*	6 6
5	*Grille par question du dossier QRF & QRNF* — Le sous-total de cette question est de ➡	**13**

• En **ambulatoire** (centre de cure ambulatoire en alcoologie) ou **milieu hospitalier** • Evaluation de la consommation • Evaluation de la dépendance • Entretien motivationnel • Sevrage **total** et définitif • Hydratation et vitaminothérapie • Benzodiazépine • Traitement médicamenteux: acamprosate (Aotal®) après sevrage • Psychothérapie cognitivo-comportementales • Thérapie de groupe • Associations de patients Commentaires : *Faites vous un tiroir bien organisé pour les questions de sevrage (tabac, OH etc), ça fait gagner un temps fou*	2 1 1 1 1 1 - 2 1 2 1
6 *Grille par question du dossier QRF & QRNF* Le sous-total de cette question est de ➧	**11**
• Extraits d'enzymes pancréatiques (CREON®) • Ralentisseur de transit / Lopéramide (Imodium®) • Adsorbant intestinal / Disomectite / Smecta® Commentaires : *Stéatorrhée chez alcoolique: probable pancréatique chronique avec malabosrption donc substituer en enzymes*	5 3 3
7 *Grille par question du dossier QRF & QRNF* Le sous-total de cette question est de ➧	**10**
• Dénutrition • Sévère • Perte >10% du poids en moins d'un mois • Albumine et préalbumine diminués • Diminution des apports	3 3 2 1 1
8 *Grille par question du dossier QRF & QRNF* Le sous-total de cette question est de ➧	**14**
• Hospitalisation • Unité nutritionelle • Nutrition artificielle entérale • Progressive • Posologie: 25 à 35 kcal/kg/24h • Objectif: **Poids de forme** • Si échec nutrition parentérale Commentaires : *On commence toujours du moins agressif (nutrition orale dès que possible) au plus agressif mais il y a des indications précises en cas de dénutrtion sévère ou de malabsorption (TD pathologique par ex dans les chir carcinologiques = nutrtion parentérale). L'objectif de renutrition et les définitions sont les grandes ligne sà connaître absolument pour l'ECN*	3 1 2 2 2 3 1

Total du dossier QRF & QRNF sur 100

ITEMS TOMBES			
Dossier QRF et QRNF			**Intitulé de l'item (Programme avant l'ECN 2015)**
Partie	**Module**	**N°**	
II	M&GS	268	Pancréatite aiguë
II	M&GS	269	Pancréatite chronique
I	7	110	Besoins nutritionnels et apports alimentaires de l'adulte. Évaluation de l'état nutritionnel. Dénutrition
Dossier			**Intitulé de l'item (Programme après l'ECN 2016)**
UE	**N°**		
11	353		Pancréatite aiguë
8	248		Dénutrition chez l'adulte

N° 28 — Après 2016 / Avant 2015 — ECN

MON DOSSIER PASSERELLE

Je choisis mon type d'évaluation en fonction de la date de mon concours

	ECN avant 2015	ECN après 2016
QRF QRNF	+++	+ /- Pour comprendre ! Pour certains partiels !
QCM	-	+++

Un homme de 75 ans consulte aux urgences pour douleur lombaire aigüe droite.

Dans ses antécédents, on retrouve une ACFA traitée par Digoxine et Coumadine (SIMTRON®), une cholecystectomie, une colique néphrétique il y a 6 mois, une HTA équilibrée par hydrochlorothiazide, une sècheresse cutanée supplémentée par de la vitamine A. Il est alité pour une fracture vertébrale secondaire à une chute de sa hauteur il y a 2 semaines (le médecin traitant l'a alors supplémenté en vitamine D et Calcium).

La douleur évolue depuis quelques jours de façon insidieuse et est devenue insupportable depuis la veille. Elle irradie vers les organes génitaux et est latéralisée à droite. Le patient ne trouve pas de position antalgique et se dit très gêné par son dos qui le fait atrocement souffrir. L'EVA est évaluée à 8. Il est très fatigué depuis 6 mois et encore plus depuis sa chute où il se sent essoufflé.

L'exament clinique ne montre rien de particulier.

Les constantes montrent une TA à 103/66mmHg, une fréquence respiratoire à 16/min, une Sp02 à 95%, une fréquence cardiaque irrégulière à environ 100/min. La diurèse est conservée. Le poids est à 56kg (contre 60kg il y a 1 mois).

Devant le terrain et l'altération de l'état général, il est hospitalisé en service de médecine.

Les examens biologiques retrouvent une anémie à 9g/dL, 180 000 plaquettes/l, 4500 GB/l, créatininémie à 376umol/L, urée = 12mmol/l, Protidémie = 94g/l, Na+ 143mmol/l, K+ 4,3mmol/l, HCO3- 29mmol/l, transaminases normales, VS à 106mm. L'INR est à 5,2. La bandelette urinaire est négative et ne retrouve qu'une hématurie à une croix sans protéinurie. L'électrophorèse des protéines plasmatiques montre une hypogammaglobulinémie avec un pic en bêta.

L'abdomen sans préparation montre une opacité pyélocalicielle droite, avec une fracture de T9. La radiographie du rachis confirme l'atteinte du mur postérieur de T9 (vertèbre borgne) et montre des lacunes osseuses sus et sous-jacentes à l'emporte-pièces, sans signes de compression médullaire.

L'échographie rénale retrouve des reins de petite taille avec un calcul de l'uretère proximal hyperéchogène et une dilatation de la cavité pyélocalicielle à droite. Les voies excrétices sont normales à gauche.

Dossier QCM
(Questions à choix multiples)

QCM 1 — Le bialn bilogique retrouve en outre une hypercalcémie. Quels sont les étiologies possibles de l'hypercalcémie chez cet homme ?

A - Métastase ostéolytiques
B - Syndrome paranéoplasique
C - Thiazidique
D - Digoxine
E - Myélome

QCM 2 — Après réhydratation abondante et bien menée, et malgré du furosémide intraveineux, la calcémie corrigée est mesurée à 3,06mmol/l. Le patient dit ressentir plus de palpitations que d'habitude. Que faites-vous ?

A - Hospitalisation en réanimation
B - Augmentation de la posologie de digoxine
C - Epuration extrarénale
D - Chélateur du calcium
E - Antidote PPSB

Dossier QRF & QRNF
(Questions à réponses fermées et non fermées)

Question à réponse fermée (et non) 1 :
Quel traitement symptomatique initiez-vous aux urgences ?

Question à réponse fermée (et non) 2 :
La suite du bilan retrouve une calcémie = 3,4mmol/l. Quel est alors votre traitement urgent ?

Question à réponse fermée (et non) 3 :
Quels médicaments ont pu favoriser cette anomalie biologique ?

Question à réponse fermée (et non) 4 :
Interprétez la fonction rénale.

Question à réponse fermée (et non) 5 :
Les anomalies de l'electrophorèses des protéines mènent au diagnostic de myélome à chaînes légères.

QCM 3	**La calcémie se normalise après traitement. Vous suspectez en maladie de fond un myélome multiple. Sur quels arguments ?**

A - Fracture vertébrale pathologique
B - Gammapathie monoclonale
C - Age
D - Hypercalcémie
E - Insuffisance rénale aigüe organique

QCM 4	**Quel est votre bilan diagnostic ?**

A - Radiographies du squelette
B - Protéinurie des 24h et electrophorèse des protéines urinaires
C - Immunofixation des protéines sanguines
D - Myélogramme
E - IRM médullaire

QCM 5	**Quels médicaments jugez-vous nécessaires d'arrêter chez ce patient ?**

A - AVK
B - Digoxine
C - Hydrochlorothiazide
D - Vitamines A et D
E - Supplémentation calcique

QCM 6	**Quels médicaments jugez-vous nécessaires d'introduire rapidement chez ce patient ?**

A - Bisphosphonates
B - Polychimiothérapie
C - Erythropoïétine
D - Inihibiteur de l'enzyme de conversion
E - Diclofénac

QCM 7	**Que faites-vous en regard de son INR ?**

A - Arrêt des AVK
B - Simple saut de prise
C - 1 à 2 mg de Vitamine K per os
D - Contrôle de l'INR à 4h
E - Contrôle de l'INR le lendemain

QCM 8	**Le diagnostic de myélome est finalement confirmé. Quels sont les facteurs favorisant la tubulopathie myélomateuse chez ce patient ?**

A - Déshydratation
B - Hypercalcémie
C - Injection de produit de contraste au Gadolinium
D - Infection
E - Prise d'AVK

Quels médicaments peuvent favoriser une insuffisance rénale dans le myélome et par quel mécanisme (un seul) ?

Question à réponse fermée (et non) 6 :
Concernant son INR, que-faites vous ?

Question à réponse fermée (et non) 7 :
Vous débutez un traitement de fond par corticothérapie (déxamethasone), Vincristine et Adriamycine (protocole VAD). Quels sont les effets indésirables propres de ces deux chimiothérapies ?

Question à réponse fermée (et non) 8 :
Une ponction-biopsie rénale est réalisée devant un tableau d'insuffisance rénale chronique. Le diagnostic d'Amylose AL est porté.
Discutez l'introduction d'un IEC et d'une supplémentation en vitamine D chez ce patient.

QCM 9	**Si le patient avait présenté une gammathie monoclonale à 24g/l, avec une plasmocytose médullaire >10% sans aucune complication clinique ou biologique par ailleurs, qu'auriez-vous pu affirmer avec certitude ?**

A - Il s'agit d'une MGUS
B - Il s'agit d'un myélome indolent
C - Il s'agit d'une Myélome à chaînes légères
D - Il s'agit d'une Myélome à chaînes lourdes
E - Il s'agit d'une Myélome non sécrétant

QCM 10	**Le cardiologue souhaite lui remplacer ses AVK par du Rivaroxaban (XARELTO®). Quels sont les propositions vraies concernant ce relais anticoagulant ?**

A - Commencer le Xarelto à J0 puis diminuer progressivement la posologie des AVK
B - Arrêt des AVK d'emblée
C - Prescription du Dabigatran dès que INR<2
D - Coprescription permanente des AVK dans la FA, à doses plus faibles
E - Médicament contre-indiqué

☑			QCM	Grille de correction QCM (Questions à choix multiples)
QCM 1	A -	V		• Question classique • Toujours évoquer une cause médicamenteuse
	B -	V		
	C -	V		
	D -	F		
	E -	V		
QCM 2	A -	V		• Indication formalle à l'épuration extrarénale • Toujours en réanimation • Les palpitations peuvent être le début d'un trouble du rythme grave, attention à la digoxine et à l'hypokaliémie favorisée par le furosémide (triade de la mort)
	B -	F		
	C -	V		
	D -	F		
	E -	F		
QCM 3	A -	V		• Tout est vrai
	B -	V		
	C -	V		
	D -	V		
	E -	V		
QCM 4	A -	V		• A connaître, c'est le bilan principal diagnostic. L'immunofixation sert à déterminer à quel type d'immunoglobuline on a affaire
	B -	V		
	C -	V		
	D -	V		
	E -	V		
QCM 5	A -	F		• AVK toujours indiqués et ce d'autant plus qu'il est en ACFA. C'est l'embolie pulmonaire assurée si on les arrête d'un coup
	B -	V		
	C -	V		
	D -	V		
	E -	V		
QCM 6	A -	V		• Bisphosphonates indispensables dès que lésions osseuses ou hypercalcémie. Surveiller la créat +++++ • EPO car anémie • AINS strictement contre-indiqués, les plus néphrotoxiques • IEC aggravent la tubulopathie myélomateuse (fait précipiter les chaînes légères)
	B -	V		
	C -	V		
	D -	F		
	E -	F		
QCM 7	A -	F		• Cf consensus sur surdosage asymptomatique en AVK
	B -	V		
	C -	F		
	D -	F		
	E -	V		
QCM 8	A -	V		• Facteurs favorisants la tubulopathie myélomateuse: ***DICT*** o **D**éshydratation o **I**nfection o hyper**C**alcémie o **T**oxiques= Néphrotoxiques, AINS-IEC-ARA2 et pdc iodé
	B -	V		
	C -	F		
	D -	V		
	E -	V		
QCM 9	A -	F		• Myélome = plasmocytes médullaires > 10% • MGUS = pas de plasmocytose et composant IgG < 30g/L • Myélome indolent= Pas de critère CRAB (cf fiche) • Myélome symptomatique = critère CRAB(+) et/ou complication
	B -	V		
	C -	F		
	D -	F		
	E -	F		
QCM 10	A -	F		• Pour faire un relais AVK → NACO, on prescrit le NACO dès que l'INR est <2 après arrêt des AVK (attention au risque hémorragique)
	B -	V		
	C -	V		
	D -	F		
	E -	F		

Chaque réponse est cotée 2 points
Total du dossier QCM sur 100

	QRF QRNF	**Grille de correction QRF & QRNF** (Questions à réponses fermées et non fermées)	
1	*Grille par question du dossier QRF & QRNF*	Le sous-total de cette question est de ➨	**11**

- Urgence antalgique — 2
- **ZÉRO SI PRESCRIPTION D'AINS** — 0
- Titration morphinique d'emblée — 3
  - **0,05mg/kg/4h** car sujet âgé insuffisant rénal — 2
- Paracétamol IV 1g — 2
- Apports hydriques adaptés à la soif et à la diurèse — 2
- Arrêt du diurétique — -

Commentaires : *AINS contre-indiqués car IR donc morphine d'emblée à ½ dose. Chez le sujet âgé la posologie du paracétamol est de 1g aussi mais la poso max par 24h est de 3g (donc 1g/8h!). La seule urgence d'une colique néphrétique non compliquée est antalgique (ici l'insuffisance rénale n'est probablement pas d'origine obstructive devant le caractère unilatéral à l'écho et la diurèse conservée)*

2	*Grille par question du dossier QRF & QRNF*	Le sous-total de cette question est de ➨	**14**

- **ARRÊT DU THIAZIDIQUE (PMZ)** *report Q1 → pas de zéro si arrêté à la question précédente* — -
- **ARRÊT DU DIGITALIQUE (PMZ)** — -
- Arrêt de la vitamine A — 2
- Arrêt de la supplémentation vitamino-calcique — 2
- Hyperhydratation massive IV par 3 à 6L de NaCl 0,9% — 4
- Si insuffisant: furosémide IV après réhydratation, supplémenter en potassium — 1
- Bisphosphonates IV — 3
- Corticothérapie — 2

Commentaires : *L'insuffisance rénale n'est plus une contre-indication aux bisphosphonates devant l'urgence que représente l'hypercalcémie, de plus la fonction rénale qui a une part fonctionnelle sur la déshydratation doit se normaliser rapidement. Les plus courageux auront prescris une corticothérapie pour montrer qu'ils ont compris qu'il n'y avait aucune contre-indication et qu'on suspectait un myélome*

3	*Grille par question du dossier QRF & QRNF*	Le sous-total de cette question est de ➨	**12**

- Diurétique thiazidique — 4
- Vitamine D — 3
- Calcium — 3
- Vitamine A — 2

4	*Grille par question du dossier QRF & QRNF*	Le sous-total de cette question est de ➨	**17**

- Insuffisance rénale — 3
- Aigüe — 2
- Sur chronique — 1
- Organique — 3
- Car urée/créat < 50 — 2
- Non obstructive — 1
- Probable nécrose tubulaire aigüe — 3
- Car absence de protéinurie — 2

Commentaires : *chronique car créat anciennement élevée et rein de petites taille. L'hématurie est satellite de son calcul mais ne signe pas une néphrite tubulointerstitielle aigüe...*

5	*Grille par question du dossier QRF & QRNF*	Le sous-total de cette question est de ➨	**22**

	• Précipitation des chaînes légères dans les tubules	2
	• Induisant une nécrose tubulaire aigüe ("Tubulopathie myélomateuse")	1
	• Favorisée par:	
	o Déshydratation	-
	• Diurétiques	3
	o Infection	-
	• Médicaments immunosuppresseurs	1
	o Hypercalcémie	-
	• Calcium	1
	• Vitamine D	1
	• Thiazidiques	2
	o Toxicité directe	-
	• AINS	3
	• IEC et ARA 2	3
	• **PRODUIT DE CONTRASTE IODÉ (PMZ)**	5
	• Autres néphrotoxiques	-
6	*Grille par question du dossier QRF & QRNF* — Le sous-total de cette question est de ➡	**8**
	• Sauter une prise de coumadine	4
	• INR le lendemain	3
	• Car surdosage asymptomatique entre 4 et 6	1
	• *Pas de points si supplémentation en vitamine K ou PPSB*	
	<u>Commentaires</u> : *On n'a pas oublié l'INR: toujours lire toutes les questions pour éviter de perdre du temps à mettre la prise en charge de ce surdosage asymptomatique aux questions précédentes… C'est bien d'être prudent mais il y a très peu de chances pour que ce soit côté plusieurs fois !*	
7	*Grille par question du dossier QRF & QRNF* — Le sous-total de cette question est de ➡	**8**
	• Vincristine: **Neuropathie périphérique**	4
	• Adriamycine: **toxicité cardiaque cumulée**	4
	<u>Commentaires</u> : *Cette neuropathie périphérique induit notemment des constipations et des troubles mictionnels dont le patient doit être informé*	
8	*Grille par question du dossier QRF & QRNF* — Le sous-total de cette question est de ➡	**8**
	• IEC:	
	o Indiqué en cas d'insuffisance rénale chronique (néphroprotection)	1
	o Favorise la tubulopathie myélomateuse (nécrose tubulaire aigüe)	3
	o Rapport bénéfice-risque non en faveur du traitement	2
	• Vitamine D:	
	o Supplémentation indiquée si insuffisance rénale chronique	-
	o Mais hypercalcémie potentielle liée au myélome donc **contre-indication**	2
	• En outre diagnostic de gravité avec espérance de vie faible liée à l'amylose donc pas d'acharnement thérapeutique	-
	<u>Commentaires</u> : *Question atypique (donc peu côtée). En toute logique on veut éviter la décompensation rénale un maximum ainsi que les complications liées au myélome dont l'hypercalcémie qui peut être foudroyante en cas de trouble du rythme. L'insuffisance rénale dans le myélome se traite par arrêt des néphrotoxiques et hydratation (pas de iatrogénie)*	

Total du dossier QRF & QRNF sur 100

Fiche SYNTHESE
Myélome & Médicaments

- ***Complications***
  - Rénales (Tubulopathie myélomateuse)
    - x AINS
    - x IEC, ARA2, produit de contraste iodé +++
  - Hypercalcémie
    - x Vitamine A, vitamine D, Calcium
    - x Diurétique Thiazidique
    - x Lithium
- ***Chimiothérapie et effets indésirables***
  - Protocole MPT
    - x Melphalan = Nausées/vomissements, IRA en début de traiement, Insuffisance médullaire modérée, leucémie aigüe, fibrose pulmonaire
    - x Prednisone
    - x Thalidomide = **Immunodépression**, insuffisance méullaire, syndrome confusionnel, **neuropathie périphérique ++**, Insuffisance cardiaque, **MTEV++, constipation ++, OMI++**

Fiche CONSENSUS
MGUS vs Myélome

- ***MGUS:***
  - Fréquente, asymptomatique, >1% chez les plus de 60 ans
  - Critères diagnostics (n'est plus un diagnostic d'élimination): *3 critères /3 nécessaires*
    - x **Ig Monoclonale < 30g/l (dosage pondéral)**
    - x **Plasmocytose médullaire < 10%**
    - x **Absence de critères CRAB (myélome symptomatique)**
  - Pas de traitement = surveillance clinico-biologique
  - Myélogramme si 1 critère de mauvais pronostic parmis *Ig >15g/l, Ig M ou A, signes cliniques, IR, hypercalcémie*
  - 1% de transformation en hémopathie maligne à 1 an +++
    - x Refaire bilan à 6 mois
    - x Puis tous les 2-3 ans A VIE
- ***Myélome indolent et myélome multiple "symptomatique":***

MGUS vs Myélome: Critères

	MGUS	Myélome indolent	Myélome multiple
Taux du composant monoclonal	< 30 g/l	> 30 g/l*	pas de valeur seuil
Plasmocytose médullaire	< 10%	> 10 %*	> 10%
Atteinte organique**	-	-	+

** Au moins un de ces deux critères doit être présent*

*** Atteinte organique:*

C	**HyperCalcémie**
R	**Insuffisance Rénale**
A	**Anémie**
B	**Lésions Osseuses (Bones)**

Kyle & Rajkumar, 2009: Leukemia,23(1):3-9

ITEMS TOMBES			
Dossier QRF et QRNF			Intitulé de l'item (Programme avant l'ECN 2015)
Partie	Module	N°	
I	8	166	Myélome multiple
I	10	142	Traitement des cancers
III	OD	319	Hypercalcémie
Dossier QCM			Intitulé de l'item (Programme après l'ECN 2016)
UE	N°		
9	317		Myélome multiple
8	266		Hypercalcémie
11	343		Insuffisance rénale aigüe

N° 29

Après 2016

Avant 2015

MON DOSSIER PASSERELLE

Je choisis mon type d'évaluation en fonction de la date de mon concours

	ECN avant 2015	ECN après 2016
QRF QRNF	+++	+ /- Pour comprendre ! Pour certains partiels !
QCM	-	+++

Vous êtes médecin généraliste fraîchement installé en ville, jeune et plein d'ambition.

Vous recevez d'abord M. Alain PUISSANT, 60 ans, pour des problèmes de nature urologiques. Il voudrait être suivi par un de vos confrères urologues. Il vous relate d'abord des épisodes de mictions difficiles : en effet, il dit devoir pousser pour uriner suffisamment, avec un jet hâché. Il se lève deux fois la nuit pour uriner. Tout ça lui baisse le moral à tel point qu'il vous confie « un problème d'érection », lui qui n'a jamais du « s'y reprendre à 2 fois tant sa femme était satisfaite de ses performances ». Il est très demandeur d'un traitement pour régler ce problème.

Il s'agit d'un bon vivant qui présente comme antécédent une hypertension artérielle traitée par Nicardipine 20mg (LOXEN®) et bien équilibrée, ainsi qu'un surpoids.

Il n'y a jamais eu d'épisode d'hématurie. La BU est négative.

Le toucher rectal retrouve une grosse prostate, non douloureuse, avec disparition du sillon médian. L'examen des organes génitaux externes est parfaitement normal.

Dossier QCM
(Questions à choix multiples)

QCM 1 — Quelles causes de dysfonction érectile pouvez-vous évoquer chez M. PUISSANT ?

A - Psychogène
B - Prise d'Amlor®
C - Athérome
D - Tabagisme
E - Consommation d'alcool

QCM 2 — Quelles contre-indications recherchez-vous à l'interrogatoire avant une prescription de Sildénafil (VIAGRA®) ?

A - Antécédent de NOIAA
B - Antécédent d'infarctus du myocarde
C - Angor stable traité par trinitrine
D - Diabète
E - Insuffisance respiratoire

QCM 3 — Vous vous penchez vers ses troubles mictionnels. Quel est le diagnostic le plus probable ?

A - Vessie neurologique
B - Résidu post-mictionnel
C - Hypertrophie bénigne de la prostate
D - Protatite chronique
E - Incontinence urinaire

QCM 4 — Quels classes médicamenteuses sont utilisables ?

A - Alpha-bloquants
B - Alpha-2 agonistes
C - Inhibiteurs de la 5-alpha Réductase
D - Inhibiteurs de la phosphodiéstérase 5
E - Phytothérapie

Dossier QRF & QRNF
(Questions à réponses fermées et non fermées)

Question à réponse fermée (et non) 1 :
Citez deux classes médicamenteuses qui règleraient les deux problèmes du patient.

Question à réponse fermée (et non) 2 :
Vous l'avez traité à tort ou à raison par alfuzosine (XATRAL®). Vous le revoyez deux mois plus tard. Il est soulagé sur le plan mictionnel mais il dit faire des malaises à chaque fois qu'il se lève. Que suspectez-vous et par quel mécanisme ?

Question à réponse fermée (et non) 3 :
6 mois plus tard, vous dosez son PSA à 12ng/ml. Vous refaites un toucher rectal et découvrez un nodule pierreux ne dépassant pas le sillon median. Vous souhaitez faire réaliser une série de biopsies prostatiques, selon quelles modalités ?

Question à réponse fermée (et non) 4 :
Le score de gleason est à 7. L'imagerie n'est pas en faveur d'une extension ganglionnaire. Quelles sont vos deux options thérapeutiques ? Détaillez.

Question à réponse fermée (et non) 5 :
De quelles complications le patient doit être prévenu en cas de chirurgie ?

Question à réponse fermée (et non) 6 :
Vous optez finalement pour une radiothérapie externe associée à une hormonothérapie pendant 6 mois. Quels effets indésirables craignez-vous ?

QCM 5	En cas de résection transurétrale prostatique (ou TURP), quels peuvent être les complications post-opératoires ?

A - Rétention aigüe d'urine
B - Ejaculation rétrograde
C - Hyponatrémie
D - Epididymite aigüe
E - Dysfonction érectile

QCM 6	Vous le revoyez 3 mois plus tard car il ne se sent pas amélioré malgré votre traitement. Le PSA est augmenté à 8ng/ml. Un nouveau toucher rectal retrouve une masse indurée fixe étendue à plus d'un lobe. Vous souhaitez faire réaliser des biopsies. Sous quelles conditions ?

A - ECBU préalable
B - Transrectales
C - Exérèse sous AG et anapath extemporanée
D - Echoguidées
E - Transurétrales

QCM 7	Les biopsies reviennent positive avec un score de gleason à 5. L'IRM ne retrouve pas d'effraction capsulaire. Parmi vos options de traitements, lesquelles sont justes ?

A - Curiethérapie
B - Ultrasons localisés à haute fréquence (High Intensity Focused Ultrasound)
C - Hormonothérapie 6 mois
D - Hormonothérapie 3 ans
E - Prostatectomie radicale + curage ganglionnaire

QCM 8	Une prostatectomie radicale est envisagée. Quels en sont les effets indésirables ? Existe-t-il un moyen de les prévenir en dehors du geste chirurgical ?

A - Dysfonction érectile / Non
B - Rétention aigüe d'urine / Oui
C - Rétention aigüe d'urine / Non
D - Anéjaculation / Non
E - Hémospermie / Oui

QCM 9	Une hormonothérapie adjuvante est envisagée. Quels sont ses effets indésirables ?

A - Dysfonction érectile
B - Ostéoporose
C - Gynécomastie
D - Aggravation des lésions cancéreuses initiales (flare-up)
E - Augmentation du risque cardiovasculaire

<u>Question à réponse fermée (et non) 7 :</u>

Content de votre prise en charge, il vous amène sa petite fille de 14 ans qui présente une acnée résistante aux soins locaux « et ce malgré les produits comme dans la pub docteur ». Elle a déjà été traité par peroxyde de benzoïle bien conduit, sans succès. Quel antibiotique prescrivez-vous en deuxième intention et quel conseil lui donnez-vous ?

<u>Question à réponse fermée (et non) 8 :</u>

Vous la revoyez à 3 mois et les lésions n'ont pas changé. Certaines ont même évolué vers une forme nodulaire. Devant ce tableau, vous décidez de lui prescrire de l'isotrétinoïne (ROACCUTANE®), en l'informant bien de la nécessité d'une contraception efficace. 10 jours plus tard, vous apprenez qu'elle est hospitalisée en pédiatrie pour des céphalées violentes avec vomissements sans fièvre. A quoi pensez-vous ? Quelle est l'interaction médicamenteuse en cause ?

QCM 10	**Le curage ganglionnaire revient positif à l'anatomopathologie avec envahissement de tous les prélèvements. Quel sont vos 2 options thérapeutiques, surveillance simple exclue ?**

A - Reprise chirurgicale pour éxérèse totale
B - Hormonothérapie palliative
C - Chimiothérapie palliative (Doxétaxel)
D - Curiethérapie
E - Ultrasons localisés à haute fréquence (High Intensity Focused Ultrasound)

☑			QCM — Grille de correction QCM (Questions à choix multiples)
QCM 1	A -	V	• Tous les toxiques sont à mettre en cause notemment alcool/tabac, antihypertenseurs et psychotropes (les plus fréquents, bien démontré) • Tous les facteurs de risque cardiovasculaires egalement • Il existe toujours une part psychogène à prendre en charge
	B -	V	
	C -	V	
	D -	V	
	E -	V	
QCM 2	A -	V	• A retenir: antécédent de NOIAA (considéré comme un évènement cardiovasculaire aigu), Angor stable ou instable traité par trinitrine, AVC récent • Le diabète est au contraire pourvoyeur de troubles de l'érections donc le sildénafil reste indiqué… Ceraines molécules ont un meilleur profil de tolérance que d'autres
	B -	V	
	C -	V	
	D -	F	
	E -	F	
QCM 3	A -	F	• Question de cours • Association syndrome obstructif + signes irritatifs typiques
	B -	F	
	C -	V	
	D -	F	
	E -	F	
QCM 4	A -	V	• Phytothérapie = extraits de *Serenoa Repens* (ex: PERMIXON®), freine la prolifération des cellules stimulées dans l'hyperplasie bénigne prostatique
	B -	F	
	C -	V	
	D -	F	
	E -	V	
QCM 5	A -	F	• Tout peut se voir mais une RAU est exceptionnelle (on évite justement le syndrome obstructif) • Infection des OGE (épididymite) fréquente • Dysfonction érectile dépendant de l'âge et des antécedents
	B -	F	
	C -	V	
	D -	V	
	E -	V	
QCM 6	A -	V	• Tiroir a savoir • Cf QRF & QRNF 3
	B -	V	
	C -	F	
	D -	V	
	E -	V	
QCM 7	A -	F	• Le score de d'amico est intermédiaire car la tumeur est étendue à plus d'un lobe sans effraction capsulaire donc classée T2b • Voilà vos deux options devant ce patient qui a plus de 10 ans d'espérance de vie (jeune et peu comorbide) • Cf fiche consensus
	B -	F	
	C -	V	
	D -	F	
	E -	V	
QCM 8	A -	V	• En dehors du geste il n'existe pas de moyens médicaux pour prévenir les complications précoces et tardives • L'anéjaculation est constante • Les troubles de l'érection sont liés aux lésions des bandelettes neurovasculaires
	B -	F	
	C -	V	
	D -	V	
	E -	F	
QCM 9	A -	V	• Le blocage androgénique complet (BAC = anti-androgène non stéroïdien (AANS) + agoniste de la LH-RH) est recommandé pendant le premier mois d'instauration du traitement par agoniste de la LH-RH pour limiter le risque d'effets « flare-up ». Il faut débuter l'AANS 5 jours au moins avant le début du traitement par l'agoniste et il faut le prolonger au moins 1 mois • Dysfonction erectile et ostéoporose par HYPOGONADISME
	B -	V	
	C -	V	
	D -	V	
	E -	V	
QCM 10	A -	V	• Les deux dernières options sont valables en cas de cancer récent et/ou peu agressif (d'amico faible) • Le traitement par ultrasons (HIFU) est envisagé comme option dans les d'amico faible chez les personne avec espérance de vie <10 ans (age >75 ans)
	B -	F	
	C -	F	
	D -	V	
	E -	V	

Chaque réponse est cotée 2 points
Total du dossier QCM sur 100

Grille de correction QRF & QRNF
(Questions à réponses fermées et non fermées)

1 — Grille par question du dossier QRF & QRNF
Le sous-total de cette question est de ➡ **10**

Item	Points
• Inhibiteur de la phosphodiéstérase-5	5
• Alpha-bloquant *ou* Inhibiteur de la 5alpharéducatase *ou* Phytothérapie	5

Commentaires : Deux problèmes = troubles de l'érection et hypertrophie bénigne de la prostate (pas de bilan obligatoire sauf BU)

2 — Grille par question du dossier QRF & QRNF
Le sous-total de cette question est de ➡ **8**

Item	Points
• Hypotension orthostatique	5
• Interaction alfuzosine/nicardipine	2
• Majoration de l'effet hypotenseur	1

Commentaires : Question classique, un des effets indésirables des alpha bloquants, majoré si association à n'importe quel antihypertenseur

3 — Grille par question du dossier QRF & QRNF
Le sous-total de cette question est de ➡ **14**

Item	Points
• En ambulatoire, sous anesthésie locale	1
• Après information et consentement signé du patient	2
• Transrectales	2
• Echoguidées	2
• Après antibioprophylaxie	-
• ECBU stérile	2
• Contrôle de l'hémostase	2
• Préparation colique et rectale	1
• Résections multiples (12 copeaux) avec:	-
o Cartographie	2
o Volume	1
• Envoie en anatomopathologie pour analyse histologique	

Commentaires : Voici votre tiroir "biopsies prostatiques"... Pas de points sur l'antibioprophylaxie car certaines équipes ne la font plus... Mettez-la on sait jamais !

4 — Grille par question du dossier QRF & QRNF
Le sous-total de cette question est de ➡ **24**

Item	Points
• Traitement chirurgical / Prostatectomie radicale	4
• ET	-
• Curage ganglionnaire ilio-obturateur	3
o Si N+ = Hormonothérapie	2
• Radiothérapie Externe	4
• ET	-
• Hormonothérapie	3
o 6 mois	2
o Castration chimique par blocage androgénique complet	1
o LHRH	2
o Anti-androgène en association si échec	2
• *Pas de points si deux mauvaises associations de traitement (ex: prostatectomie ET radiothérapie externe)*	

Commentaires : Il s'agit d'un score de D'AMICO ***intermediaire*** *donc les deux options thérapeutiques selon la conférence de consensus sont chirurgie seule + curage (on veut savoir le statut Nx) ou radiothérapie externe + hormonothérapie 6 mois*

5 — Grille par question du dossier QRF & QRNF
Le sous-total de cette question est de ➡ **12**

Item	Points
• Dysfonction érectile	3
• Anéjaculation / Infertilité	3
• Incontinence urinaire	2
• Dysurie voire rétention aigüe d'urine	3
o Sténose vésico-urétrale	1
• Infection / hémorragie / complications locales	-

Commentaires : L'anastomose chirurgicale se sténose fréquemment. Avoir compris que l'infertilité est liée à une anéjaculation

6	*Grille par question du dossier QRF & QRNF* Le sous-total de cette question est de ➨	**11**
	• Radiothérapie externe:	
	o Cystite, iléite, rectite RADIQUES	2
	o Sténose urétrale	2
	o Dysfonction érectile	-
	• Hormonothérapie:	
	o Hypogonadisme: diminution de la libido, troubles de l'érection, bouffées de chaleur, gynécomastie, oestéoporose (3pts si au moins 2 cités)	3
	o Effet flare-up	2
	o Augmentation du risque cardiovasculaire	2
	<u>Commentaires</u> : *Flare-up = aggravation des douleurs osseuses initiales, prévenue par adjonction de la LHRH à J+15 des antiandrogènes en cas d'association*	
7	*Grille par question du dossier QRF & QRNF* Le sous-total de cette question est de ➨	**12**
	• Doxycycline	4
	• Par voie orale	2
	• Pendant 3 mois	2
	• Pas d'exposition solaire	4
	<u>Commentaires</u> : *Traitement systémique de 2eme intention de l'acné, attention photosensibilisation +++ et risque tératogène*	
8	*Grille par question du dossier QRF & QRNF* Le sous-total de cette question est de ➨	**9**
	• Hypertension intracrânienne	5
	• ROACCUTANE®	2
	• Doxycycline	2
	<u>Commentaires</u> : *Petit + pour les plus fort. A retenir car pourrait tomber en cas clinique posé par un dermato… il faut absolument prévenir les patients qu'il doivent arrêter la doxy en cas de traitement par isotrétinoïne*	

Total du dossier QRF & QRNF sur 100

Fiche SYNTHESE
Urologie & Médicaments
Pour les nuls

- <u>*Principaux effets secondaires des médicaments en urologie:*</u>
  - **Alpha-bloquants** = Hypotension orthostatique, éjaculation rétrograde, céphalées
  - **Inhibiteur 5 alpha réducatase** = Dysfonction érectile, diminution de la libido (hypogonadisme)
  - **Inhibiteur de la phosphodiéstérase 5** = CI si ATCD cardiovasculaire / prise de trinitrine
  - **Anticholinergiques** =
    - x Indiqués si symptomes irritatifs
    - x !! pas si HBP non contrôlée !! (risque de RAU)

STADE NON MÉTASTATIQUE	
Tumeur localisée à faible risque*	**Traitement immédiat :** • prostatectomie (+/- curage ganglionnaire) • ou curiethérapie • ou radiothérapie externe **Traitement différé à discuter dans des situations particulières (**) :** « surveillance active » ou « abstention surveillance clinique »
Tumeur localisée à risque intermédiaire*	**Traitement immédiat :** • prostatectomie (curage ganglionnaire recommandé) • ou radiothérapie externe** : - en monothérapie avec une augmentation de la dose (radiothérapie conformationnelle avec modulation d'intensité guidée par imagerie) - ou en association à une hormonothérapie (≤ 6 mois), alors sans augmentation de dose • exceptionnellement, une curiethérapie peut être discutée. **Traitement différé à discuter dans des situations particulières (**) : « abstention surveillance clinique »**
Tumeur localisée à haut risque *	• Radiothérapie externe (***) en association à une hormonothérapie prolongée (2-3 ans) • Ou prostatectomie totale (curage ganglionnaire recommandé)
Tumeur localement avancée (stades T3b-T4)	• Radiothérapie externe (***) en association à une hormonothérapie prolongée (2-3 ans)
STADE MÉTASTATIQUE (N+ OU M+)	
Atteinte ganglionnaire (N+) ou à distance (M+)	• Hormonothérapie - Une radiothérapie pelvi-prostatique complémentaire peut être discutée dans le sous-groupe de tumeurs N+ - Une chimiothérapie peut être proposée en cas de résistance à la castration

(*) Risque est apprécié selon la classification de D'Amico (**) Tumeur asymptomatique

(***) En cas de radiothérapie, un curage ganglionnaire peut être discuté selon les facteurs pronostiques associés et l'impact thérapeutique attendu (adaptation de la durée de l'hormonothérapie, et modification des volumes d'irradiation)

ITEMS TOMBES

Dossier QRF et QRNF			Intitulé de l'item (Programme avant l'ECN 2015)
Partie	Module	N°	
II	M&GS	247	Hypertrophie bénigne de la prostate
III	OD	338	Troubles de l'érection
I	10	156	Tumeurs de la prostate
I	11	170	Recherche d'un terrain à risque et adaptation thérapeutique. Interactions médicamenteuses

Dossier		Intitulé de l'item (Programme après l'ECN 2016)
UE	N°	
9	307	Tumeurs de la prostate
9	291	Traitement des cancers
5	122	Troubles de l'érection

Je choisis mon type d'évaluation en fonction de la date de mon concours

	ECN avant 2015	ECN après 2016
QRF QRNF	+++	+ /- Pour comprendre ! Pour certains partiels !
QCM	-	+++

M. Jean-pierre LATETE, 84ans, est hospitalisé en gériatrie pour troubles du comportement.

C'est sa fille qui vous raconte son histoire : Depuis la mort de sa femme, M. LATETE a commencé à moins sortir de chez lui, en diminuant ses activités quotidiennes. Il avait de plus en plus de mal à s'habiller seul et une fois il s'est même perdu dans le quartier, si bien que c'est un commerçant qui a appelé directement sa fille. Il oublie souvent ce qu'il vient de faire et ne lui téléphone pratiquement plus. Elle le trouve plus silencieux.

Plus récemment, il a commencé à raconter cette semaine des histoires étranges. Il pense qu'il va bientôt se marier et qu'il habite à Cuba, là où il avait vécu sa lune de miel. Il ne fait plus attention à ce qu'on lui dit Sa fille l'a trouvé très agité et c'est pour cette raison qu'elle l'a conduit aux urgences.

Il est alité depuis quelques jours car ses genoux le font atrocement souffrir et il refuse de marcher.

Elle vous tend son ordonnance qui date d'il y a à peine 7 jours: *CoAprovel® 150mg/12,5mg 1 cp le matin, Duphalac® 1 sachet matin et soir, Stilnox® 10mg ½ cp le soir, Profenid® 100mg 1cp si douleur, Kardegic® 75mg 1 sachet à midi. QSP = 6mois.*

Les examens biologiques montrent une hémoconcentration avec insuffisance rénale d'allure fonctionnelle. La tension est mesurée à 98/56 mmHg.

Image 1 (QCM 8)

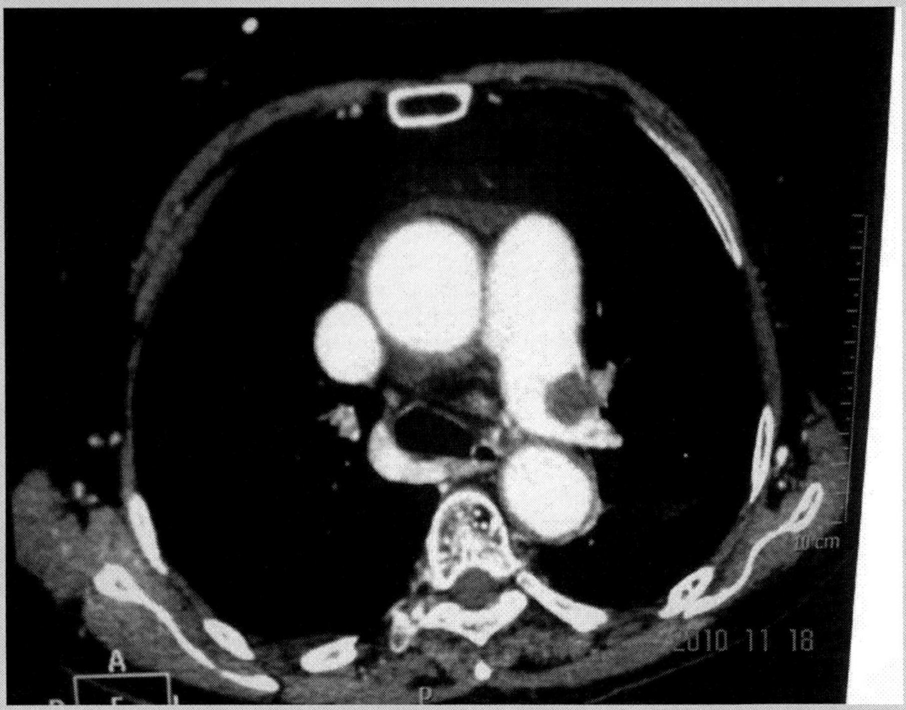

Dossier QCM (Questions à choix multiples)	Dossier QRF & QRNF (Questions à réponses fermées et non fermées)

QCM 1	**Quels médicaments ont pu favoriser l'apparition d'un syndrome confusionnel chez M. LATETE ?**

A - Diurétiques
B - Benzodiazépines
C - AINS
D - Antalgiques
E - Laxatifs osmotiques

Question à réponse fermée (et non) 1 :
Vous suspectez un syndrome confusionnel. Sur quels arguments ?

Question à réponse fermée (et non) 2 :
Comment traitez-vous cet épisode aigu ?

QCM 2	D'après son ordonnance, quels peuvent être les antécédents de M. LATÊTE?

A - Hypertension artérielle
B - Constipation
C - ACFA permanente
D - Syndrome dépressif
E - Arthrose

QCM 3	Parmis les posologies des médicaments suivants, lesquelles sont exactes chez le sujet âgé ?

A - Paracétamol 1g/6h
B - Paracétamol 3g/24h
C - Morphine 0,05mg/kg en titration
D - Aspirine 75mg
E - Valaciclovir 3g/24h

QCM 4	Sa fille vous relance sur ses troubles cognitifs. Vous suspectez une maladie d'alzheimer. Quelles sont les lésions anatomopathologiques définissant cette maladie ?

A - Angiopathie amyloïde
B - Dégénérescence neurofibrillaire
C - Démyélinisation diffuse
D - Plaques séniles
E - Aucune lésion anapath n'est spécifique

QCM 5	Vous décidez de le traiter par un antidépresseur. Quels classe ou molécules sont indiquées en première intention chez M. LATETE ?

A - Inhibiteur de recapture de la sérotonine (IRS)
B - Inhibiteur de recapture de la sérotonine et de la noradrénaline (IRSNa)
C - Antidépresseur tricyclique
D - IMAO-B
E - Aucune, il n'y a pas d'indication à ce traitement

QCM 6	Quelles mesures associées pouvez-vous proposer en plus d'un traitement médicamenteux spécifique ?

A - Kinésithérapie
B - Orthophonie
C - Aides à domicile
D - Ergothérapie
E - Interventions cognitives

QCM 7	Pendant l'hospitalisation, M. LATETE se plaint d'avoir du mal à respirer depuis la veille. Vous le trouvez effectivement essoufflé dans son lit. L'auscultation est claire, il présente une fébricule à 38,1 °C. Que pouvez-vous évoquer ?

A - Insuffisance cardiaque aigüe
B - Pneumopathie infectieuse
C - Embolie pulmonaire
D - Péricardite
E - Laryngite

<u>Question à réponse fermée (et non) 3 :</u>
M. LATETE est moins désorienté grâce à votre prise en charge. Sa fille revient néamoins sur les troubles cognitifs qui évoluent lentement cette dernière année. Vous faites réaliser un MMSE côté à 16. Vous suspectez une démence, quel bilan paraclinique réalisez vous ?

Question à réponse fermée (et non) 4 :
L'imagerie cérébrale retrouve une atrophie hippocampique et cortico-sous-corticale diffuse. Quel est votre diagnostic le plus probable ? Justifiez.

Question à réponse fermée (et non) 5 :
Citez les deux classes thérapeutiques spécifiques reconnues pour cette maladie ainsi que leurs effets indésirables.

Question à réponse fermée (et non) 6 :
Votre interne vous suggère d'abord de le traiter par Paroxétine. Justifiez son choix et donnez-en le bilan préthérapeutique.

Question à réponse fermée (et non) 7 :
Vous le traitez finalement par Rivastigmine, un anticholinéstérasique. Quelques jours plus tard, il présente une syncope à l'emporte-pièce. L'ECG est montre un bloc auriculovenriculaire de 3ème degré. Comment prenez-vous en charge cet épisode ?

Question à réponse fermée (et non) 8 :
Quelle est votre attitude concernant son traitement de fond ?

QCM 8 — **Un scanner est réalisé. Quelles sont les propositions vraies concernant cette imagerie ?**

A - Injecté

B - Non injecté

C - Hypodensité intraluminale de la bronche principale gauche

D - Opacité liquidienne déclive du lobe inférieur gauche

E - Hypodensité péri-aortique avec création d'un faux chenal

QCM 9 — **Votre diagnostic est posé grâce à l'image 1. Quelles sont les propositions exactes pour le traiter?**

A - Calciparine IV 5000 UI/8h

B - Enoxaparine SC 100 UI/kg x2/j

C - Enoxaparine SC 4000 UI/jour

D - Calciparine IV bolus de 50UI/kg puis 18UI/kg/h

E - Fondaparinux SC 7,5mg/J

QCM 10 — **Quel(s) médicament(s) allez-vous devoir prescrire au long cours, en prévention de la récidive de cet épisode ? Choisissez seulement la (ou les) molécule(s) ayant l'AMM pour cette indication.**

A - Aspirine

B - Coumadine

C - Clopidogrel

D - Enoxaparine

E - Rivaroxaban

☑		QCM	Grille de correction QCM (Questions à choix multiples)
QCM 1	A -	V	• Tout est vrai • Thiazidique: par déshydratation (hypovolémie) • Les AINS favorisent l'insuffisance rénale • Les laxatifs peuvent favoriser une situation de déshydratation
	B -	V	
	C -	V	
	D -	V	
	E -	V	
QCM 2	A -	V	• Une question qui demande de connaître les noms spécialités (il faudra bien un jour) • Pas d'AVK donc ACFA permanente peu probable • Stilnox = apparentés des benzodiazépines = pour induire ou maintenir le sommeil, n'est pas un antidépresseur ! • HTA probable devant le coaprovel® = thiazidique + sartan
	B -	V	
	C -	F	
	D -	F	
	E -	V	
QCM 3	A -	F	• Attention poso max du paraceamol à 3g/jour donc 1g/!h chez le sujet âgé • Même posologie de kardegic® pour tout le monde s'il est indiqué • Attention au valaciclovir pourvoyeur d'insuffisance rénale à la moindre déshydratation: on diminue la posologie chez le sujet âgé
	B -	V	
	C -	V	
	D -	V	
	E -	F	
QCM 4	A -	V	• Question de cours • Le diagnostic formel est anatomopathologique (donc post-mortem, on ne fait jamais de biopsie mais on traite un diagnostic de probabilité)
	B -	V	
	C -	F	
	D -	V	
	E -	F	
QCM 5	A -	V	• IRS en 1ère intention chez la personne âgé +++ • Toute démence débutante doit bénéficier d'un test thérapeutique aux antidépresseurs (l'amélioration est parfois fulgurante)
	B -	F	
	C -	F	
	D -	F	
	E -	F	
QCM 6	A -	V	• Se reporter à la conférence de consensus pour les mesures associées
	B -	V	
	C -	V	
	D -	V	
	E -	V	
QCM 7	A -	F	• QCM difficile, il faut trancher • OAP = peu probable devant une auscultation pulmonaire normale • Laryngite = sibilants et tirage sus sternal • EP et pericardite = aucultation pulmonaire toujours claire • Dyspnée en contexte fébrile = toujours évoquer une pneumopathie infectieuse même si auscultation normale
	B -	V	
	C -	V	
	D -	V	
	E -	F	
QCM 8	A -	V	• Scanner d'EP proximale massive typique • Savoir décrire avec des termes de sémiologie radioclinique
	B -	F	
	C -	V	
	D -	F	
	E -	F	
QCM 9	A -	F	• Les posologies sont a connaitre !! • Calciparine = HNF et enoxaparine = HBPM (Lovenox®) • Les deux propositions fausses correspondent aux posologies préventives de la maladie thrombo-embolique veineuse
	B -	V	
	C -	F	
	D -	V	
	E -	V	
QCM 10	A -	F	• Vous serez ravis d'apprendre (ou pas) que seuls les AVK ont à ce jour (avril 2014) l'AMM pour la prévention secondaire en cas d'EP ou de TVP. Donc à chaque fois on fait le relais sauf en cas de maladie thromboembolique veineuse en contexte néoplasique ! • Si vous êtes arrivés au bout de ce livre, vous avez fait 1500 propositions Vrai/Faux réparties sur 300 Qcm. Bravo ! A vous la thérapeutique !
	B -	V	
	C -	F	
	D -	F	
	E -	V	

Chaque réponse est cotée 2 points
Total du dossier QCM sur 100

	QRF QRNF	Grille de correction QRF & QRNF (Questions à réponses fermées et non fermées)	
1	*Grille par question du dossier QRF & QRNF*	Le sous-total de cette question est de ➧	**10**
•	Début brutal		2
•	Rupture avec l'état antérieur		2
•	Trouble de la vigilance		2
•	Désorientation temporospatiale		2
•	Troubles du comportement / agitation		2
2	*Grille par question du dossier QRF & QRNF*	Le sous-total de cette question est de ➧	**14**
•	Arrêt du Coaprovel®		3
•	Arrêt du Duphalac®		3
•	**ARRÊT DU PROFENID (PMZ)**		-
•	Réhydratation par serum salé isotonique		3
•	Mise au calme		2
•	Stimulation cognitive		1
•	Prévention des complications de décubitus		1
3	*Grille par question du dossier QRF & QRNF*	Le sous-total de cette question est de ➧	**17**
•	IRM cérébrale		3
•	T1, T2, T2*, Flair		4x1
•	Avec coupes frontales centrées sur l'hippocampe		2
•	TSH		2
•	NFS-CRP-ionogramme-glycémie		1
•	Calcémie		2
•	Bilan rénal		2
•	Albuminémie		1
<u>Commentaires</u> : *Devant un syndrome démentiel, le bilan paraclinique de première intention fait l'objet d'une conférence de consensus*			
4	*Grille par question du dossier QRF & QRNF*	Le sous-total de cette question est de ➧	**13**
•	Maladie d'Alzheimer		5
•	Syndrome démentiel		-
	o Syndrome aphaso-apraxo-agnosique		2
	o Troubles mnésiques épisodiques		2
•	Atrophie corticale et prdominance hippocampique à l'IRM		1
•	Absence de cause de démence secondaire		2
•	Argument de fréquence		1
5	*Grille par question du dossier QRF & QRNF*	Le sous-total de cette question est de ➧	**16**
•	Inhibiteur de l'Acétyl-Cholinestérase (Rivastigmine®,…) :		4
•	Crampes		2
•	Troubles digestifs		2
•	Troubles de la conduction		3
•	Anti-glutamate (Memantine®):		4
•	Céphalées / vertiges / somnolence / cytolyse		1
<u>Commentaires</u> : *A l'ECN vous aurez un cas de forme légère à modérée donc traité par anticholinéstérasique. Il faut connaître les effets indésirables*			
6	*Grille par question du dossier QRF & QRNF*	Le sous-total de cette question est de ➧	**12**
•	Un syndrome dépressif du sujet âgé peut mimer une démence		2
•	Un traitement antidépresseur d'épreuve améliore les fonctions cognitives et le MMSE		2
•	Bilan préthérapeutique:		-
•	TA		2
•	Poids		2
•	Fréquence cardiaque		1
•	Créatininémie		1
•	Bilan hépatique		2

7	*Grille par question du dossier QRF & QRNF* Le sous-total de cette question est de ➧	**8**
•	Hospitalisation en USIC	3
•	**ARRÊT DE L'ANTICHOLINÉSTÉRASIQUE (PMZ)**	-
•	Isoprénaline IV	3
•	Sonde d'entraînement electrosystolique si échec	2
•	Ionogramme: recherche de facteurs aggravants	-
8	*Grille par question du dossier QRF & QRNF* Le sous-total de cette question est de ➧	**10**
•	**ARRÊT DE L'ANTICHOLINÉSTÉRASIQUE (PMZ)** *Report Q7 ⇔ Q8*	2
•	Contre-indication à vie des anticholinéstérasiques	5
•	Déclaration à la pharmacovigilance	3

Total du dossier QRF & QRNF sur 100

Fiche CONSENSUS
Traitement médicamenteux de la Maladie d'Alzheimer (HAS, dec 2011)

- Les traitements spécifiques sont les ***inhibiteurs de la cholinestérase*** (donépézil, galantamine, rivastigmine) et un ***antiglutamate*** (mémantine)
- Selon l'autorisation de mise sur le marché (AMM), **la primoprescription de ce traitement est réservée aux médecins spécialistes en neurologie, en psychiatrie**, aux médecins spécialistes titulaires du diplôme d'études spécialisées complémentaires de gériatrie et aux médecins spécialistes ou qualifiés en médecine générale titulaires de la capacité de gérontologie
- On peut proposer :
  · au stade léger (MMSE > 20) : un inhibiteur de la cholinestérase ;
  · au stade modéré (10 < MMSE < 20) : un inhibiteur de la cholinestérase ou un antiglutamate ;
  · au stade sévère (MMSE < 10) : un antiglutamate.
- En l'état actuel des données, il n'y a pas d'arguments pour recommander une bithérapie (inhibiteur de la cholinestérase + inhibiteur de la cholinestérase ou inhibiteur de la cholinestérase + antiglutamate).
- Un **électrocardiogramme (ECG) est recommandé avant la prescription d'un inhibiteur de la cholinestérase chez les patients ayant des antécédents cardiaques**, bradycardes ou sous traitement bradycardisant (bêta-bloquants, etc.)
- La surveillance de l'observance et de la tolérance doit être assurée
- Les traitements sont institués à la **dose minimale et la posologie est éventuellement augmentée progressivement jusqu'à la dose maximale préconisée et tolérée**
- Il est recommandé de revoir le patient à 1 mois pour une évaluation de la tolérance et un ajustement de la posologie soit par le médecin primoprescripteur, soit par le médecin généraliste traitant

ITEMS TOMBES

Dossier QRF et QRNF			Intitulé de l'item (Programme avant l'ECN 2015)
Partie	Module	N°	
I	5	63	**Confusion, dépression, démences chez le sujet âgé**
III	M&GS	284	**Troubles de la conduction intracardiaque**
I	11	171	**Recherche d'un terrain à risque et adaptation thérapeutique. Interactions médicamenteuses**

Dossier QCM		Intitulé de l'item (Programme après l'ECN 2016)
UE	N°	
4	106	**Confusion, Démences**
8	224	**Thrombose veineuse profonde et embolie pulmonaire**
10	326	**Prescription des antithrombotiques**